DROEMER

Hans-Ulrich Grimm

Gummizoo macht Kinder froh, krank und dick dann sowieso

Kinderernährung – was gut ist und was schädlich

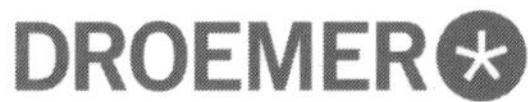

Der Abdruck des Zitats aus *Die kleine Raupe Nimmersatt* von Eric Carle erfolgt mit freundlicher Genehmigung vom Gerstenberg Verlag.

Besuchen Sie uns im Internet:
www.droemer.de

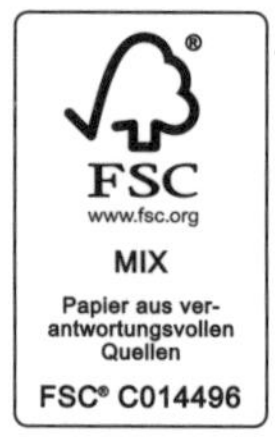

Ein Imprint der Verlagsgruppe Droemer Knaur GmbH & Co. KG, München

Redaktion: Nadine Lipp
Covergestaltung: ZERO Werbeagentur, München
Coverabbildung: FinePic/shutterstock
Satz: Adobe InDesign im Verlag
Druck und Bindung: GGP Media GmbH, Pößneck
ISBN 978-3-426-27642-6

2 4 5 3 1

Am Sonnabend fraß sie sich durch
ein Stück Schokoladenkuchen,
eine Eiswaffel,
eine saure Gurke,
eine Scheibe Käse,
ein Stück Wurst,
einen Lolli,
ein Stück Früchtebrot,
ein Würstchen,
ein Törtchen
und ein Stück Melone.
An diesem Abend hatte sie Bauchschmerzen!

Eric Carle: Die kleine Raupe Nimmersatt

Inhalt

Warum Babys schon wissen, was gut für sie ist

Kapitel 1, in dem ein Kind der Chef ist, und die Erwachsenen müssen folgen

Warum bloß treten schon kleine Kinder in den Hungerstreik? / Die irren Tipps der tollen Berater: Gummibärchen zum Abnehmen! / Auch Opa González hat als Kind kein Gemüse gegessen / Die Löwenbabys und auch das kleine Nashorn: Alle Tiere wissen, was gut für sie ist / Vollkorn sollen Kinder essen – auch unter Schmerzen? / Bitte nicht stören! Kind isst!

Beim kleinen Abraham hat alles super geklappt mit dem Essen. Und das, obwohl ihm niemand dabei geholfen hat. Oder besser: weil ihn keiner gestört hat. Er hat ganz einfach selbst ausgesucht, was er essen wollte. Haferflocken. Ananas. Und vieles andere. Milch hatte er am liebsten. Und er hat sich wunderbar entwickelt.

Unglaublich, aber wahr: Der kleine Abraham hat im zarten Alter von kaum einem Jahr genau gewusst, was das Richtige für ihn ist. Und bei den anderen Kindern war es genauso.

Viele Eltern aber sind der Verzweiflung nah. Weil das Kind nicht das Richtige isst. Oder, noch schlimmer: weil es gar nichts essen mag. Weil es, sozusagen, in den Hungerstreik tritt. Internetforen sind voll von Elternrufen: »Hilfe, mein Kind isst nicht!« Manche dieser Eltern kommen in die Klinik oberhalb des bayerischen 70 000-Einwohner-Städtchens

Landshut, schön gelegen zwischen einer Wohnsiedung mit properen Einfamilienhäuschen, Wiesen und dem Waldrand: das Kinderkrankenhaus St. Marien.

Hier hat sich sogar ein ganzes Team auf solche Fälle spezialisiert. Zuständiger Oberarzt ist Harald Engelhardt. Er ist Kindergastroenterologe, also für den Verdauungstrakt zuständig. Er sieht sportlich aus, trägt einen tadellos gebügelten weißen Kittel, spricht mit sympathischem bayerischen Akzent.

»Die wichtigsten Dinge im Leben«, sagt Oberarzt Engelhardt, »funktionieren letztlich intuitiv und instinktiv. Und dazu gehört das Essen.«

Und heutzutage? Anscheinend funktioniert plötzlich überhaupt nichts mehr intuitiv und instinktiv. Das Kind ist kaum auf der Welt, da hat es schon eine Krankheit mit Code-Nummer: ICD-10 F98.2. Fütterstörung im frühen Kindesalter. Nur selten gibt es körperliche Ursachen.

In Wahrheit hat das Kind keine echte Krankheit. Es ist nur so, dass sich einfach zu viele eingemischt haben. »Ich bin der Überzeugung«, sagt Oberarzt Engelhardt, »dass die Mutter sicher sein muss, vom Gefühl her, nicht nur vom Kopf, sondern vom Gefühl her, dass sie das kann, dass sie die Person ist, die das Kind am besten füttern kann. Und je mehr da reingeredet wird, von außen, desto schwieriger wird es.«

Und mittlerweile reden viele rein: »Da kommen gute Ratschläge, von den Schwiegereltern. Oder anderen Müttern. Auch vom Kinderarzt vielleicht.« Die ganzen Experten. Und nicht zu vergessen: die Werbung, etwa in den Elternzeitschriften. Der alte Herr Hipp, der sagt, die Mütter könnten keinen Brei kochen, das könnten nur er und seine Firma (siehe Kapitel 2).

Es kommt einiges zusammen und »das erzeugt eine Unsicherheit und greift Mütter in ihrer ureigensten mütterlichen

Grundkompetenz an: Ich kann mein Kind ernähren, zum Gedeihen bringen. Was Schlimmeres kann man der Mutter wahrscheinlich gar nicht antun, als zu sagen, du bist nicht in der Lage, das zu machen.«

Die Fütterstörung ist ein Symptom für den Umgang mit unseren Kindern. Da ist, in einem ganz existenziellen Bereich, ein Störfall aufgetreten: bei der Ernährung. Bisher hat alles ganz zwanglos geklappt, intuitiv und natürlich.

Eigentlich ist ja alles darauf angelegt, dass es klappt. Essen macht Spaß, schon das Baby weiß genau, was zu tun ist. Es ist lustig und freut sich.

Und hinterher sind alle schön satt und zufrieden. Auch später, wenn sie schon größer sind. Das Essen steht im Zentrum des Lebens, und natürlich auch das Trinken. Mehrmals täglich. Das pure Vergnügen. Alles ist darauf angelegt, die Reflexe beim Baby, die Stimulierung der Hirnregionen, die fürs Vergnügen zuständig sind, die Glückshormone, die dort produziert werden, wo das Essen landet, im Verdauungstrakt. Also: eigentlich ein perfektes System, das auch dafür gesorgt hat, dass die Menschheit überlebt hat, über Jahrtausende. Jetzt werden schon Kinder chronisch krank.

Beim kleinen Abraham war das alles noch gar kein Problem. Beim ihm gab es auch keine Störelemente. Es gab genau genommen niemanden, der fürs Füttern zuständig gewesen wäre. Nicht einmal seine Mutter, auch keine Schwiegermutter oder irgendwelche Experten.

Er war Teil einer Versuchsanordnung. Und: Er war dabei sozusagen der Chef. Dabei hatte er bis dahin nicht viel Ahnung vom Essen oder vom Leben überhaupt. Er war erst acht Monate alt. Und dennoch konnte er offenbar schon klare Anweisungen geben.

Er bekam jeden Tag ein Tablett mit diversen Speisen vorgesetzt, und er konnte aussuchen, worauf er Lust hatte. Er musste nur auf ein Schälchen deuten, und schon erfüllte das Personal seinen Wunsch. Das war ausdrückliche Vorschrift in dieser Versuchsanordnung. Kein Erwachsener durfte den Kindern erklären, was sie sich aussuchen sollten: »Die Anweisung an die Krankenschwestern lautete, sie sollten ruhig sitzen, den Löffel in der Hand, und sich nicht bewegen«, berichtete die Studienleiterin.

Und, was soll man sagen: Es hat funktioniert. Abraham entwickelte sich völlig normal. Er hatte keinerlei Mangelerscheinungen, war weder zu dick noch zu dünn. Abraham ist ein Musterbeispiel, wie es ganz zwanglos funktionieren kann – wenn es ungestört läuft. Klingt sensationell, ist aber völlig logisch.

In der Natur läuft ja auch alles ganz zwanglos. Das Löwenbaby bekommt genau das, was es benötigt. Der kleine Adler genauso. Sie werden optimal versorgt. Sie kriegen alle Nährstoffe, die sie brauchen. Was sie nicht kriegen: Allergien. Oder ADHS, das Zappelphilipp-Syndrom. Oder eine Wampe. Ein dicker Löwe, der einer Antilope nicht mehr hinterherkommt, oder ein Adler, der nicht abheben kann, wegen überhöhten Startgewichts: undenkbar. Es gibt auch keine Fütterstörung mit Code-Nummer im Tierreich.

Es gibt allerdings auch keine Experten, die dem Vater Eisbär weismachen wollen, dass sein Sohn Blattsalat oder Spinat essen soll. Oder der Löwenmama, dass sie ganz schnell aufhören soll, dem Kleinen lecker Löwenmilch von Mamas Zitzen zu geben, weil es Zeit sei für ein Gläschen »Zartes Antilopenragout an Bio-Steppengras«. Vermutlich würde das Löwenbaby auch brüllen und die Annahme verweigern.

Wahrscheinlich ist es das, was den Störfall ausgelöst hat: dass die Nahrung für die kleinen Menschenkinder nicht mehr natürlich, nicht mehr artgerecht ist. Was die Störung noch verstärkt: Wenn nun Experten kommen und den Eltern klarmachen wollen, dass diese Nahrung das Allerbeste sei fürs Kind.

Dabei sind ihre Ratschläge oft wenig fundiert oder gar von fremden Interessen geleitet. Die Professoren haben ja heute ihre Sponsoren, die Babynahrungshersteller wie die Firma Hipp zum Beispiel (siehe Kapitel 6).

Bisher vertrauen viele Eltern merkwürdigerweise nicht ihrem eigenen Kind, sondern fremden Einflüsterungen von außen, von solchen Experten, und fast mehr noch den mit ihnen befreundeten Babynahrungskonzernen und deren Werbeversprechen, in denen es um eine blühende Zukunft der Kinder geht.

Das ist überraschend. Denn ansonsten sind moderne Eltern ja eher skeptisch und vertrauen niemandem so schnell.

Wenn es aber um die Zukunft ihrer Kinder geht und um deren Ernährung, ist ihr Vertrauen in die Konzerne ungebrochen. Zu einem Brei-Giganten wie Hipp etwa.

Ein verhängnisvolles Vertrauen. Denn gerade die Babygläschen, bisher der Inbegriff des Vertrauenswürdigen, zeigen sich nun als bislang völlig unterschätztes Problemnahrungsmittel. Denn gerade das, was bisher die Basis des Vertrauens war, die supersterile Sauberkeit, die absolute Freiheit von Schadstoffen, entpuppt sich jetzt, wie neueste wissenschaftliche Erkenntnisse zeigen, als das zentrale Problem fürs kindliche Immunsystem. So steht das Gläschen plötzlich unter Verdacht: Fördert es Allergien? Macht es die Kinder anfälliger für Krankheiten? (Siehe Kapitel 2.)

Oder die Vitamine: Viele Eltern vertrauen darauf, Extra-Vitamine seien besonders gesund fürs Kind – doch auch da wachsen die Zweifel. Vitamine sind offenbar ausgesprochen wirkungsvoll, aber gerade deswegen zeigen sich auch Risiken und Nebenwirkungen. Und sie behindern die Selbstheilungskräfte des Kindes (siehe Kapitel 11).

Selbst die hippen Smoothies oder modernen Quetschbeutel aus Plastik, bei denen ein Obstbrei wie Senf ausgequetscht wird, gelten als Zuckerbomben, die mit echten Früchten nicht mehr viel zu tun haben und zu ganz merkwürdigen Krankheiten führen, die es bei Kindern bisher nicht gab (siehe Kapitel 8).

Womöglich haben die Kinder auch einen eingebauten Sensor, der Alarm gibt, wenn das Angebot nicht artgerecht ist. Alle Babys mögen zum Beispiel lieber Muttermilch als die Milch aus dem Fläschchen (siehe Kapitel 5). Und wenn sie den Brei aus den Gläschen brüsk zurückweisen, kann das, im Lichte der neuen Erkenntnisse, auch ganz vernünftig sein.

Wahrscheinlich wäre es besser, wir würden eher auf unsere Kinder vertrauen und nicht auf die fremden Einflüsterungen von außen. Denn unsere Kinder wissen offenbar überraschend genau, was gut für sie ist. Und sie können instinktiv das Richtige auswählen.

Was aber ist das Richtige?

Das kommt ganz aufs Kind an, das ist bei jedem anders. Die Kinder sind ja völlig verschieden. Deshalb hat der kleine Abraham ganz andere Lebensmittel ausgewählt als Donald oder Earl, die ebenfalls an dem Versuch teilgenommen hatten, der zum Klassiker geworden ist. Das war auch so eine überraschende Erkenntnis damals: Weil die Kinder so verschieden sind, sind allgemeine Empfehlungen oder gar der Einheitsbrei für alle völliger Unsinn.

Dabei fand das epochale Experiment, bei dem Kinder wie der kleine Abraham die Hauptrolle spielten, vor einem Dreivierteljahrhundert statt, initiiert und gestaltet von einer Kinderärztin namens Clara Davis. Über die Ergebnisse berichtete sie in einem Vortrag, der zu einem der am meisten zitierten in der Fachwelt werden sollte.

Das war damals natürlich noch nicht abzusehen, als die zierliche Frau auf die Bühne stieg. Clara Davis kam aus dem kleinen Ort Winnetka, 35 Kilometer nördlich von Chicago. In vielen Berichten wird sie als kanadische Kinderärztin bezeichnet, was wohl darauf zurückzuführen ist, dass sie diese Rede, mit der sie weltberühmt wurde, in Kanada hielt: am 21. Juni 1939 im Windsor Hotel in der kanadischen Stadt Montreal, beim 70. Jahrestreffen der kanadischen Ärztevereinigung (*Canadian Medical Association*, kurz CMA). Die Kernthese: Lasst die Kinder einfach selber machen.

Auch damals herrschte bei vielen Eltern tiefe Verunsicherung. Auch damals kamen 50 bis 90 Prozent der Patienten zu Kinderärzten und fragten, was sie tun sollten, wenn die Kinder nichts essen. Auch damals war das Thema Ernährung ein »Schlachtfeld«, wie der kanadische Journalist Stephen Strauss in der Zeitschrift der kanadischen Ärztevereinigung im nächsten Jahrhundert schrieb, in einem Artikel mit dem Titel: »Clara Davis und die Weisheit, die Kinder ihr Essen selbst aussuchen zu lassen«.

Die Ärzte, schreibt Strauss, waren damals »bewaffnet«, mit zunehmenden Erkenntnissen aus dem neu aufkommenden Bereich der Ernährung, und so begannen sie, »mit buchhalterischer Präzision vorzuschreiben, was, wann und wie viel ein Kind essen sollte, um gesund zu sein«.

Alan Brown zum Beispiel, Chefarzt am führenden Kinderkrankenhaus in Toronto (The Hospital for Sick Children), riet Müttern in seinem Bestseller über Kindererziehung (»Das normale Kind: Pflege und Fütterung«), die Kinder »buchstäblich auf eine Hunger-Diät zu setzen, bis sie schließlich die ärztlicherseits abgesegneten Mahlzeiten akzeptierten«.

Das ist die ganz harte Methode. Die wird heute so natürlich nicht mehr gepflegt. Die Frontstellung aber ist geblieben. Die Fachleute beharren auf ihren Vorschriften.

Und die Kinder? Sie reagieren, genau wie damals, bockig und mit Verweigerung.

Picky Eaters heißen die wählerischen Winzlinge im Fachjargon. Oder auch *Fussy Eaters*. Beides bedeutet etwa: wählerische, pingelige Esser. Das medizinische Fachwort: Fütterstörung.

Die Deutsche Gesellschaft für Ernährung (DGE) macht schon Seminare dazu. »Esstisch – Stresstisch? Umgang mit Essproblemen und Fütterstörungen.« Im Internet finden sich unzählige Hilferufe von betroffenen Eltern, ihre Erfahrungsberichte sowie Merkblätter von Ärzten und Kliniken. Mittlerweile gibt es schon überall spezialisierte Fütterzentren wie in Landshut. Auch in München, Maulbronn, Augsburg oder Graz. 25 Prozent aller gesunden Säuglinge hätten »Fütterprobleme«, und von denen mit Entwicklungsstörungen sogar 80 Prozent, behauptet die amerikanische Professorin Irene Chatoor von der George-Washington-Universität in der amerikanischen Hauptstadt, die als weltweit führende Expertin gilt, in ihrem Standardwerk über »Fütterstörungen bei Säuglingen und Kleinkindern«.

»Fütterstörungen«, sagt sie, seien »mit späteren Defiziten« verbunden, in der geistigen Entwicklung, mit Verhaltensauffälligkeiten, Angststörungen und Essstörungen: »Folglich ist es extrem wichtig, früh auftretende Fütterschwierigkeiten zu identifizieren, zu verstehen und zu behandeln.«

Also wurde das Problem zu einer ordentlichen Krankheit erklärt, die Kassen springen ein.

Was aber, wenn die Kinder einfach recht haben? Vielleicht ist es auch eine – völlig berechtigte – Protesthaltung. Gegen Bevormundung. Für artgerechte Nahrung. Eins ist schon mal klar: Sie sind klüger als die anderen. Das jedenfalls kam bei einer Studie heraus, die 2015 in der Zeitschrift *Appetite* veröffentlicht wurde. Die *Picky Eaters* waren schlanker, ein bisschen kleiner – und intelligenter: um genau 2,726 IQ-Punkte.

Für die Eltern ist das in diesem Moment natürlich ein schwacher Trost. Wenn das Kind nicht essen will, dann ist das für sie einfach eine Katastrophe.

Sie neigen dazu, dem Kind lieber vorsichtshalber was reinzudrücken. Es wird »zwangsgefüttert«, wie der Landshuter Oberarzt Engelhardt sagt: »Beim Stillen gibt's weniger Zwangsfütterung, bei der Flasche ist es natürlich leichter, sie reinzudrücken. Weil die Eltern denken, das Kind ist zu leicht. Die schauen auf die Uhr und sagen, das Kind hat schon vier Stunden geschlafen und muss geweckt werden. Weil, es muss ja was trinken. Dabei ist das Kind noch zu müde, hat natürlich überhaupt keinen richtigen Hunger.«

Und das geht auch so weiter. Dann soll das Kind Brei essen. Ab etwa vier Monaten, so lautet die Vorschrift. Auch wenn das Kind gar keine Lust hat, weil es genau spürt, dass es gar nicht gut ist für sein Immunsystem (siehe Kapitel 4). Und weil es auch in der Kunst des Kauens noch gar nicht so weit ist, es ist ja noch am Saugen.

Aber: Es geht ja um die Vorschriften. Vorschrift ist auch, dass das Kind Gemüse isst. Dabei will das Kind gar kein Gemüse, das weiß sogar Mathilde Kersting, Professorin am Forschungsinstitut für Kinderernährung in Dortmund. »Die meisten Kinder mögen Gemüse nicht, das ist ganz normal.«

Hilft ihnen aber nichts! Das Gemüse muss rein ins Kind, auf Teufel komm raus. Auch wenn das nichts bringt, außer einer anhaltenden Abneigung gegen Gemüse.

Der Vater des spanischen Kinderarztes Carlos González zum Beispiel ist über 80 Jahre alt – und hat in seinem ganzen Leben noch nie gekochtes Gemüse gegessen. Als er eine Zeit lang berufsbedingt in Hotels leben musste, erzählte er der jeweiligen Köchin, er habe ein Magengeschwür und sein Arzt habe ihm verboten, Gemüse zu essen. Da ließen sie ihn in Ruhe und kochten ihm ein Rührei.

Woher die Abscheu, fragte Sohn Carlos seinen Vater? Und der sagte: »Weil sie mich zwingen wollten. Meine Mutter legte mir Gemüse auf, und je mehr ich sagte, dass ich es nicht wollte, desto mehr Druck übte sie aus. Das ging so weit, dass ich zur Strafe ohne Abendessen ins Bett musste.«

Und so ist das heute noch. Mit allen Tricks werden die Kinder überlistet, da wird geschnitzt und gebastelt, im Internet sind die Kunststücke zu bewundern: Auberginen-Pinguine und Möhren-Rennwagen, Gurkendrachen oder Paprikahäschen. Alberner geht's nicht.

Manchmal geht es auch zu wie bei der Pferde-Dressur. Nur dass beim Kind das Zuckerchen in Gestalt von Ketchup kommt. Damit wird das Gemüse versüßt. Ein super Trick: »Man nennt diese Methode Flavour-Flavour-Learning«, sagt stolz ein Mann namens Thomas Ellrott. Später mögen die Kinder das Gemüse dann auch ohne Klecks. Wenn die Dressur funktioniert hat.

Wenn nicht, dann mögen die Kinder später lieber den süßen Ketchup.

Privatdozent Dr. Thomas Ellrott, der Mann mit solch irren Ideen, ist einer von den ganz Wichtigen. Als Leiter des Instituts für Ernährungspsychologie in Göttingen wird er häufig von den Medien befragt. Ellrott ist Schüler und Nachfolger des legendären Professors Volker Pudel. Der war ein ganz Großer in der deutschen Ernährungsberaterszene, zeitweilig Präsident der Deutschen Gesellschaft für Ernährung (DGE), der einflussreichen Fachgesellschaft, und ein großer Freund des Zuckers und der Süßigkeiten. So verkündete er einmal bei einem Kongress in Freiburg, der »mit freundlicher Unterstützung des Lebensmittelchemischen Institutes des

Bundesverbandes der Deutschen Süßwarenindustrie« veranstaltet wurde, es gebe »überhaupt keinen Hinweis, dass der Verzehr süßer Nahrungsmittel mit dem Übergewicht in Beziehung steht«.

Pudels Kernsatz aber war der von den Gummibärchen: »Wenn man sich nur von Gummibärchen ernähren will – *no problem.*« Oder, Variante vom Kernsatz: »Wer abnehmen will, kann so viel Gummibärchen essen, wie er will.« Das ist zwar hanebüchener Unsinn und war zu gar keiner Zeit wissenschaftlich haltbar, aber die Medien waren begeistert: »Wie süß!«, titelte damals zum Beispiel das Magazin der *Süddeutschen Zeitung:* »Die Sensation: Zucker macht nicht mehr dick.«

So ist das mit den Medien und ihren Gesprächspartnern. Der Wahrheitsfindung dienen solche Experten nicht unbedingt. Und dem Kindeswohl erst recht nicht.

Die Illustrierte *Stern* hat zusammen mit ihren Schwesterblättern *Eltern family*, *Brigitte* und *Nido,* der Zeitschrift für die modernen, coolen Eltern, eine Aktion für Gemüse unterstützt. Weil Kinder das nicht mögen, muss man es bekanntlich ins Kind hineinzwingen, mit aller Macht. Die Macht heißt in diesem Fall: Maggi. Maggi war der Partner von *Stern* und den anderen Blättern.

»So schmeckt Gemüse auch Kindern.« So stand es da, in *Nido,* auf einem stilisierten gelben Kochtopf, und auf dem Deckel: das Maggi-Logo. Im Internet führt ein Link dann gleich ins Maggi Kochstudio und damit in den ganzen Maggi-Kosmos. Das ist natürlich sehr die Frage, ob Fast Food, Fertigkost von Maggi, mit Chemie, künstlichen Zutaten und dem typischen Industriegeschmack wirklich so gut ist fürs Kind. Die Antwort: eher nicht.

Ganz ähnlich ist das bei dem Gemüse aus dem Gläschen. Obwohl Mareile, 31, aus Stuttgart in der Zeitschrift *Eltern* sagt: »Mit Gläschen fühle ich mich auf der sicheren Seite.« Denn: »Mein Gemüse vom Markt ist sicher nicht so kontrolliert und schonend gegart wie der gekaufte Brei im Gläschen.« Und von ihrem Kinderarzt wurde sie darin bestätigt: »Frischgemüse«, sagte er laut *Eltern,* »kann da nicht mithalten.«

So sehen das auch andere Kinderärzte. Der Körper des Kindes aber sieht das, wie sich jetzt herausstellt, ganz anders. Aber auch bei der sogenannten Qualitätspresse ist nicht das Kind der König, sondern der Anzeigenkunde.

Wenn das Kind der König wäre, wäre das natürlich besser. Dann müsste sich das Kind nicht solch fremden Mächten fügen. Oder den wechselnden Moden der Ernährungsratgeber.

Die Ernährungsexperten wissen leider auch nicht so genau, was ein Kind eigentlich braucht. Sie haben zwar ihre Wissenschaften, aber der Erkenntnisstand entwickelt sich nur nach und nach weiter. Das aktuelle Wissen, sagen Wissenschaftskenner, ist ja immer nur der jeweilige Stand des Irrtums. Das Baby aber muss ja heute schon gefüttert werden. Und so empfehlen die Experten eben auf der Basis des aktuellen Stands des Irrtums.

Beispiel: Kohlenhydrate. Die Deutsche Gesellschaft für Ernährung (DGE), die maßgeblichste Instanz, hat von 1979 bis 1986 empfohlen, 45 bis 65 Prozent der Kalorien über Kohlenhydrate aufzunehmen, also über Zucker, Reis, Kartoffeln, Nudeln. Das war dann plötzlich viel zu viel, bei 45 Prozent lag ab 1986 die Obergrenze. Neun Jahre später aber war das wiederum viel zu wenig, sie erhöhten wieder auf 50 Prozent. Mindestens.

Wenn die aktuellen Irrtümer entlarvt sind, werden die Empfehlungen eben ersetzt – durch neue Irrtümer. Oder durch die Vorlieben der Expertinnen und Experten. Oder die mächtigste Mode. Siehe: die Sache mit dem Fett. Fett gilt ja seit Langem als böse. Das ist das Dogma. Deswegen sollen auch Kinder fettarme Milch trinken und fettarmes Fleisch essen. So steht es in den Büchern und Zeitschriften, im Internet.

Dabei ist das Quatsch. Völlig unbegründet. Jedenfalls hat es nichts gebracht. Nichts für die Gesundheit. Nichts fürs Gewicht. Überhaupt keine Vorteile, eigentlich eher Nachteile. »Es gibt keine einzige Untersuchung, die einen langfristigen Nutzen einer fettarmen Diät belegt«, sagt Professor Walter Willett, der einflussreichste Ernährungsforscher der Welt, der an der legendären Harvard-Universität in Boston lehrt. Es könnte sogar sein, dass die Empfehlungen die Leute erst recht dick gemacht haben, meint *Science*-Autor Gary Taubes: »Der Grund für die sich ausbreitende Epidemie des Übergewichts könnte sein, dass die Leute weniger Fett essen und mehr Kohlenhydrate.«

»Haben wir die falschen Ernährungsratschläge gegeben?« fragten sich britische Übergewichtsforscher schon im Jahr 2013.

Wenn aber die Ratschläge den Menschen offenbar mehr geschadet als genutzt haben, dann sind jene besser gefahren, die sich nicht an die Empfehlungen gehalten haben: »Womöglich machen permanente Ratschläge, sich gesünder zu ernähren, die Menschen nicht gesünder, sondern kränker«, sagt der Epidemiologe Paul Marantz vom Albert-Einstein-College in New York. »Viele Empfehlungen zur Gesundheitsvorsorge und gesunden Ernährung sind nicht wissenschaftlich fundiert«, kritisiert er. »Solange man keine Beweise hat, dass etwas schädlich oder nützlich ist, besteht der beste Ernährungsratschlag darin, keine Ernährungsratschläge zu befolgen.«

Glücklicherweise haben die Kinder da offenbar eine eingebaute Abwehrhaltung.

Gegen Vollkornbrot, zum Beispiel. Vollkornbrot ist Teil

eines seltsamen nationalen Sonderweges in Deutschland, wo schon Kleinkinder Vollkornbrot essen sollen. Tun sie aber nicht.

»Tatsächlich ernähren sich die meisten Kinder nicht entsprechend den Empfehlungen«, tadelte zum Beispiel das Magazin *Geo* in einem Sonderheft. So würden »Vollkornprodukte zu selten konsumiert«.

In Deutschland gibt es unter den Experten eine rätselhafte Vorliebe für den harten Kanten Brot. Schon zum Frühstück: Vollkornbrot mit Frischkäse und Gurkenscheiben. Gern auch lustig belegt, dass es wie eine Eule aussieht.

Die Vorliebe der deutschen Ernährungsberaterkaste fürs Vollkornbrot, es entspricht einem deutschen Sonderweg, der in dunkelbraunsten Zeiten begann. Der Vollkornwahn stammt aus der Nazi-Zeit. Damals wurde sogar eigens ein »Reichsvollkornbrotausschuss« installiert, im Jahre 1939. Der Reichsgesundheitsführer Leonardo Conti erklärte: »Der Kampf um das Vollkornbrot ist ein Kampf für die Volksgesundheit.«

Hitler ging, das Vollkornbrot blieb. Sogar im 21. Jahrhundert.

Für Erwachsene mag das okay sein, viele essen ja auch gern Vollkornbrot. Das Kind aber ist davon nicht so begeistert. Sogar wenn die Mutter stillt und Vollkorn isst, kann das Kind Blähungen bekommen. Im Internet gibt's dazu viele Leidensberichte. »Isasmom79« ging es so: »Als ich dann gestillt habe, hat Isa oft Blähungen gehabt; meine Hebi meinte damals, ich soll mal das Vollkorn weglassen. Und die Blähungen waren weg.«

Dann aber hat sie doch versucht, ihr Töchterlein vorschriftsgemäß zu befüttern. »Vor ein paar Tagen hab ich ihr dann doch mal bissle Dinkelvollkornbrot gegeben, war nicht mehr wie ein Bissen, trotzdem hat sies danach fast zerrissen!

Also wie gewöhne ich sie an Vollkorn, wenn sie davon solche Schmerzen bekommt???«

Soll das Kind unter Schmerzen essen? Mag ja sein, dass der Reichsvollkornführer das mal so befohlen hat, aber heute? Wenn das Kind König wäre, würde das Vollkornbrot sofort auf den Müllhaufen der Geschichte wandern. Damit der deutsche Sonderweg ein Ende findet. Und gesünder fürs Kind wäre es womöglich auch.

Anderswo stößt das Vollkornbrot daher eher auf Skepsis, ja Widerstand. Die *Neue Zürcher Zeitung* aus der neutralen Schweiz warnt sogar vor Spätschäden: Vollkorn enthält einen Stoff namens Phytat, und Phytat kann die Aufnahme von Mineralstoffen wie Eisen oder Zink im Körper blockieren.

»Manche Experten sehen deshalb einen erhöhten Phytatkonsum, der vor allem bei einer vollkornreichen Ernährung vorliegt, zumindest als eine der Ursachen für den bei vielen Frauen, aber auch bei Kindern beobachteten Eisenmangel.«

Unter anderem deshalb rät das britische Gesundheitsministerium da eher zur Mäßigung: »Verwenden Sie nicht nur Vollkornprodukte, bevor Ihr Kind fünf Jahre alt ist.« Begründung: Lebensmittel mit hohem Ballaststoffgehalt wie Vollkornbrot und Pasta, brauner Reis und auf Kleie basierende Frühstückszerealien »können kleine Bäuchlein so ausfüllen, dass wenig Platz bleibt für andere Nahrungsmittel. Das bedeutet, dass Ihr Kind satt wird, bevor es die nötigen Kalorien aufgenommen hat, die es braucht.«

Womöglich sind die Kleinen also ganz vernünftig, wenn sie hier die Aufnahme verweigern. Und die Eltern, wenn sie die Schmerzen beim Kind ernst nehmen. Und überhaupt: die Bedürfnisse des Kindes ernst nehmen. Zum Beispiel bei der Frage, wann es Zeit ist für den Brei.

Da gibt es natürlich auch wieder einen Interessenkonflikt: Die Gläschenkonzerne möchten möglichst früh ans Kind.

Ein Kind an der Mutterbrust bringt ja keinen Gewinn. Die Weltgesundheitsorganisation (WHO) empfiehlt, das Kind mindestens sechs Monate lang zu stillen, mittlerweile haben sich viele Experten auf vier runterhandeln lassen.

Dabei wäre es besser, das Kind länger zu stillen: jedenfalls fürs Kind und auf lange Sicht. Je länger das Kind die Brust bekommt, desto mehr Obst und Gemüse isst es später. Das kam bei einer Studie des französischen Zentrums für epidemiologische Forschung und Volksgesundheit heraus, die 2013 im *American Journal of Clinical Nutrition* veröffentlicht wurde.

Der spanische Arzt Carlos González (»Mein Kind will nicht essen«) plädiert deshalb dafür, das Kind so lange zu stillen, wie es will. Er berichtet von Patienten, wie etwa die Mutter Maribel mit einem sechsmonatigen Baby, die »der Verzweiflung nah« war. »Als es fünf Monate alt war, riet mir der Kinderarzt, neue Nahrungsmittel einzuführen: glutenfreies Getreide, Obstbrei etc. Meine Tochter weigert sich entschlossen, den Obstbrei zu essen. Obwohl ich es jeden Tag versuche, gelingt es mir nicht, ihr auch nur einen Teelöffel Obstbrei einzuflößen. Der Versuch endet fast immer mit Tränen.«

Kind gegen Kinderarzt. Der klassische Konflikt. Dr. González stellt sich auf die Seite des Kindes, verweist darauf, dass Anfang des 20. Jahrhunderts in Spanien die Kinder in der Regel zwölf Monate lang gestillt wurden. Breiverweigerer habe es damals nicht gegeben. Erst als die Stillzeit verkürzt wurde, opponierten die Kinder – weil sie (noch) keinen Brei wollten, sondern viel lieber weiter an der Brust nuckeln. »Ihr Kind weiß, was es braucht«, sagt González. »Wir Erwachsenen essen auch genug, ohne dass uns jemand dazu auffordern muss.«

Für Ängstliche, die sich gern an die offiziellen Vorgaben

halten, hat González aufgelistet, dass selbst nach den geltenden Bedarfsmengen die Muttermilch völlig ausreiche, sogar bei einem Baby im Alter zwischen neun und zwölf Monaten.

Ohnehin sind die Empfehlungen dazu, wie viel ein Baby benötigt, meist zu hoch. Sie beruhen beispielsweise auf Durchschnittsmengen, die Kinder essen. Dann wird noch ein Sicherheitszuschlag draufgeschlagen – was natürlich automatisch über dem tatsächlichen Bedarf liegt. Zumal viele Richtwerte gar von Kranken stammen und zeigen, wie viel sie brauchen, um wieder gesund zu werden. Das kann natürlich erst recht kein Maßstab sein für kerngesunde Babys.

Besser also, der Maßstab ist das Baby selbst. Nicht irgendein Durchschnittsbaby. Unser Baby. Das ist ja schließlich einzigartig. Also: Das Baby soll selbst entscheiden. Wann es, zum Beispiel, genug hat von Mamas Brust.

Mittlerweile gibt es immer mehr Menschen, die auf die Bedürfnisse des Kindes vertrauen. Es gibt sogar eine ganze Bewegung: *Baby-led Weaning* (»Vom Säugling gesteuerte Entwöhnung«). Das Kind soll selbst entscheiden, wann es normales Essen essen will. Der Trend kommt aus Großbritannien, die Methode wurde entwickelt von der Hebamme und Stillberaterin Gill Rapley, einer Mutter von drei erwachsenen Kindern, die in der britischen Grafschaft Kent lebt.

Das Prinzip: Mit einem halben Jahr kriegt das Kind die gleichen Lebensmittel angeboten wie die Eltern, in kindgerechten Häppchen. Denn, so sagt Hebamme Gill: »Alle gesunden Babys können ab dem vollendeten sechsten Monat anfangen, selbst zu essen. Man muss ihnen nur die Gelegenheit dazu geben.« Ganz wichtig: »Das Baby bestimmt den Rhythmus.« Und natürlich kann es weiter die Brust kriegen. Das Prinzip: »Das Tempo gibt Ihr Baby an.«

Für die Kinder scheint das Vorteile zu haben – zum Beispiel für ihre Figur. Die Psychologieprofessorinnen Ellen

Townsend und Nicola J. Pitchford von der Universität im englischen Nottingham hatten in einer 2012 veröffentlichten Studie festgestellt, dass Kinder, die früh selbst entscheiden dürfen, was sie essen mögen, später seltener zu Übergewicht und ungesundem Ernährungsverhalten neigen. Jedenfalls war das unter den 155 Testkindern im Alter von eineinhalb bis über sechs Jahren so.

Die Erkenntnis: »Das Baby weiß es am besten.«

Für die Beraterbranche ist das natürlich eher eine Bedrohung. Wenn jetzt schon Babys entscheiden, was gut für sie ist! Die können ja noch nicht mal rechnen! Woher sollen die denn wissen, wie hoch ihr Nährstoffbedarf ist! Jod! Oder Zink! Eisen!

Das Kind könne womöglich zu wenig Nährstoffe abbekommen, monieren die Marktführer auf diesem Feld, die Expertinnen vom Dortmunder Forschungsinstitut für Kinderernährung (FKE). Kalzium, Magnesium. Auch »vergleichende Studien zum Versorgungsstatus von Eisen oder anderen möglicherweise kritischen Nährstoffen« lägen nicht vor, »wie Jod oder Zink«, bemängeln sie in der *Monatsschrift Kinderheilkunde*. Also: Da fehlt ganz einfach »ein durchkalkuliertes Konzept«. Und damit »der Nachweis der Sicherheit«.

Das ist ja überhaupt ziemlich waghalsig, draußen in der Natur, auch bei Löwenkindern, Adlerjungen, kleinen Bären, den Nachwuchs einfach so zu ernähren ohne durchkalkuliertes Konzept! Auch die Deutsche Gesellschaft für Kinder- und Jugendmedizin (DGKJ) sieht den Trend »grundsätzlich problematisch«. Wegen der Nährstoffe. Und: Das Kind könnte sich verschlucken.

Und noch eins stellen die Expertinnen vom Dortmunder FKE klar: »Eine wesentliche Voraussetzung für Beikost ›nach Bedarf‹ ist, dass dem Baby tatsächlich ›gesunde‹ und altersgerechte Speisen angeboten werden.«

Das stimmt allerdings. Darauf hatte damals auch Clara Davis geachtet, die kühne Kinderärztin, die so sehr auf die eingebaute Weisheit bei den Kleinen vertraut hatte. Sie können natürlich nur eine passende Wahl treffen, wenn sie auch ein artgerechtes Angebot erhalten.

Damals durften die Kinder wählen aus insgesamt 34 Nahrungsmitteln. Neben dem kleinen Abraham, der acht Monate alt war, nahmen Earl und Donald teil, neun und siebeneinhalb Monate. Das Experiment fand statt im Jahre 1926 am Mount Sinai Hospital in Cleveland, Ohio, und erstreckte sich über mehrere Monate. Die ersten Resultate veröffentlichte Davis im Oktober 1928 im *American Journal of Diseases of Children* unter dem Titel: »Self Selection of Diet by newly weaned Infants. An Experimental Study« (»Eigenständige Nahrungsauswahl bei frisch entwöhnten Kindern. Eine experimentelle Untersuchung«).

Den Kindern wurde eine breite Auswahl von Nahrungsmitteln angeboten, teils roh, teils gekocht, jeweils in einer separaten Schüssel, präsentiert auf einem Tablett:

- Ananas
- Apfel
- Banane
- Orangensaft
- Pfirsich
- Tomate
- Rote Rübe
- Karotte
- Erbse
- Mairübe
- Blumenkohl
- Weißkohl
- Spinat
- Kartoffel
- Salat
- Haferflocken
- Weizen
- Maismehl
- Gerste
- Roggen-Knäckebrot
- Milch
- Sauermilch
- Eier
- Rindfleisch
- Lammfleisch
- Knochenmark
- Gelatine
- Huhn
- Kalbsbries
- Hirn
- Leber
- Niere
- Fisch (Schellfisch)
- außerdem Wasser und Meersalz

Das Spektakuläre an den Versuchen: Die Kinder durften nicht beeinflusst werden. Sie mussten sich allein nach ihren eigenen Bedürfnissen entscheiden. Wie das geht, dafür hatten sie nicht einmal ein Vorbild: Earl hatte noch nie einen Erwachsenen essen gesehen.

»Die Anweisung an die Krankenschwestern« lautete, so Clara Davis, »sie sollten sich ruhig hinsetzen, Löffel in der Hand und keine Bewegung machen. Wenn, und nur wenn das Kind nach einem Tellerchen greift oder darauf zeigt, sollte sie einen Löffel davon nehmen und, wenn er seinen Mund geöffnet hat, ihn reinschieben. Sie sollte nicht kommentieren, was das Kind genommen hatte, oder nicht genommen hatte, sollte nicht auf etwas zeigen oder auf andere Weise seine Aufmerksamkeit auf irgendein Nahrungsmittel lenken. Oder ihm etwas verweigern, auf das es gezeigt hatte. Es sollte mit seinen Fingern essen oder auf sonst irgendeine Art, auf die es konnte, ohne dass sein Verhalten in irgendeiner Weise zu kommentieren oder zu korrigieren seien. Das Tablett sollte weggenommen werden, wenn es definitiv zu essen aufgehört hatte, was üblicherweise nach 20 bis 25 Minuten der Fall war.«

Natürlich hat Earl erst mal die ganze Hand in die Schale gesteckt. Nach drei Tagen hatte er begriffen, dass er hier eine Servierkraft hatte, er zeigte nur auf seine Wahl und blickte auffordernd zu ihr. Nach drei Monaten nahm er die Sachen selbst in die Hand.

Abraham fütterte sich gleich selbst, mit Ausnahme des Trinkglases, bei dem ihm die Schwester half, es zu halten. Er steckte gleich mal sein ganzes Gesicht ins Essen, um davon zu nehmen. Laut Protokoll »mit mäßigem Erfolg«. Dann nahm er die ganze Schale und versuchte, daraus zu essen, »mit unwesentlich besserem Erfolg«. Dann schließlich nahm er die Finger, »mit promptem Erfolg«.

Erstaunlich: Die Kinder versorgten sich völlig angemessen mit Energie und Nährstoffen. Sie nahmen etwa 1500 Kalorien am Tag zu sich. Ansonsten aber unterschieden sich die Vorlieben deutlich. Es gab Kinder, die vier Bananen nacheinander verdrückten oder sieben Eier. Einen dreijährigen Jungen filmte Davis, wie er abends ein Pfund Lammfleisch verschlang.

Abraham trank gern Milch, Rohmilch, 31 Prozent seiner Kalorien in den ersten sechs Monaten des Experiments bezog er daraus. An zweiter Stelle lag Obst, mit 28,6 Prozent: Bananen, Äpfel, Orangen, Tomaten, Ananas, Pfirsich. Schließlich Haferflocken und dann Eier. Vom Gemüse, der bekannten Problemnahrungsmittelgruppe bei Kindern, nahm er 5,7 Prozent, eine überraschende Neigung aber hatte er zu Innereien. Hirn, Kalbsbries, Leber, Nieren. Sie lieferten 5 Prozent seiner Kalorien.

So etwas gibt's bei Hipp und Alete ja leider gar nicht. So gesehen hatte Abraham Glück mit dem vielseitigen Angebot. Und die Kinder nutzten das vielseitige Angebot zu individuellen Kombinationen. So konnte das Frühstück schon mal aus einem halben Liter Orangensaft und etwas Leber bestehen.

Das war das Auffällige: Jedes Kind hatte seine ganz eigene Diät, sie unterschied sich von den anderen Kindern, änderte sich aber auch im Lauf der Zeit. Die Favoriten unterscheiden sich: Auch bei Earl stand Milch an erster Stelle mit 54 Prozent der Kalorien. Donalds Favorit hingegen war Obst. Anteil: 50,3 Prozent. Danach Milch mit 26,2 Prozent. Abraham hatte nach sechs Monaten dann genug von der vielen Milch, setzte Obst an die erste Stelle.

Für Ernährungsexperten mit ihren Standardempfehlungen geht so etwas natürlich gar nicht. »Die Kombinationen von Speisen, die die Kinder zu sich nahmen«, sagte Studienleiterin Davis, waren »der Albtraum jedes Ernährungswissenschaftlers«.

Was aussah wie ein ernährungswissenschaftliches Chaos, stellte sich bei näherer Betrachtung allerdings als sinnvolles Konzept heraus: Die Mengen an Protein, Kohlenhydraten, Fett lagen im Rahmen der üblichen Werte.

Da staunte selbst die Versuchsleiterin Davis: »Ein solch erfolgreiches Jonglieren und Balancieren mit den mehr als 30 unterschiedlichen Nährstoffen, die in unterschiedlichen Mengen und Mischungsverhältnissen in den jeweiligen Lebensmitteln vorhanden sind, aus denen sie wählen mussten, deutet zwingend auf die Existenz eines angeborenen, automatischen Mechanismus hin, der die angemessene Versorgung gewährleistet.«

Und die Kinder wussten es instinktiv sogar besser als die Ärzte mit ihren Empfehlungen: So nahmen sie allesamt viel mehr Früchte, Fleisch, Eier und Fett zu sich, als damals empfohlen wurde. Und weniger Getreide sowie Milchprodukte – ganz anders, als es die offizielle Lehre der Ernährungswissenschaft und ihrer sogenannten »Ernährungspyramide« mit den jeweils vorgeschriebenen Mengen vorsieht.

Und wie hielten sie's mit Gemüse? Wie alle Kinder. Ein Mädchen aß während des Experiments innerhalb von drei Jahren nur etwas mehr als ein Kilo Gemüse. Spinat wurde von fast allen Kindern verschmäht, ebenso Kohl und Kopfsalat.

Doch den Kindern ging's super. Die Nahrungswahl war optimal für Wachstum, Gewichts- und Knochenentwicklung, Muskulatur, Vitalität und Wohlbefinden. Die Kinder waren weder zu dick noch zu dünn, Muskeln, Knochen, alles in Ordnung. Sogar die Kinder, die zuvor an der gefürchteten Knochenschwäche Rachitis gelitten hatten, waren nach Abschluss des Experiments absolut gesund.

Und das ganz ohne Pillen mit Vitamin D, die heute üblich

sind – samt unerwünschter Nebenwirkungen in vielen Fällen (siehe Kapitel 11).

Die Kinder wählten instinktiv das, was für sie gesund war, und sie glichen sogar automatisch Defizite aus. Ein Kind mit wenig Magensäure aß vorzugsweise Saures, eines mit Rachitis nahm sogar freiwillig Lebertran – jedenfalls so lange, bis die Krankheit abklang.

Clara Davis schloss daraus, dass »normierte Diäten kaum eine optimale Ernährung sind«. Das war eine der wichtigsten Erkenntnisse aus ihren Untersuchungen: Die Kinder sind verschieden. Und deswegen haben sie verschiedene Vorlieben.

Und die Vorlieben deuten darauf hin, dass sie ganz bestimmte Bedürfnisse haben – physiologische Bedürfnisse. Weil ihr Körper etwas ganz Bestimmtes braucht, ganz individuell, etwas ganz anderes als das Nachbarkind im Babybettchen nebenan. Weil die Menschen verschieden sind, haben sie für ihre unterschiedlichen Vorlieben auch unterschiedliche Verdauungsenzyme.

So ist es ganz logisch und sinnvoll, dass viele Kinder keinen Brokkoli mögen. Manche aber schon. Wahrscheinlich brauchen sie das, was in Brokkoli enthalten ist, und andere brauchen es nicht.

Was aber praktisch alle Kinder gern mögen: Pizza. Pommes. Pasta. Oder auch: puren Reis. Auch das hat womöglich einen Grund: Alle Kinder brauchen Power, Kraft, Energie. Gemüse liefert das nicht. Gemüse kann das Kind gar nicht in so großen Mengen essen, wie es nötig wäre, um sich mit genügend Energie zu versorgen. Denn das Kind, zumal das Baby, hat noch einen kleinen Magen und braucht deshalb nahrhaftes, kraftspendendes Essen.

Um die gleiche Menge an Kalorien wie über 100 Milliliter Muttermilch mit Karotten aufzunehmen, müsste das Kind fast 400 Gramm davon essen, hat der spanische Kinderarzt González ausgerechnet.

Und natürlich will das Kind sich auch mit Energie und Nährstoffen versorgen. Und braucht dafür keine Appelle. Dr. González' oberster Grundsatz lautet daher: »Zwingen Sie Ihr Kind nicht zum Essen. Zwingen Sie es nie.« Der Körper des Kindes sollte schließlich bekommen, was er braucht – und die Kinder sollen selbst erkennen, welche Signale ihr Körper dafür sendet.

Neueste Forschungen zeigen: Genau das ist das Essverhalten, das zur persönlichen Gen-Ausstattung passt. Jedes Kind muss genau das essen, was es persönlich braucht. Die »Selbst-Regulation« der Nahrungsaufnahme ist das Ergebnis eines komplexen Wechselspiels zwischen Genen und Nahrungsangebot.

Deshalb ist es verhängnisvoll, wenn den Kindern etwas aufgezwungen wird, was für ihre individuellen Bedürfnisse nicht gut ist. Denn dann lernen sie erst gar nicht, was für sie gut ist. Und sie müssen ja nicht nur lernen, sich mit den Nährstoffen zu versorgen, die sie persönlich brauchen. Sie müssen zudem entscheiden, wie viel sie brauchen, welche Mengen sie essen müssen, bis sie satt sind.

Und wenn sie dabei gestört werden, führt das nicht nur zu »schlechterer kindlicher Ess-Selbstregulation«, sondern auch zu einem »höheren Gewicht«. So die US-Forscherinnen Sheryl O. Hughes und Alexis Frazier-Wood vom Forschungszentrum für Kinderernährung im texanischen Houston in einer Studie, die im Februar 2016 im Magazin *Current Obesity Reports* veröffentlicht wurde. Denn auch das funktioniert eigentlich ganz zwanglos: dass der kindliche Körper lernt, wie er sein Gewicht hält.

Die Kinder haben offenbar einen eingebauten Kompass, der sie zur richtigen Nahrung führt. Der Kompass wirkt aber nur dann, wenn wir den Kindern die Freiheit lassen, das zu nehmen, was sie brauchen.

Je lässiger die Eltern mit dem Essen umgehen, desto eher lernen die Kinder, sich selbst zu regulieren. Eltern sollten deshalb nicht Sachen ins Kind hineinzwingen, die es nicht will. Denn das zeigte sich ebenfalls: Die wählerischen Kinder entwickeln häufiger Angststörungen und Depressionen, wie eine 2015 veröffentlichte Studie zeigte, von Forschern am Zentrum für Essstörungen an der amerikanischen Duke Universität um die Professorin Nancy Zucker.

Apropos Zucker: Wenn es auf dem Tablett vom kleinen Abraham bloß eine Packung *Milch-Schnitten* gegeben hätte, und *Happy Hippo Snacks* und *Fruchtzwerge*, dazu *Paula*, den Pudding im Plastikpack, plus die modernen Milchprodukte Marke *Monsterbacke*, dazu noch eine Monsterpackung Gummibärchen und zum Trinken wahlweise *Cola* oder *Fanta*, dann hätte das Ergebnis wohl ganz anders ausgesehen. Und wahrscheinlich wären die Kinder auch nicht so wohlgenährt aus dem Versuch hervorgegangen, sondern moppelig und mangelversorgt.

Also: Ob es klappt mit der ganz zwanglosen Versorgung mit den genetisch angemessenen Nährstoffen, das hängt sehr vom Angebot ab.

»Wenn Kids heute selbst auswählen könnten aus gesunden Nahrungsmitteln, aber auch Kartoffelchips, Coca-Cola, Cheeseburger, Schokoriegel, bin ich skeptisch, ob sie so ausgewogen wählen würden wie in der Studie von Clara Davis«, meint der Kinderarzt Sydney Z. Spiesel von der renommierten amerikanischen Yale-Universität im *Medical Examiner.*

Stimmt. Zwar haben neue Studien, viele Jahrzehnte nach den bahnbrechenden Arbeiten von Clara Davis, deren Erkenntnisse bestätigt: Selbst jene *Picky Eaters*, jene wählerischen Kinder also, die ihre Eltern zur Verzweiflung bringen, weil sie nicht das essen, was sie sollen, versorgen sich mit allem, was sie brauchen. Im Prinzip jedenfalls, wie der Mediziner Anthony J. Mascola und sein Team von der Stanford School of Medicine im kalifornischen Palo Alto in einer schon 2010 veröffentlichten Untersuchung herausgefunden haben. Die *Picky Eaters*, die sie damals bis ins Alter von elf Jahren beobachtet hatten, waren schließlich genauso gut genährt wie die anderen.

Allerdings: Es besteht in der Tat die Gefahr, dass sie mehr Süßes essen. Und dafür weniger Nährstoffe. Das zeigte eine Studie, die im Dezember 2016 im *American Journal of Clinical Nutrition (AJCN)* erschienen ist. Im Alter von drei Jahren hatten viele *Picky Eaters* erheblich mehr Zucker aufgenommen und weniger Karotin, Eisen und Zink als ihre Altersgenossen. Die Autorengruppe um Caroline M. Taylor von der Universität Bristol meinte daher, Eltern sollten darauf achten, dass ihre Sprösslinge »weniger nährstoffarme zuckrige Nahrungsmittel essen«.

So sieht das auch der spanische Kinderarzt Carlos González: »Die Verantwortung der Eltern beschränkt sich darauf, eine Auswahl gesunder Nahrungsmittel anzubieten. Die Verantwortung, von diesen Lebensmitteln zu wählen und die Menge zu bestimmen, die von jedem gegessen wird, haben nicht die Eltern, sondern das Kind.«

Das ist dann spannend zu beobachten, was das Kind so wählt. Und da kann es überraschenderweise am wichtigsten sein, zu entscheiden, was wegzulassen ist.

Auch das wiederum bestätigt Clara Davis, die Pionierin. Das sei der »Trick«, sagt sie. Die Nahrungsmittel, die sie anbot, waren vielfältig, aber alle waren solche, die gemeinhin als gesund gelten. Und das einzig Süße war das Obst – davon aber nahmen die Kinder nicht so übermäßig viel. Was wiederum zeigt, dass sie von sich aus gar nicht so wild auf Süßes sind.

Das ist womöglich die wichtigste Erkenntnis aus den Versuchen der Clara Davis: Es funktioniert nur, wenn alles weggelassen wird, was den kindlichen Körper an den nötigen Lernprozessen hindert.

»Zucker wurde nicht zugelassen«, sagte die Kinderärztin zu ihrem Publikum am 21. Juni 1939, in ihrer berühmten Rede im Windsor Hotel in Montreal. Das war die Vorgabe: »Die Liste sollte nur natürliche Lebensmittel enthalten«, keine »eingedoste Nahrung«.

»Eingedoste Nahrung«, das bedeutet: industriell hergestellte Nahrung. Nahrung aus Fabriken. »Natürliche Nahrung«, das sind die echten Lebensmittel, Äpfel und Birnen, Bananen, Bohnen, Mangos, Kartoffeln und Karotten. Die so gegessen werden, wie sie gewachsen sind oder frisch gekocht. Das sind Lebensmittel, auf die die Evolution unsere Kinder vorbereitet hat. Dafür hat der Organismus seine Programme entwickelt, mit denen die Lebensmittel genutzt werden können, ihre Energie verwertet, die Nährstoffe eingebaut, mit denen die Kinder wachsen können.

Industrielle Nahrung ist etwas ganz anderes. Mit Natur, mit natürlicher Nahrung, mit dem, worauf die Evolution unsere Kinder über Tausende, ja Hunderttausende von Jahren vorbereitet hat, hat sie nicht mehr viel zu tun.

Die Industrienahrung ist schon mal viel länger haltbar. Und dafür muss sie natürlich fundamental verändert werden. Das ist es, was dem kindlichen Körper zu schaffen macht. Er merkt den Unterschied – und reagiert verstimmt.

Die meisten Eltern denken nicht darüber nach, ob das Kind echte Lebensmittel kriegt oder industrielle Produkte. Sie vertrauen einfach darauf, was ein alter Mann mit schütterem Haar sagt. Auch wenn er die Eltern, und vor allem die

Mütter, für dumm erklärt und sie fast ein bisschen beschimpft. Sie tun einfach, was er sagt.

Für den Alten und seine Familie ist das super. Die sind schwer reich geworden und berühmt.

Aber wie sieht's mit unseren Kindern aus?

Fast Food: nicht so gut fürs Kind – auch nicht aus dem Babygläschen

Kapitel 2, in dem ein alter Mann jungen Müttern weismacht, dass sie keinen Brei können

Klinisch rein: zehn Gründe gegen den Brei aus dem Gläschen / Chemie fürs Kind: im Kartoffelbrei von Pfanni und im Köttbullar-Menü von Ikea / Schneller altern – dank Coca-Cola / Bei Sebastian waren mit 13 schon die Knochen kaputt / Eis mit Ekel-Faktor: Vanille-Aroma aus dem Abwasserkanal / Gläschen war gestern: Der Trend geht zum Selbermachen

Es war einmal ein alter Mann, der hatte schon schütteres, graues Haar, aber wundersame Kräfte. Er musste nur einen Satz sprechen, und die Mütter verloren ihr Selbstvertrauen, glaubten nicht mehr an ihre eigenen Fähigkeiten.

Das freute den alten Mann und seine ganze Familie. Denn sie wurden damit märchenhaft reich. Die Tochter des alten Mannes bekam sogar einen echten Grafen zum Mann und durfte dann in der *Bunten* posieren, zusammen mit anderen Society-Töchtern in langen Kleidern, wie richtige Prinzessinnen.

Seit langer Zeit schon ist der Mann, dem die Mütter vertrauen, eine Lichtgestalt, sodass sich mancher schon wunderte, warum ihm noch kein Heiligenschein gewachsen sei. Das größte Wunder aber ist, dass es bei seinem ganzen Zauber um etwas ganz Simples geht: um Brei. Brei fürs Baby.

Brei geht so: Banane schälen, zerdrücken, fertig. Manches

muss man vorher noch kochen, Karotten zum Beispiel. Um es ganz hart zu sagen: Brei kochen, das kann jeder Depp. Da braucht es keinen Claus Hipp. So heißt der Mann, dem die Mütter vertrauen, obwohl er sie öffentlich herabwürdigt. Und zwar, ohne dass das Abscheu und Empörung und einen Aufschrei hervorrief.

Der alte Hipp, ganz alte Schule, hält die Mütter für so kleine Dummerchen. Zu doof zum Breikochen. Das hat er der *Süddeutschen Zeitung* verraten, die wie seine Firma im schönen Bayern ansässig ist: »Die Mütter meinen, sie können es selber besser. Aber das stimmt halt nicht.«

Der Reporter gab keine Widerworte, sondern schrieb in großer Ergebenheit alles auf, was dem Alten von den Lippen floss, und war es noch so eingebildet und frauenfeindlich. So, als er sich eitel über sie erhöhte: »Eine noch so gute Mutter kann nicht leisten, was wir leisten.«

Warum das denn? Weil die Mutter keine Rückstandskontrolle hat. Jedenfalls keine solche wie der feine Herr Hipp und seine Leute: »Wir finden heute in einem 50 Meter langen Schwimmbad eine Prise Salz.«

Toll!

Aber er taucht natürlich nicht nach Salz. Er fischt nach Rückständen. Denn: »Auch Kleinkinder brauchen schadstoffkontrollierte Nahrung.« Er warnt vor unkontrolliertem Selberkochen: »Bei selbst zubereiteter Nahrung gibt es leider keinerlei Garantie für die Reinheit der Rohstoffe.«

Das ist sein Mantra. Die »Reinheit«. Deswegen dürften die Kinder auch auf keinen Fall essen, was sie möchten: »Viele Kleinkinder möchten schon so essen wie Erwachsene. Doch das ist nicht immer gut für Ihr Kind.« So äußert er sich in einer seiner vielen Anzeigen in der Zeitschrift *Eltern*.

Kinder brauchen Spezialnahrung, behauptet er. Von besonderer »Reinheit«. Damit hat er alle überzeugt. Aufgeklärte Eltern. Experten. Alle. Weil: Nur die »Reinheit« garantiere, dass der Brei gesund ist. Frei von Bakterien. Frei von Schadstoffen.

Jetzt zeigt sich: Genau diese Reinheit ist das Problem. Denn sie führt dazu, dass Kinder immer mehr Allergien kriegen, oft krank werden, anfälliger sind für Erkältungen und Magen-Darm-Geschichten, ja sogar für Krankheiten später im Leben. Denn: Die Reinheit schwächt das Immunsystem (siehe nächstes Kapitel).

Die Fakten sprechen gegen das Gläschen. Jedenfalls, wenn es ums Baby geht, um sein Wohlergehen und seine Zukunft.

Neue wissenschaftliche Studien zeigen auch, dass der Nährwert unter dem industriellen Herstellungsprozess leidet. Babygläschen haben den typischen Konservengeschmack, wie etwa Dosenravioli – und prägen die Vorlieben der Kinder fürs Leben. Sie essen dann später auch weniger Obst und Gemüse. Sie werden dicker. Und womöglich sogar dümmer. Auch das haben neue Studien nachgewiesen.

Es geht natürlich nicht nur um die Babygläschen. Es geht um die gesamte kommerzielle Kinderkost. Denn all diese Produkte unterliegen den Gesetzen der industriellen Herstellungspraxis. Und damit kommen völlig neue Prinzipien ins Spiel, ganz neue Maximen und Ziele. Und auch das noch: neue Schadstoffe. Die es nur gibt, weil in der industriellen Produktion nicht die Interessen des Kindes an erster Stelle stehen. Sondern die von Unternehmen.

Industriell hergestellt oder nicht – den meisten Menschen ist das völlig schnuppe. Sie wissen ja oft nicht einmal, wo das Essen herkommt, das es mittags in der Kita gibt. Es steht auch nirgends, was da alles drinsteckt, an Chemie zum Beispiel. Aber die meisten Eltern denken gar nicht darüber nach, wie die Lebensmittel, die ihre Kinder kriegen, hergestellt werden, mit welchen Mitteln und Methoden. Und sie kaufen auch einfach das, was es für Kinder gibt, die Marken, die ihnen vertrauenswürdig erscheinen. Hipp, Haribo. *Monsterbacke* von Ehrmann. Also: die ganz normalen Sachen.

Völlig normal? Für das Kind nicht. Jedenfalls nicht für seinen Körper. Der ist eigentlich nur für echtes Essen programmiert, also je nach Weltgegend Äpfel, Erdbeeren, Ananas, Stachelschwein, Walfischspeck, Ingwer, Kokosnüsse. Solche Sachen. Die Evolution hat den Körper nur auf solch echtes Essen vorbereitet. Er kann es verarbeiten, Nährstoffe daraus gewinnen, und damit wachsen.

Das moderne Fabrik-Food ist aber etwas völlig anderes. Klar: Sie ist nicht direkt giftig. Aber mit Natur, mit natürlicher Nahrung, mit dem, worauf die Evolution unsere Kinder über Tausende, ja Hunderttausende von Jahren vorbereitet hat, hat sie nicht mehr viel zu tun.

Bisher in der Evolution ging es beim Füttern des Kindes um sein Wohl. Und um sonst gar nichts. Daran orientierte sich alles. In guten wie in schlechten Zeiten. Selbst in Zeiten des Mangels. Dass das Kind, so gut es eben ging, wohl genährt wird und alles bekömmlich ist. Bei Fast Food aber kommen ganz andere Motive ins Spiel. Zum ersten Mal in der Menschheitsgeschichte stehen hier nicht das Kind und seine Interessen im Mittelpunkt, sondern fremde Interessen: die Interessen der Industrie. Sie bestimmen über die Beschaffenheit und die Qualität der Nahrung, darüber, was reinkommt.

Das Allerwichtigste: die Haltbarkeit. Im Food-Fachjargon: *Shelf Life*. Die Lebensdauer im Regal. In der Nahrungsindustrie ist die Haltbarkeit das Kardinalkriterium. Ein sogenannter Fruchtjoghurt muss mindestens zwei Wochen halten. Ein Kartoffelbrei aus der Tüte: ein Jahr. Der Hipp-Brei: zwei Jahre.

Mit Natur hat das natürlich nichts mehr zu tun. Ein Brei aus echtem Apfel und echtem Pfirsich, geraspelt und zerdrückt, hält vielleicht zwei Stunden. Damit er zwei Jahre hält wie bei Hipp, muss er substanziell verändert werden. Die Herstellung dieser Produkte ist also ein dauernder Kampf gegen die Natur.

Das Wichtigste dabei: peinliche Sauberkeit. Nichts wäre schlimmer, als wenn in die Gläschen Schmutz gelangte oder Schimmel und Schadstoffe, überhaupt Krankheitserreger aller Art. Hygiene ist deshalb oberstes Gebot. Mehrfach wird in der Hipp-Fabrik das Gemüse gegart, am Schluss sogar noch sterilisiert, in riesigen Druckbehältern, die wie U-Boote aussehen, bei 120 Grad. »Damit wird das Glas lagerfähig«, sagt der zuständige Mann von Hipp.

So ist das. Und spätestens in diesem Moment endet die Eignung dieses Produkts als gesundes, artgerechtes Lebensmittel. Fürs Kind ist diese Extremhygiene gar nicht gut. Fürs Kind ist es auch nicht gut, wenn das *Shelf Life,* die Haltbarkeit im Drogeriemarkt-Regal, widernatürlich lange gedehnt wird. Dafür ist die Sterilisierung ganz wichtig. Sie soll alles Leben abtöten. Bisher bekamen ja Kinder in verschiedenen Weltgegenden ganz unterschiedliche Sachen. Was ja logisch ist – und auch gesund. Der Mensch in Alaska muss ja ganz anders ausgerüstet sein als in Afrika. Deshalb haben ihre Mütter und Väter darauf geachtet, dass sie die nötigen Nährstoffe bekommen, fürs Leben in dieser Weltgegend.

Bei der Generation Fast Food ist das anders: Hier bekommen sie überall das Gleiche. Von Coca-Cola, Nestlé, Milupa und McDonald's. Und von Hipp.

Denn der alte Mann regiert über ein Reich, in dem die Sonne nicht untergeht: Und das nicht, weil sein Brei der beste ist. Sondern nur, weil er den besten Zauberspruch hat. Der Spruch, den hier alle Mütter kennen: »Dafür stehe ich mit meinem Namen.« Oder, in den anderen Teilen seines Reiches: *»I guarantee this personally.«*

Der König der Gläschen regiert in einem Ort namens Pfaffenhofen mit 25 000 Einwohnern. Klingt ländlich, familiär, fast ein bisschen provinziell. Aber das täuscht. Der wahre Sitz der Firma, der Hipp Holding AG, ist schon seit 1999 in der Schweiz, in einem Ort namens Sachseln, eine Autostunde südwestlich von Zürich. Das Gläschen-Imperium ist so etwas wie ein Weltreich, es umfasst 57 Länder: Sogar in der Türkei, in China, auf den Philippinen, in Südafrika und den Vereinigten Arabischen Emiraten wird der Brei verkauft. Produziert wird unter anderem in Österreich, in der Schweiz, in Russland, Kroatien und Ungarn und sogar im Krisenland Ukraine. 8000 »Biobauern« liefern Ware. Der Konzern des alten Mannes ist Weltmarktführer bei Babynahrung aus »biologischem Anbau«.

Umsatz: Hunderte Millionen Euro. Gewinn: im zweistelligen Millionenbereich. Jedes Jahr. Märchenhaft. »Von Natur aus reich«, schrieb über ihn das Schweizer Wirtschaftsmagazin *Bilanz*. »Übermächtig«, nennt die *Lebensmittelzeitung* sein Brei-Imperium. Slogan: *The best from nature. The best for nature*. Das Beste aus der Natur. Das Beste für die Natur.

Das ist der Slogan. Die Wirklichkeit sieht ganz anders aus. In Wirklichkeit wird das Kind immer weiter entfernt von der Natur. Die Generation Fast Food kommt häufig gar nicht mehr in Kontakt mit Natur, mit natürlicher Nahrung. Und das Gläschen ist da nur ein Beispiel.

Fast Food findet beim modernen Kind schon früh statt. Häufig schon vor der Geburt (siehe Kapitel 9). Spätestens aber kurz danach. Und zwar für praktisch alle Kinder. Einmal durch den Supermarkt – und der Wagen ist voll mit Fast Food. Von den *Fruchtzwergen* bis zur Fertigpizza oder dem Pudding namens *Paula* aus dem Plastikpack.

Auch das Mittagessen im Kindergarten, in der Schule: vorfabriziert. Alles andere als frisch. Nur ein Drittel der

Kitas bereitet das Essen selbst zu. Der Rest bezieht es oft von riesigen Catering-Konzernen, die kaum jemand kennt, wie Sodexo, einem heimlichen Giganten mit weltweit 425 000 Beschäftigten, der täglich 75 Millionen Esser abspeist. Oder einem kleineren Imperium wie Apetito aus dem nordrhein-westfälischen Rheine, einer Firmengruppe mit 8000 Mitarbeitern, die täglich 1,3 Millionen Menschen verköstigt und insgesamt einen Umsatz von 800 Millionen Euro macht und einen Gewinn nach Steuern von 42 Millionen Euro (2015).

Kleinkind macht auch Mist, pardon: Profit. Vor allem, wenn es viele sind. 60 Prozent der Kindergartenkinder ab drei, und sogar 80 Prozent der kleinen unter drei Jahren bleiben mittags in der Krippe. Und kriegen dann die häufig tiefgekühlte und kurz aufgewärmte Konzernkost.

Also: Fast Food trifft praktisch alle Kinder. In der Kita und auch zu Hause. In Deutschland geben 80 Prozent der Eltern ihren Kleinen Gläschenbrei, 60 Prozent ausschließlich. In Großbritannien und den USA sind es sogar bis zu 95 Prozent, die ganz oder teilweise Fast Food aus dem Gläschen bekommen.

Die Experten finden das absolut okay. Die berühmte und bei Medien sehr gefragte Mathilde Kersting, Professorin am Dortmunder Forschungszentrum für Kinderernährung, meint: »Je nachdem, welche Argumente für Eltern wichtig sind, können sie sich ohne schlechtes Gewissen für Gläschen oder Selbsthergestelltes entscheiden.« Es sei eher eine Frage des »Lebensstils«, sagte sie im März 2017 der Zeitung *Die Welt:* »Eltern sollten sich danach richten, was am besten zu ihrem Lebensstil passt.« Also wie bei der Wohnungseinrichtung, der Wahl der Gardinen oder den Fliesen im Badezimmer. Merkwürdig: Über das Kind, und darüber, wie ihm der Fertigbrei bekommt, sprach sie nicht.

Es sei, meinen die Experten, sowieso völlig »egal«, ob die Kinder frisch Gekochtes kriegen oder Fertiges aus dem Gläschen. So sehen das sogar die regierungsamtlichen Empfehlungen: »Ob selbst gekocht wird oder fertig gekauft, ist übrigens egal«, schreibt die Zeitschrift *Ernährungs Umschau* in einem Artikel des AID, dem aus öffentlichen Mitteln finanzierten Informationsdienst, über »Empfehlungen zur Säuglingsernährung«. Also: Das ist praktisch die amtliche Sprachregelung.

Es sei einfach »ein Stück weit eine Geschmacks- und Glaubensfrage«, meinen sogar die vermeintlichen Natur-Freunde aus der Zeitschrift *Öko-Test.*

Öko-Test, hallo? Eine Glaubensfrage? Geht's noch? Es ist natürlich keine Glaubensfrage, ob irgendwo viel oder wenig Nährstoffe drin sind. Das ist eine Frage der Fakten. Oder die Sache mit der Haltbarkeit. Ob ein Brei zwei Stunden hält oder zwei Jahre, das hat ja nichts mit Glauben zu tun, sondern mit der Beschaffenheit, also der Qualität des Breis. Es ist eine rein materielle Angelegenheit. Und eine, bei der es um die Gesundheit unserer Kinder geht. Jetzt und in Zukunft.

Das Prinzip Fast Food: Das bedeutet, dass sich ganze Industrien darum verdient machen, uns jedes Mal bei jeder Mahlzeit ein paar Minuten Lebenszeit zu ersparen. Sie haben alles schon so weit vorbereitet, dass wir praktisch nur noch zugreifen müssen. Das heißt aber auch: Sie haben die Dinge rabiat verändert.

Nicht nur durch Erhitzen. Auch durch diverse andere Kunstgriffe. Durch Chemikalien beispielsweise, die dafür sorgen, dass das Produkt lange nach etwas schmeckt, nach Erdbeeren, zum Beispiel im *Fruchtzwerg* oder in der *Monsterbacke.* Durch Farben, die für ansprechendes Aussehen sorgen. Manches hält die Produkte in Form, das Sahnedessert

Dany zum Beispiel. Die chemischen Zusätze gelten offiziell als unbedenklich. Aber das muss nichts heißen. Sie haben natürlich Risiken und Nebenwirkungen. Und manchmal sogar ganz erhebliche. Wie bei Sebastian.

Er war erst elf Jahre alt, als sich bei ihm nach und nach die Zähne lockerten und einige der vorderen schon ausfielen. Seine Mutter schickte ihn zum Zahnarzt. Der stellte überrascht fest, dass sich der Kiefer schon zurückgebildet hatte, »atrophisch« war, wie das die Mediziner nennen, und schickte den Kleinen ins Krankenhaus. Auf dem Weg dorthin stürzte er allerdings vom Rad – und brach sich den Unterschenkel. Nun musste er mit dem Krankenwagen ins Hospital eingeliefert werden. Auf der Station wollte die Krankenschwester ihm eine Bettpfanne unterschieben, und als der Junge da »Aua« sagte, war ihm, wie die Ärzte feststellten, ein Wirbel gebrochen: »Wirbelkörperfraktur« lautete die korrekte Diagnose. »Dem sind die Knochen regelrecht zerbröselt«, sagte die behandelnde Professorin (siehe dazu ausführlich: Hans-Ulrich Grimm: Tödliche Hamburger).

Was aber war die Ursache bei Sebastian? Die *Cola,* die sich Sebastian immer morgens gekauft hatte, von dem Geld, das ihm seine alleinerziehende Mutter, die in einem Supermarkt arbeitete, gab. Denn wenn einer mit dem selbst geschmierten Pausenbrot in die Schule käme, so würde dieser ausgelacht. Sebastian kaufte also ein, und zwar drei große Flaschen *Cola* am Tag und beim Bäcker eine Zuckerschnecke.

Sein Knochenschwund war ursächlich auf die *Cola* zurückzuführen, denn die darin enthaltene Phosphorsäure entzieht den Knochen Kalzium und macht sie brüchig. Und das geht auch anderen Kindern so. Wenn Mädchen beispielsweise häufig *Cola* trinken und außerdem viel Sport treiben, steigt das Risiko, dass sie sich die Knochen brechen, um das Fünffache. Das haben Forscher der berühmten Harvard School of

Public Health in Boston im US-Staat Massachusetts herausgefunden.

Die Phosphorsäure in der *Cola* lässt nicht nur die Knochen morsch werden, weil sie ihnen Kalk entzieht. Der wird, verhängnisvollerweise, anderswo wieder eingelagert – in den Blutbahnen zum Beispiel, und im Herzen. Auch Herzkrankheiten sind deswegen eine mögliche Folge. Oder ganz allgemein: vorzeitiges Altern. Sebastian ist dafür ein klassisches Beispiel. Seine Krankheit heißt: Osteoporose. Im Volksmund auch »Witwenbuckel« genannt, weil normalerweise alte Frauen daran leiden.

Der japanische Forscher Makoto Kuro-O zählt die Phosphorsäure und ihre chemischen Verwandten, die sogenannten Phosphate, zu den »Signalmolekülen des Alterns« (siehe Hans-Ulrich Grimm: Chemie im Essen). Das *Deutsche Ärzteblatt* warnte schon vor einem wachsenden »Gesundheitsrisiko durch Phosphatzusätze in Nahrungsmitteln«.

Unsere Kinder kommen mit ihnen schon früh in Kontakt. Genauer: ab Stunde null. Jedenfalls die, die statt der Milch von Mama zum Beispiel das Fläschchen bekommen, mit Babymilch von der Firma Humana: Deren *Anfangsmilch Pre von Geburt an* enthält »Calciumortophosphate«.

Die Altersbeschleuniger stecken auch in Milupas *Milumil Anfangsmilch Pre von Geburt an,* und in einer ganzen Reihe von Produkten aus der Firma des freundlichen Herrn Hipp: in seiner Hipp *Kindermilch Combiotik* beispielsweise, auch in der *Anfangsmilch Pre Bio* sowie der *Folgemilch 2 Bio Combiotik*. Aber auch Konkurrent Nestlé arbeitet mit den suspekten Substanzen. Bei der Beba *Comfort Von Geburt an*. Bei der *Folgemilch 2*. Sogar für die teure *Aptamil* Pulvermilch greift Hersteller Milupa ins Phosphat-Fass. Später geht's dann grade so weiter mit dem Kalziumräuber. Phosphate stecken auch im *Grießbrei* von Milupa. Und in Aletes *Abendmahlzeit zum*

Trinken Mehrkorn-Getreide. Außerdem: in Ferreros berühmt-berüchtigter *Milch-Schnitte*, sogar in vermeintlich Gesundem wie Nestlés *Cornflakes Gluten Free*, dem Ovomaltine *Crisp Müsli Knusper Müsligenuss* und sogar Industrie-Klassikern wie dem Leibniz *Butterkeks Das Original* oder dem Maggi *Kartoffel Püree Das Lockere.* Sogar bei Ikea, in der Sahnesoße zu den legendären Fleischbällchen, die viele Kinder lieben, schon wegen ihres schönen Namens: *Köttbullar.*

In der Fast-Food-Welt der Kinder sind sie allgegenwärtig. Natürlich auch bei McDonald's in diversen Produkten, sogar in den Pommes. Und sie stecken auch in den beliebten Donuts. Das entdeckten die Food-Fahnder von *Öko-Test* Anfang 2017.

Häufig kriegen die Eltern gar nichts davon mit. In der Kita beispielsweise. Wenn das Essen vom Cateringkonzern Apetito kommt.

Da steht zwar gleich am Eingang zum Kindergarten so ein Pappkamerad, eine Comicfigur, mit einer weißen Kochmütze und dem Apetito-Logo drauf, und einem Schild: »Das gab es heute zum Mittagessen«. Auf einem Tablett, das die Pappfigur vor sich hat, sind drei Schälchen zu sehen mit irgendwas zum Essen drin. Das ist natürlich nicht wirklich erhellend. Das Kind als Quelle auch unergiebig. Von Zusatzstoffen zum Beispiel erzählt das Kind gar nichts.

Vielleicht weiß die Küchenaufwärmkraft Genaueres? Gibt es einen Speiseplan? Und tatsächlich: Der hängt in der Aufwärmküche ganz hinten an der Wand. Die freundliche Aufwärmkraft holt den Plan, zieht das A4-Blatt aus der Klarsichthülle. Was da wirklich drin ist, steht da auch nicht. Und auch nicht auf den Tiefkühlplastikbeuteln, die die Aufwärmkraft im Kühlschrank zeigt. Immerhin: Die ebenfalls freundliche Kindergartenchefin öffnet in ihrem Büro den Schrank, holt aus einem Ordner einen Hefter mit einer dicken Kladde drin. Überschrift: »Zutatenliste Programm: JuniorVita Multi Plus für Kitas und Schulen«. Und da, in der Tat, da steht's dann drin. Nach Bestellnummern geordnet. Und wo sind die Phosphate drin? Zum Beispiel in der Bestellnummer 32551. Was das ist? *Geschnittener Eierpfannkuchen (Kaiserschmarrn ohne Rosinen)*. Oder auch in der Nummer 32553, *Pflaumenpfannkuchen*, auch in 32558 *(Herzhafter Pfannkuchen Spinat-Käse)*. Und in diversen anderen Pfannkuchen. Dass ausgerechnet der Pfannkuchen in der Kita die Kinder so alt macht! Aber auch der *Fisch im Backteig vom Alaska-Seelachs* (Nummer 56491). Oder die Nummer 56487: *Fischnuggets vom Alaskas-Seelachs im Backteig*. Und das *Omelette Bauernschmaus* (32552).

Das werden wir jetzt mal beobachten, ob das Kind schon untypische Alterungserscheinungen zeigt. Oder ob die Zähne langsam braun werden. Denn auch die Gefahr droht, wenn Apetito »kocht«. Durch einen Zusatz, der eigentlich ganz natürlich ist: Zitronensäure (E330).

Klingt harmlos. So zitronig-frisch, ja eigentlich gesund. Und weil sich niemand was dabei denkt, ist das Zeug ziemlich weitverbreitet. So eine dauerhafte Säure-Attacke aber kann grässliche Folgen haben. Und dazu führen, dass kleine Kinder gar nicht mehr lächeln möchten. Weil sie sonst jeder sehen könnte, die braunen Stummel im Mund, die einmal ihre Zähne waren.

Das war schon ziemlich peinlich, für die Zwillingsschwestern Michell und Madleen. »Die anderen Kinder haben immer gesagt, warum habt ihr so braune Zähne? Ich bin dann einfach weggegangen«, sagt Madleen. Ihre Zwillingsschwester Michell erinnert sich noch, dass sich die Beißer auf einmal rau anfühlten (siehe Hans-Ulrich Grimm: Chemie im Essen). Der Grund: Zitronensäure sorgt für die sogenannten »Erosionen« an den Zähnen. Das ergaben mehrere wissenschaftliche Studien, etwa von der Universität im britischen Bristol.

Und wie kommt die Säure in den Mund? Mit *Fanta* und anderen Softdrinks wie Eistee und Apfelschorle. Aber auch mit den Gummibärchen von Haribo. Oder mit der *Rama*-Margarine. Und nahezu jeder industriell gekochten Marmelade. Schon die ganz Kleinen kriegen ihre zahnzersetzende Dosis, etwa in der *Milupino Kindermilch* oder dem *Kleine Genießer Milchbrei Butterkeks von Milupa*.

Und auch mittags, in der Kita, gibt's Säure auf die Beißerchen, vom Catereringkonzern Apetito jedenfalls wenn es dort eine *Bio-Rindfleischfrikadelle* von der Kochfabrik gibt (Bestellnummer 32018). Oder einen *Grüne-Bohnen-Eintopf* (23618), die Currywurst (23002) oder die *Bio-Geflügelbratwurst* (32446). Die Säure steckt bei Apetito auch in praktisch jeder Pizza. Und außerdem im Nachtisch, etwa dem *Apfel-Bananenmus* (1557).

Dabei ist Zitronensäure eigentlich völlig harmlos. In der Natur. Sie ist, wie der Name sagt, in Zitronen enthalten, aber auch in Orangen und Äpfeln. Sogar im menschlichen Körper gibt es den Stoff. Doch heutzutage wird die Säure nicht mehr aus Zitronen gewonnen, sondern industriell produziert, und zwar mithilfe eines Schimmelpilzes namens *Aspergillus niger*, den viele aus der Dusche kennen: Dort macht er hässliche schwarze Flecken. Mittlerweile haben sie ihn umdressiert, er schimmelt nicht mehr nutzlos die Dusche voll, sondern schwitzt Zitronensäure aus – über zwei Millionen Tonnen jedes Jahr, ein Vielfaches dessen, was in der weltweiten Zitronenernte enthalten ist.

Die Säure kann auch dazu beitragen, dass das Leichtmetall Aluminium ins Gehirn transportiert wird – ein Risiko für die Alzheimerkrankheit, aber auch für Hyperaktivität und Lernstörungen (siehe Kapitel 8).

Zusatzstoffe sind harmlos, beteuern die Behörden immer wieder – aber nur, solange die Kinder nicht zu viel davon konsumieren. Bei vielen Stoffen ist es aber weit mehr, als gut für sie wäre.

Bei Aluminium zum Beispiel schlucken Kinder nach einer Studie der Europäischen Kommission bis zum 7,5-Fachen der täglich akzeptablen Dosis von sieben Milligramm pro Kilogramm Körpergewicht. Die Studie stammt aus dem Jahr 2001 – neuere Zahlen gibt es nicht. Vielleicht ist es mittlerweile schon viel mehr. Die Behörden wissen es nicht. Sie wissen eigentlich gar nichts, wenn es darum geht, wie viel Chemie unsere Kinder zu sich nehmen. Sie wollen auch gar nichts wissen.

Die EU-Mitgliedsländer wie etwa die Bundesrepublik Deutschland sträuben sich seit Jahren, die Daten zu ermitteln – wie es eigentlich Vorschrift wäre. Jetzt liegt die Aufgabe bei der europäischen Lebensmittelsicherheitsbehörde Efsa auf der langen Bank.

Auch bei den Phosphaten und der in *Coca-Cola* enthaltenen Phosphorsäure (E338 bis E452) nehmen Kleinkinder, laut EU-Report, 53 bis 172 Prozent der ADI-Dosis zu sich – mithin bis zu beinahe dem Doppelten der täglich akzeptablen Menge *(»Acceptable Daily Intake«)*.

Am weitreichendsten sind sicher die Mittel zur Geschmacksmanipulation, die in der modernen Kindheit weit verbreitet sind. Etwa die industriellen Aromen. Sie täuschen die Kinder über den Geschmack der Nahrungsmittel, über die Qualität, über deren Wert.

Und sie sind in der Fast-Food-Welt für Kinder allgegenwärtig: *Chicken McNuggets* von McDonald's beispielsweise enthalten häufig Geschmacksverstärker und Aromen. Aroma sorgt für Geschmack in den *Fruchtzwergen* von Danone, in der *Milch-Schnitte* von Ferrero, auch bei den Haribo-Gummibärchen. Bei Knabbersachen sowieso, wie den Leibniz-Keksen *PickUp Choco & Milk*. Sogar der Klassiker, der Leibniz *Butterkeks Das Original*, nur echt mit Chemie-Aroma. Die sogenannten *Schoko-Küsse*, die billigen von Gut und Günstig, auch die dicken der Marke Storck *Super Dickmann's Super groß mit knackiger Schokolade* – alles Aroma.

Aroma? Klingt eigentlich super. Aromatisch. Mmmh.

Fürs Kind ist es aber gar nicht mmmh. Das Kind leidet dann eher unter anhaltender Geschmacksverirrung – und wird zum dicken Moppel.

Gerade in den ersten Jahren des Lebens ist es verhängnisvoll, wenn der Geschmack manipuliert wird. Denn der Geschmackssinn ist die wichtigste Qualitätsinstanz des Körpers (siehe Hans-Ulrich Grimm: Die Suppe lügt). Und: Er leitet die Nährstoffversorgung des Körpers. Erdbeeren schmecken nach Erdbeeren, weil die Nährstoffe drin sind, die in Erdbeeren enthalten sind. Wenn der Geschmack aber nur vom zugesetzten »Aroma« kommt, fehlen die Nährstoffe. Das Kind wird getäuscht. Und getäuscht wird es in der Fast-Food-Zone praktisch überall. Und von Anfang an.

Die Täuschung beginnt noch vor dem ersten Geburtstag, im Alete *Grießbrei Vanille ab 10. Monat* oder dem Alete *Joghurt und Erdbeere ab 10. Monat*. Und sogar in der Kita, jedenfalls bei den kleinen, unfreiwilligen Apetito-Kunden. Den Industrie-Geschmack kriegen sie dann mit dem *Leckeren Apfel-Streusel-Kuchen* verpasst (Bestellnummer 89722), dem *Nudel-Gemüse-Menü Kickers mit Gemüsebällchen* (23685), auch mit dem *Muffin Mix* (89468), *Huhnfleisch in Tomatensoße* (93481) und *Bohnen-Apfel-Eintopf mit Hackfleisch vom Rind* (93484).

Keine Kindheit ohne Aroma.

Sogar bei Ikea. Etwa in den Gemüsebällchen mit Bulgur-Reis-Mix, Mangochutney und Kichererbsensalat. Und vielem mehr: in der Schokoladenmousse. In der Kirschgrütze mit Stracciatella Mousse. Auch die Götterspeise mit Vanillesoße kommt mit sehr irdischem Chemie-Aroma daher. So auch der Vanillepudding und der Schokopudding.

Alter Schwede! Ikea – das reine Kunstgeschmacksparadies für Kinder. Aber stopp: Es heißt heute nicht mehr »künstlich«. Niemand will etwas essen, oder gar den Kindern geben, was künstlich ist. Also haben sie die Gesetze umformuliert, und weil die Leute kein »künstliches« Aroma wollen, wurde das Wort »künstlich« kurzerhand eliminiert. Was früher »künstlich« hieß, heißt jetzt ganz einfach nur noch »Vanillearoma«. Wie im *Kinder-Softeis* von Ikea. Weniger künstlich muss es deshalb nicht sein.

Überhaupt das Eis. Im Zoo, im Schwimmbad, im Museum: Laborgeschmack flächendeckend, länderübergreifend. Das Magnum *Classic*. Das Langnese *Minimilk Kakao*. Der *Milk Flip* von Nestlé. Natürlich auch in der Schweiz, im Urlaub, in Italien. Oder in Spanien, das Milcheis von Nestlé *Helado Sabor Leche*, natürlich mit »Aroma«.

So ein Geschmack hat mit Natur nichts mehr zu tun. In der industriellen Parallelwelt, in der die Kinder heute aufwachsen, ist der Geschmack bloß noch Blendwerk. Wenn der Erdbeergeschmack aus Sägespänen gewonnen wird. Oder das Vanille-Aroma aus dem Abwasser von Papierfabriken (siehe Hans-Ulrich Grimm: Die Suppe lügt).

Sollen wir ihnen das eigentlich erzählen, den süßen Kleinen, wenn sie am Eis lutschen im Schwimmbad? Vielleicht erst dann, wenn sie *Aneurinibacillus aneurinilyticus* störungsfrei aussprechen können. Das ist eines von jenen Bakterien, mit denen heute sogenannte »natürliche« Aromen gewonnen werden können, die aus dem Abwasserkanal stammen. Sehr beliebt sind auch Bakterien aus der Gattung *Pseudomonas*, auch Pseudomonaden genannt. Sie sind in der

Natur allgegenwärtig, gelten als »Pfützenkeim«, sind aber nicht nur im Wasser, sondern auch im Boden anzutreffen. Solche Kunststückchen hat sich die Aromafabrik, die Ritter Sport beliefert, patentieren lassen. Als es einmal vor dem Münchner Landgericht um die Aromen ging, die etwa in Ritter Sport *Voll Nuss* stecken, wurde die Öffentlichkeit immer ausgeschlossen, wenn Details zu den Produktionsverfahren angesprochen wurden. Eigentlich ganz fürsorglich, so genau wollen wir auch gar nichts wissen von Pfützenkeimen, die Vanillegeschmack produzieren. Vielleicht waren es auch gar keine Pfützenkeime, sondern ganz andere. Sicher ist nur: Echte Vanilleschoten waren es nicht. Sonst hätte es ja keinen Prozess geben müssen.

Für das Kind und seinen Körper ist es natürlich verhängnisvoll, wenn mit einem solchen Aroma wertvolle Rohstoffe vorgegaukelt werden, die gar nicht da sind. Vor allem, wenn das dauernd passiert. Vom Frühstück bis zum Abendessen.

Die Folge ist: Das Kind wird dick. Das hat einmal sogar der Lobbyverband der Aromaindustrie eingeräumt. Auf die Frage: »Sind Aromen gesundheitsschädlich?«, gab der Verband die Auskunft, »dass Gesundheitsschäden, die auf dem Verzehr aromatisierter Lebensmittel beruhen, bislang nicht bekannt geworden sind, sieht man vom Übergewicht ab«.

Warum die Aromen dick machen können? Weil sie Nährwert vorspiegeln, der nicht da ist. Die Folge: Um die benötigten Nährstoffe zu bekommen, muss das Kind mehr essen, als es in Wahrheit braucht. In einem Joghurt mit echten Erdbeeren sind natürlich die Substanzen aus den Erdbeeren enthalten. Wenn es aber bloß ein aromatisierter ist, dann fehlen Nährstoffe – und das Kind muss mehr essen, damit es das kriegt, was es braucht (siehe Kapitel 10).

Und manche Tricksereien am Geschmack sorgen sogar ganz direkt für Fehlreaktionen im Gehirn. Der Geschmacksverstärker Glutamat zum Beispiel trickst die zuständigen Areale für die Gewichtsregulation im Gehirn aus, blockiert etwa das Sättigungshormon Leptin – das Kind wird dann zum Essen angetrieben, obwohl keine Notwendigkeit besteht.

Kein Wunder also, dass Fast-Food-Kids kleine Moppelchen sind. Schon 2006 hatten die Wissenschaftler vom Dortmunder Forschungsinstitut für Kinderernährung (FKE) nachgewiesen, dass Kinder, die häufig Fast Food essen, dicker sind als ihre Altersgenossen, die einen Bogen um McDonald's und andere Ketten machen. Ein Jahr zuvor hatte eine Untersuchung im britischen Medizinmagazin *Lancet* gezeigt, dass Fast-Food-Liebhaber im Durchschnitt 4,5 Kilo schwerer sind als ihre Altersgenossen, die besseres Essen bevorzugen. Und: Sie entwickeln häufiger Diabetes. Die Forscher hatten 3031 junge Leute über 15 Jahre beobachtet. Auch eine indische Studie aus dem Jahr 2014 ergab eine »signifikante Beziehung« zwischen Fast Food und Körpergewicht.

Einmal Fast Food, immer Fast Food: Wenn Kinder im Alter von drei Jahren hauptsächlich so etwas essen, dann tun sie das auch später als Jugendliche und Erwachsene. Das hat die französische Wissenschaftlerin Sophie Nicklaus mit ihren Kollegen vom Nationalen Agrarforschungsinstitut in Dijon ermittelt, in einer viel zitierten Langzeitstudie, veröffentlicht im Jahr 2004, mit 418 Testkindern, die über 20 Jahre beobachtet wurden, von 1982 bis 2003.

Die Kindheit ist natürlich eine prägende Zeit. Da werden auch die Geschmacksvorlieben geprägt. Und wenn das Kind nur Kunstgeschmack kennt, dann wird es auch später diesen bevorzugen. Und wenn es bloß den süßlichen Geschmack von Brei aus dem Glas kennt, dann wird es später auch Dosenravioli toll finden. Klar, dass das dann kein gesundes Leben wird.

So haben die frühen Formen von Fast Food, die Babygläschen, weitreichende Folgen im Leben. Eine Fülle von wissenschaftlichen Studien fördern immer neue Verdachtsmomente zutage. Die britische Kinderernährungsexpertin Kate Maslin von der Universität von Portsmouth hatte die vorliegenden Untersuchungen durchforstet und stieß dabei auf »mehrere Bedenken angesichts des zunehmenden Vertrauens in kommerziell produzierte Babynahrung«.

Sie und ihre Ko-Autorinnen von verschiedenen britischen und irischen Universitäten und dem staatlichen Gesundheitsdienst National Health Service (NHS) wunderten sich in ihrer 2015 im *Maternal and Paediatric Nutrition Journal* erschienenen Studie, dass die Eltern industrielle Babynahrung sogar für »sicherer« und »überlegen« halten im Vergleich zur selbst gemachten. Weil die Eltern offenbar schlecht informiert sind.

Machen Gläschen also krank? Antwort: nicht direkt (aber indirekt schon).

Nach aktueller Faktenlage gibt es mindestens zehn Gründe, die gegen den Brei aus der Fabrik sprechen.

Erstens: Gläschen sind teuer. Sie kosten oft fünfmal so viel wie ein selbst gemachter Brei (siehe Kapitel 12). Das wäre nicht weiter schlimm; denn Eltern sind nicht knauserig, wenn es um ihr Kind geht, Hauptsache, es ist tatsächlich besser und gesünder fürs Kind. Ist es aber nicht. Bei Hipp und Alete nicht und bei den anderen Gläschenproduzenten auch nicht. Denn alle produzieren auf die gleiche Weise, auch in den Fabriken für den Fertigbrei im Bio-Supermarkt.

Zweitens: Die Gläschen machen anfälliger für Krankheiten. Das ist wahrscheinlich die entscheidendste Nebenwirkung. Und das ausgerechnet, weil die Gläschen so sauber sind, so rein, keine Mikroben, keine Bakterien enthalten. Was bisher aber als Vorzug angesehen wurde, gilt jetzt als Mangel. Denn: Ein paar Mikroben wären gar nicht schlecht als Trainingspartner fürs Immunsystem. Wenn die ganz fehlen, leidet die Kampfkraft der Abwehrtruppen (siehe Kapitel 4). Damit werden die Kinder anfälliger für Krankheiten, für all die Keime, die im Kindergarten herumschwirren. Husten, Schnupfen, Magen-Darm-Viren: All das hätte keine Chance, wenn die Abwehrtruppen stehen.

Drittens: Die Gläschen erhöhen das Allergierisiko. Auch das hängt damit zusammen, dass sie so sauber und hygienisch rein sind. Das verhindert die angemessene Ausbildung des Immunsystems. Mangels Erfahrung in der Feinerkennung richten sich die Immunkämpfer gegen völlig harmlose Ankömmlinge wie Erdbeeren oder Nüsse. Eine Veränderung der Ernährung könnte daher Allergien vorbeugen, so die Professorin Kate Grimshaw von der Universität von Southampton in einer Studie, die 2016 im Journal *Archives of Disease in Childhood* erschienen ist.

Viertens: Die Gläschen haben zu wenig Nährwert. Und auch das hängt unter anderem mit dem Erhitzen zusammen, mit der »Sterilisation während des Herstellungsprozesses«, wie die britische Kinderernährungsexpertin Kate Maslin sagt: Sie »kann den Mikronährstoffgehalt reduzieren«. Die Folge: Gläschen haben oft nur die Hälfte des Nährwerts von hausgemachtem Brei, so eine britische Untersuchung von 479 Produkten, die im Jahre 2013 im Fachjournal *Archives of Diseases in Childhood* erschienen ist.

Fünftens: Die Gläschenkost ist zu eintönig. Mangelnde Vielfalt werfen viele Forscher den Gläschenproduzenten vor. Und das völlig zu Recht. Es herrscht ja weithin eine reine Karotten-Monokultur. Da gibt es, von Hipp, das Gläschen mit *Früh-Karotten mit Kartoffeln* (ab dem 4. Monat), die *Gute Nacht Karotten mit Mais*. Auch *Reine Früh-Karotten*. Oder die *Früh-Karotten mit Kartoffeln und Wildlachs*. Und mittlerweile sogar *Weiße Karotte mit Kartoffeln und Pastinake.* Aber Karotte muss schon sein. Die Karotte ist halt praktisch – für den Hersteller. Wenn er, sagen wir, ein paar Tausend Tonnen Rohstoffe braucht für seine Milliarden von Gläschen, dann wären Himbeeren, nur als Beispiel, nach kurzer Zeit zerquetscht und kaputt. Karotten hingegen sind hart im Nehmen, lang haltbar und somit ideal für die Fabriken. Fürs Baby nicht so. Nichts gegen Möhren. Aber sie enthalten halt nur die Nährstoffe von Möhren. Und auf die Dauer ist das ein bisschen monoton. Hinzu kommt: Gerade bei diesem Gemüse können durch die industrielle Verarbeitung offenbar besonders leicht Benzol und Furane entstehen (siehe Kapitel 2). Also noch so ein Kollateralschaden der Karotten-Monokultur.

Sechstens: Die Gläschen programmieren auf schlechten Geschmack. Sie sind ja nicht nur eintönig, sie haben auch den typischen Geschmack von Dose und legen so den Grundstein für schlechte Ernährungsgewohnheiten – und damit für allerlei Krankheiten im späteren Leben. Wer als Baby kommerzielle Gläschenkost bekommen hat, neigt auch später dazu, weniger Obst und Gemüse zu essen, wie eine Studie des Forschungsinstituts für Kinderernährung ergab, die 2015 in der Zeitschrift *Appetite* erschienen war.

Siebtens: Die Gläschen verführen zu süßem Essen. Das hat unter anderem eine Studie um Kristina Foterek von der Universität Bonn ergeben, die 2016 im *British Journal of Nutrition* erschienen ist. Das ist natürlich ein sehr verhängnisvoller Programmierungseffekt – denn damit steigt die Gefahr für die einschlägigen Krankheiten. Und: Es ist natürlich auch nicht gut für die Figur.

Achtens: Gläschen machen dick. Das hängt mit der Neigung der Gläschenkinder zu Fast Food und Süßem zusammen. Schon im Alter von einem Jahr haben die Gläschenkinder ihre Altersgenossen von der Selbstkocherfraktion gewichtsmäßig überholt, zeigt eine Studie vom Februar 2017 von Wissenschaftlern aus den USA und Kanada, veröffentlicht im *International Journal of Obesity*. Obwohl die meisten Kinder da noch keine zehn Kilo wiegen und obwohl sie gleich viel Kalorien und Nährstoffe aufgenommen hatten, hatte die Gläschen-Fraktion mit zwölf Monaten schon 773 Gramm mehr Gesamtkörperfettmasse.

Neuntens: Gläschen machen dumm. Je früher sie verabreicht werden, desto größer ist der Effekt. Darauf deuten verschiedene Studien hin, etwa von Pauline M. Emmett vom Zentrum für die Gesundheit von Kindern und Jugendlichen an der Universität im britischen Bristol, publiziert im Jahr 2016 (siehe Kapitel 8). Sie stellte einen »negativen Zusammenhang« fest zwischen dem IQ und »fertig gekaufter Babynahrung«. Woran das liegt, ist noch nicht eindeutig geklärt. Möglicherweise an den mangelnden Nährstoffen, denn auch das Gehirn braucht Futter. Es kann aber auch am Mangel an Mikroben liegen – denn auch der Darm, das »zweite Gehirn«, spielt für die Geistesleistung offenbar eine große Rolle (siehe Kapitel 8).

Zehntens: Gläschen machen alt. Sie enthalten umstrittene Stoffe, die den Alterungsprozess beschleunigen, zu verfrühtem Auftreten von Krankheiten und vorzeitigem Ableben führen können. Sie sind in der modernen Welt der Kindernahrung weitverbreitet. Auch das sogenannte Krebsgift Acrylamid gehört dazu. Bis jetzt sind sie aber in der Öffentlichkeit, auch bei Eltern, weithin unbekannt. Dabei kennt sie wirklich jeder. Die Stoffe entstehen in geringerem Ausmaß auch beim normalen Kochen. Zum Beispiel, wenn ein Hähnchen gegrillt wird. Oder ein Schnitzel gebraten. Wenn die Panade so richtig schön knusprig wird. Manche kennen das Phänomen sogar noch aus dem Chemie-Unterricht mit Namen: Maillard-Reaktion. Benannt nach dem französischen Mediziner und Chemiker Louis Camille Maillard (1878–1936). Die sogenannte Maillard-Reaktion läuft bekanntlich ab, wenn Zucker mit Eiweiß aufs Innigste verbunden wird (auf Chemisch: reagiert).

Dabei entstehen diese Substanzen. Sie gelten als ganz unvermeidliche Begleiterscheinungen des Alterns. Man kann sie aber auch zu sich nehmen. Und damit das Altern beschleunigen. Sie heißen: AGEs: *Advanced Glycation End Products*, zu Deutsch etwa: fortgeschrittene Verzuckerungsendprodukte.

Die AGEs können zu dauerhaften Entzündungen führen. Sie können das Gehirn schneller altern lassen, die Sehkraft mindern, ja sogar zu Falten führen. Die Verzuckerung zerstört offenbar das sogenannte Kollagen, den Stoff, der die Haut strafft.

An verfrühte Alterungsprozesse denken Eltern natürlich nicht, wenn es um Nahrung für ihre Kinder geht. Dabei sind diese, ohne dass wir es ahnen, schon betroffen – wenn sie die moderne industrielle Kindernahrung kriegen. Durch die extremen Erhitzungsprozesse, die für eine lange Haltbarkeit nötig sind, entstehen aber genau diese Altersbescheuniger, die Grillhähnchen-Elemente, die AGEs. Je mehr davon ins Kind gelangen, desto schneller kommen das Alter und seine Begleiterscheinungen, die Krankheiten. Die Altersbeschleuniger können die Blut-Hirn-Schranke durchdringen – und so die geistige Leistungsfähigkeit beeinträchtigen, wie japanische Wissenschaftler im Jahr 2013 berichteten.

Bisher gab es keine Untersuchungen zu den üblichen Babynahrungsprodukten. Doch Laboranalysen im Rahmen der Recherchen zu diesem Buch ergaben: Sie sind belastet. Es waren nur einige Stichproben. Aber das Ergebnis war eindeutig. Die Altersbeschleuniger stecken in den ganz normalen Babynahrungsprodukten. Das Gläschen mit Hipp *Kiwi-Banane in Birne* lag bei 0,54 Milligramm pro Kilo. Alete *Kartoffeln-Kürbis-Gemüse* kam auf 4,01, Hipp *Karotten-Kartoffeln-Bio-Rind* sogar auf 4,70. Und auch in der Capri Sonne *Fruit Snack Banane & Apfel* fanden sich die umstrittenen Substanzen, zwei Milligramm pro Kilogramm.

Keinerlei Belastung hingegen bei selbst gemachtem Kartoffelbrei mit ein bisschen Karotte und Fleisch. Laborergebnis: null. Auch die selbst zerdrückte Banane, der schnellste Brei fürs Kind: null.

Es ging bei den Messungen um das sogenannte Carboxymethyllysin, kurz CML. Es ist der prominenteste Altersbeschleuniger. Von den zahlreichen Stoffen, die zu den AGEs gezählt werden, wird CML meist stellvertretend für alle anderen analysiert.

Das Ergebnis geht in die gleiche Richtung wie viele andere Untersuchungen, etwa von Wissenschaftlern der Universität Dresden. Auch bei ihren Untersuchungen hatten die industriell verarbeiteten Nahrungsmittel die höheren Werte. Bei ihnen lagen rohe Karotten bei null. Im Karottensalat waren es schon beispielsweise 47 Milligramm CML pro Kilogramm Protein, im Karottensaft zwischen 51 und 132 und in Babygläschen bis zu 148.

Mit Bewertungen halten sich die Dresdner Forscher noch zurück. Sie verweisen darauf, dass viele Details noch gar nicht geklärt sind. Vor allem, welche chemischen Substanzen genau welche Rolle spielen. Und wie viele der Alterungssubstanzen überhaupt aus der Nahrung aufgenommen werden.

In geringer Dosis sind sie womöglich sogar gesund, können die Entstehung von Krankheiten bekämpfen. In der traditionellen Kost kommen diese Elemente auch vor, aber selten. Sie sind in Weizenbier und Wiener Schnitzel enthalten und können schon deshalb nicht prinzipiell schlecht sein.

Auch wenn vieles noch nicht im Detail geklärt ist, raten manche Spezialisten, lieber möglichst wenig von diesen Altersbeschleunigern zu sich zu nehmen. Rein vorsorglich.

Sogar der frühere Sonderberichterstatter der Vereinten Nationen für das Recht auf Nahrung, Olivier De Schutter, hat sich mit den verzuckerten Altersbeschleunigern beschäftigt. Und er sorgt sich insbesondere um das vorzeitige Altern der Babys, befürchtet etwa eine »Prädisposition für Diabetes«, eine frühe Neigung zur Zuckerkrankheit durch diese Substanzen, die manche »Glycotoxine« nennen: Zuckergifte.

Die New Yorker AGE-Pionierin Helen Vlassara sieht in den AGEs eine »Gesundheitsbedrohung« für »schwangere Frauen und Kinder«. Denn, so Vlassara, »moderne Lebensmittel-AGEs können die Körperverteidigung überwältigen – eine beunruhigende Tatsache vor allem für Kinder«. Weil gerade viele Nahrungsmittel für Kinder diese Altersbeschleuniger enthalten.

Auch ihr Team vom Mount Sinai Hospital hat festgestellt, dass vor allem Fast Food hoch belastet ist. Je mehr Industrienahrung das Kind bekommt, desto mehr AGEs muss es auch schlucken. Besonders bedenklich fanden die Forscher die hohe Belastung der Babys: »Viele der sechs bis zwölf Monate alten Kinder hatten Belastungswerte wie die Erwachsenen.« Wenn die Kinder Muttermilch bekamen, war die Belastung der Babys gering, selbst wenn die Mütter ihrerseits höhere Werte aufwiesen. Wenn die Säuglinge aber das Fläschchen mit der industriellen Babymilch bekamen, war die Belastung um das 100- bis 400-Fache höher.

Kein Wunder: Die Milch aus dem Fläschchen enthält bis zu 670-mal so viel AGEs wie Muttermilch. Wenn das Kind von der Muttermilch auf industriell produzierte Fläschchenmilch umsteigt, steigt der AGE-Gehalt im Blut dramatisch an – bis zum Doppelten dessen, was normalerweise bei

Diabetikern gemessen wird. Und danach geht es natürlich weiter. Erst Fläschchen, dann Gläschen, dann die ganze Palette von Fast Food: »Die AGE-Werte beim Kind stiegen signifikant mit der Einführung der Aufnahme von industrieller Kindernahrung und erhöhten die tägliche AGE-Aufnahme um das bis zu 7,5-Fache«, sagt Veronica Mericq von der Universität in Santiago de Chile in einer gemeinsamen Studie mit den AGE-Pionieren vom Mount Sinai Hospital in New York, die schon 2010 erschienen ist.

Das liegt an den Softdrinks wie *Coca-Cola*, aber auch an Orangensaft. Und: an klassischem Fast Food. Pommes, Hamburger. Kartoffelchips. Oder an den *Rice Krispies* zum Frühstück. Zu den Rekordhaltern gehört überraschenderweise auch Tiefkühlpizza: Bei solch komplexen Industrieprodukten kommen ja oft mehrere industriell produzierte Zutaten zusammen, die dann ihrerseits noch mal kräftig durchgebacken werden.

Die New Yorker Wissenschaftler vom Mount Sinai Hospital um Medizinprofessor Jaime Uribarri haben eine lange Liste von Nahrungsmitteln ins Internet gestellt unter dem Titel: *»Advanced Glycation End Products in Foods and a Practical Guide to Their Reduction in the Diet«*.

Was tun?

»Die bisherigen Daten«, so fasst das deutsche *Bundesgesundheitsblatt* den Stand der Erkenntnisse zusammen, legten »den Schluss nahe, dass eine Ernährung, die reich an pflanzlicher Frischkost und arm an stark verarbeiteten Lebensmitteln sowie tierischen, erhitzten Fetten ist, durch ihren niedrigen AGE-Gehalt gesundheitsfördernde Effekte haben kann«.

Mehr Frisches also, mehr echte, natürliche Lebensmittel, weniger Industrienahrung. Ganz einfach. »Die Lehren für die Ernährung«, so meint daher die US-Forscherin Vlassara, könnten also »simpler nicht sein«. Und sie setzte noch eine dazu: »Esst mehr zu Hause.«

Die internationale Medizinergemeinde hat dafür einen Begriff geprägt: die sogenannte Mediterrane Ernährung. Die Mittelmeerkost. Die scheint auch den Ausweg aus der AGE-Falle zu weisen. Das zeigten Studien von Forschern aus Spanien und Chile, die 2015 und 2016 erschienen sind. Das muss jetzt nicht Pizza, Pasta, Parmesan sein. Obwohl das die Kinder ja ohnehin lieben. »Mediterrane Ernährung« ist in der Medizin der Oberbegriff geworden für das Gegenteil von Fast Food. Einfach die traditionelle, kulturell angepasste Ernährungsform für die jeweilige Weltgegend, in der das Kind aufwächst. Mittlerweile gibt es auch schon die »Nordische Ernährungsweise« oder auch die »Brasilianische«. Beim traditionellen Kochen entstehen natürlich weit weniger AGEs – und womöglich noch solche, die eher gut sind für den Organismus und zum Beispiel seine Abwehrkräfte stärken.

International geht der Trend, aufgrund der wissenschaftlichen Datenlage, offenbar zu Do-it-Yourself. Auch beim Brei. Der ja nun wirklich das allereinfachste Gericht ist. »Hausgemachte Baby-Mahlzeiten sind besser als gekaufte Nahrung«, schrieben schon die britischen Zeitungen.

Der frühe Kontakt mit Selbstgekochtem hat natürlich auch einen prägenden Effekt, so die britischen Forscherinnen Gillian Harris und Helen Coulthard von der Universität Birmingham. Sie hatten in einer 2016 veröffentlichten Studie herausgefunden, dass Babys, die selbst gemachten Brei kriegen, schon in einer frühen Phase, in der die »Geschmacksvorlieben und Aversionen« noch nicht »fest verdrahtet« seien, lernen, welche Nahrungsmittel in ihren Kulturen und ihrer Weltgegend die passenden sind – für die eigene, ganz persönliche genetische Ausstattung. Was natürlich auch gesünder ist.

Es sei mithin »nützlich für Säuglinge«, dass sie lernen, »die Nahrungsmittel ihrer Kultur oder Subkultur«, die »in ihrer Umgebung verfügbar sind, zu lieben«.

Derzeit sieht es noch ganz anders aus. Derzeit lernen sie nicht ihre eigene kulinarische Kultur kennen, sondern bekommen einen globalen Einheitsbrei. Überall auf der Welt das, was die großen Food-Konzerne liefern. Die »westliche Ernährung« (im Fachjargon: *Western Diet*), die sich zum Standard entwickelt hat, mit viel Zucker, viel Fast Food, viel industriell produzierter Fertigkost.

Die industrielle Nahrung hat ein ganz neues Problemprofil. Deshalb hat sie es auch schon in die medizinische Fachliteratur dieser Welt geschafft: *Processed Food* heißt der Fachbegriff. Verarbeitete Nahrung. Wer das in die einschlägigen medizinischen Datenbanken im Internet eingibt, bekommt die passenden Gesundheitsprobleme serviert: Übergewicht. Sucht. Krebs. Diabetes, die Zuckerkrankheit. Alles, woran heute schon Kinder und Jugendliche leiden.

Processed Food, die industrielle Nahrung – ein Gesundheitsrisiko ganz neuer Art.

Da geht es nicht, wie bisher in der Geschichte der Lebensmittelsicherheit, um Krankheitserreger, Viren, Bakterien. Bei der industriellen Nahrung gibt es noch ganz neue Gefahrenquellen. Wie bei den Babygläschen, bei denen die Reinheit, die bisher als Qualitätsmerkmal galt, überraschenderweise zum neuen Risikofaktor geworden ist. Und mehr noch: Durch die industrielle Produktion entstehen sogar ganz neue, bisher ungekannte Schadstoffe.

Jetzt hat es Nutella getroffen. Unser geliebtes Nutella! Die obersten europäischen Lebensmittelwächter haben da etwas entdeckt. Und ein Arzt, der die Kinder fit fürs Leben machen will, hat in seiner Praxis sogar die Gummibärchen auf den Index gesetzt.

Wie industrielle Nahrung unsere Kinder falsch programmiert

Kapitel 3, in dem ein Doktor versucht, die Kinder fürs Leben fit zu machen

Kinderkriegen ist cool: Eltern im Glückstaumel / Falsch programmiert: Was macht die Nahrung mit dem Kind? / Erst dreieinhalb und schon krank wie ein Alter / Unser geliebtes Nutella – jetzt steht es unter Krebsverdacht, ganz offiziell! / Die ersten 1000 Tage oder: Wem gehört mein Kind? / Seine eigenen Kinder haben das Obst aus dem Garten quasi inhaliert

Haribo hat hier Hausverbot. »Das können Sie sich vorstellen, dass es hier keine Gummibärchen gibt«, sagt Dr. Martin Hulpke-Wette.

Warum das denn? Gummibärchen kriegen die Kinder doch überall, im Ballettstudio, beim Kindergeburtstag sowieso, oft auch beim Einkaufen, an der Kasse des Baumarkts Obi, bei der Restaurantkette Vapiano, beim Getränkehändler um die Ecke. Hier nicht.

Hier herrscht Ruhe. Hier, in diesem kleinen Raum, finden die Hörtests statt. Ein Kopfhörer, zwei Aufzeichnungsgeräte. Hier ist es schön still – dank einer riesigen, schweren Stahltür. Das war früher der Tresor des Landratsamtes, in dessen weitläufigen Räumen jetzt Dr. Hulpke-Wettes Praxis untergebracht ist. An der Wand ein Riesencomic, mit Micky-Maus-Figuren: Onkel Dagobert, der bekanntlich im Geld schwimmt, die drei Neffen Tick, Trick und Track. »Und nach dem Test«, sagt der Doktor, gibt's eben keine Gummibärchen, sondern »einen Cent«. Den Hörtest, den müssen zum Beispiel die Kinder mit Bluthochdruck machen.

Bluthochdruck bei Kindern?

Kommt öfter vor, als wir denken. Als er damals seine Kinderarztpraxis eröffnet hat, hat er zwei Blutdruckmessgeräte bestellt. Und heute? Heute hat er 20.

Bluthochdruck kommt von *Red Bull*, dem Energydrink und anderen Softdrinks. »Ich habe Patienten«, sagt Dr. Hulpke-Wette, »die trinken regelmäßig jeden Tag anderthalb Liter Limonade.«

Auch bei Kindern, die unter Ritalin stehen, dem Standardmedikament bei ADHS, kann der Blutdruck steigen (siehe Kapitel 8). Und sogar bei Kindern, deren Mutter in der Schwangerschaft zu viel Fruchtzucker (Fruktose) zu sich nimmt (siehe Kapitel 9). Oder wenn die Kinder zu dick sind.

Dr. Martin Hulpke-Wette ist ziemlich groß. Einen weißen Kittel trägt er nicht, aber ein Stethoskop um den Hals, es baumelt über dem karierten Hemd. Brille, Jeans und orangerote Laufschuhe. Er läuft 14 Kilometer am Tag. Hulpke-Wette ist Kinderkardiologe, also Spezialist fürs kindliche Herz, und deswegen denkt er auch an solche Krankheiten, an die wir bei Kindern sonst lieber nicht denken wollen: »Die Krankheiten, die wir versuchen zu verhindern, heißen Herzinfarkt und Schlaganfall.«

Aber was haben die denn bitte schön mit Gummibärchen zu tun?

Es geht natürlich nicht nur um Gummibärchen. Es geht um die Nahrung insgesamt, mit der das Kind aufwächst. Und die Nahrung ist natürlich höchst bedeutsam für die Gesundheit.

Nicht nur bei den ganz schlimmen Krankheiten, Schlaganfall, Herzproblemen, Krebs. Oder bei den sogenannten

Erbkrankheiten. Obwohl selbst diese durch die Nahrung beeinflusst werden können – auch positiv.

Es geht zunächst einmal um die ganz alltäglichen Geschichten. Das, was manchmal die halbe Kita lahmlegt. Oder in der Schule rumgeht. Rotznase, Schnupfen, Fieber, Magen-Darm-Infekte. All das muss unser Kind nicht so treffen – wenn sein Immunsystem auf Zack ist. Und auch da spielt die Nahrung eine ganz wichtige Rolle. Wenn das Immunsystem aber nicht optimal abwehrbereit ist, dann neigt es zu Überreaktionen – wie bei den Allergien (siehe Kapitel 4).

Die Nahrung spielt ebenfalls eine zentrale Rolle, wenn es um die Schönheit geht. Um die Figur. Sogar um Pickel, die Pubertätsplage (siehe Kapitel 5).

Und überall kommen durch die industrielle Nahrung ganz neue Risiken und Gefahren ins Spiel. Von der *Milch-Schnitte* über die *Fruchtzwerge* bis zu *Coca-Cola* und Cornflakes.

Und sogar, kaum zu glauben, durch *Nutella*. Die geliebte braune süße haselnussige Schmiere, ohne die viele Kinder gar nicht leben können (und Erwachsene ebenso). Von der sympathischen Firma Ferrero aus Italien. Unser *Nutella* geriet Anfang 2017 unter Krebsverdacht. Und nicht nur *Nutella*. Sogar die Milch aus dem Fläschchen für Säuglinge. Und viele andere Produkte, vor allem für Kinder und Jugendliche. Die Europäische Lebensmittelsicherheitsbehörde Efsa hatte Alarm geschlagen.

Die Vorsitzende des zuständigen Efsa-Gremiums, die norwegische Lebensmittelsicherheitsexpertin Helle Knutsen, wirkte selbst ganz erschrocken: Die Gefährdung »von Säuglingen, die ausschließlich Säuglingsanfangsnahrung zu sich nehmen«, sei »besonders besorgniserregend«. Aber auch die Mengen an krebserregenden Substanzen, die größere Kinder und Jugendliche aufnehmen, überstiegen die Toleranzgrenze und seien »potenziell gesundheitsbedenklich«. Bei Verbrauchern ab drei Jahren, so die Efsa, sind »Margarinen sowie Backwaren und Kuchen die Hauptquellen« für die gesundheitsgefährdenden Substanzen. Sie heißen GE (Glycidy-Fettsäureester) sowie 2-MCPD und 3-MCPD (2- und 3-Monochlorpropandiol). Sie stecken in ganz normalen Produkten, die vor allem Kinder lieben.

Kinder sind heute besonders gefährdet, weil sie, wie keine Generation zuvor, mit Nahrung aus industrieller Produktion aufwachsen. Und die Krebserreger, die die europäischen Lebensmittelwächter jetzt entdeckt haben, werden durch die industrielle Herstellung überhaupt erst geschaffen: Es sind, laut Efsa, sogenannte »Prozesskontaminanten«, die beim Herstellungsprozess in der Fabrik, durch die Erhitzung etwa von Palmöl auf über 200 Grad, entstehen.

Erhitzen ist, zum Beispiel beim Kochen, ganz normal. Aber in den Food-Fabriken muss ja, anders als beim echten Essen zu Hause, praktisch alles erhitzt, alles haltbar gemacht werden. Oder passend für den Produktionsprozess. Nicht den Kindern zuliebe, sondern weil es den Interessen der Firmen, auch der Supermarktketten entspricht. Weil diese Interessen im Vordergrund stehen, und nicht die Bedürfnisse der Kinder, kommen solche Schadstoffe ins Spiel, die die Gesundheit der Kinder bedrohen.

Nutella-Hersteller Ferrero beteuerte zwar: »Nutella ist ein absolut sicheres Produkt.« In seinen Fabriken würde das Palmöl nur auf weniger als 200 Grad erhitzt. Und tatsächlich hatte die Stiftung Warentest bei früheren Untersuchungen in *Nutella*-Gläsern diese Krebsgifte nur in geringen Mengen gefunden. Aber es hilft ja nichts: Einen »sicheren Wert«, bei dem eine Gefährdung ausgeschlossen ist, gibt es nicht, so die EU-Lebensmittelwächter.

In Italien, Ferrero-Heimatland, hat die Supermarktkette

Coop schnell die Konsequenzen gezogen und krebsverdächtige palmölhaltige Produkte ihrer Eigenmarken erst mal aus den Regalen geräumt. In deutschen Supermärkten sind die Sachen weiterhin erhältlich.

Dabei hat *Nutella* ja eigentlich ein Super-Image. Klar, Zucker, Fett. Aber so richtig gefährlich? Das glaubt natürlich niemand, sonst würden die Eltern es ja nicht ihren Kindern zum Frühstück aufs Brot schmieren. Und ganz ähnlich ist es bei den anderen Firmen auch, deren Produkte bei den meisten Familien im Küchenschrank stehen. *Kaba, Nesquik,* Kellogg's *Corn Flakes.* Vom Vertrauensführer Hipp ganz zu schweigen.

Und so sind ausgerechnet die Eltern so ziemlich die Letzten, die in Treue fest zu solchen Konzernen stehen. Eigentlich geraten diese weltweit immer mehr unter Druck, ja die gesamte industrielle Nahrung gerät immer mehr unter Beschuss.

Sie wird vor allem verantwortlich gemacht für die modernen Zivilisationskrankheiten, für Übergewicht, für die Zuckerkrankheit Diabetes, für Krebs, Alzheimer. Die globale medizinische Fachwelt ist sich da völlig einig: Ursache für all diese Großkrankheiten ist die sogenannte *Western Diet,* die westliche Ernährungsform mit Fast Food, Fertiggerichten, Softdrinks. Der Grund: falsche Fette, zu viel Zucker und zu viel Chemie im Essen. Als Krankheitsrisiko sogar schlimmer als Rauchen, urteilt die Weltgesundheitsorganisation (WHO). Aber Eltern vertrauen den Firmen voll, erst recht den Konzernen, die mit den ganz Kleinen ihre Geschäfte machen. Sie gelten als Beschützer und Wohltäter. Als selbstlos und gut.

Seltsamerweise möchten Tierfreunde mittlerweile Katzen und Hunden Fertigfutter nicht mehr zumuten. Weil sie zweifeln, ob das wirklich gut ist für die Tiere. Weil sie Krankheiten, wie etwa Allergien, aufs Futter zurückführen. Kommerzfutter aus Dosen, Säcken, Plastikpack: nein danke! Lieber kochen Herrchen sowie Frauchen selbst für ihre vierbeinigen Lieblinge. Und sie merken: Den Tieren geht's besser, sie haben plötzlich ein glänzendes Fell und sind viel agiler (siehe Hans-Ulrich Grimm: Katzen würden Mäuse kaufen).

Ganz anders verhält es sich bei den Kindern. Hier wächst sogar das Vertrauen in die Industrienahrung der Food-Giganten. Gerade wenn es um die Allerkleinsten geht. Der Babygläschengigant Hipp zum Beispiel: ein absoluter Sympathieträger. *Western Diet* für die Kleinen: ja bitte! Und das gerade bei einer Elterngeneration, die sonst so vernunftgesteuert ist, ja wissenschaftsgläubig.

Dabei ist, wissenschaftlich betrachtet, der Fall völlig klar. Die Fakten sprechen natürlich auch fundamental gegen Fast Food für Kinder. Forscher weisen detailliert nach, bis ins kleinste Molekül, bis aufs Gen genau, wie sich das auswirkt. Auf das Gehirn, das Verhalten, das Wohlbefinden, ja sogar auf Lernfähigkeit und Intelligenz (siehe Kapitel 8). Auf die Gesundheit im Ganzen. Sogar das Altern soll beschleunigt werden – sodass jetzt Elfjährige schon Krankheiten haben wie früher nur eine alte Oma.

Manche Experten befürchten schon, dass die Lebenserwartung zum ersten Mal seit 200 Jahren wieder zurückgeht durch die zunehmende Zahl der Dicken unter den Kindern. »Diese Kinder werden vor ihren Eltern sterben«, das prophezeien jetzt schon viele, meint etwa Steve Ryan, Medizinischer Direktor im Alder Hey Kinderkrankenhaus in Liverpool, einer der größten Kinderkliniken Europas. Jedenfalls hört er solche Äußerungen jetzt häufiger.

Dass die Kinder vor uns sterben: So haben wir uns das ja eigentlich nicht vorgestellt. So ist das nicht vorgesehen im Lebensplan. Wir Eltern denken eher an eine blühende Zukunft des Kindes. Und manche sogar ein bisschen an die eigene. Vielleicht ist auch deswegen plötzlich Kinderkriegen wieder *in*.

Überall in den Städten sind sie zu sehen, die Kinderwagen, die Schwangeren. Kinder sind ja auch unglaublich lustig, das Leben mit ihnen hat eine ganz andere Dimension. Neuerdings kriegt das Familienleben, das Leben mit Kindern, einen ganz anderen Stellenwert.

Erst klang es noch wie ein Witz, als in der kleinen, aber sehr progressiven *Tageszeitung (taz)* ein Kolumnist ganz offen und unverblümt bekannte: »Ich will Kinder, damit die viel Geld verdienen und mich im Alter aushalten.« Klingt ja eher traditionalistisch, archaisch, afrikanisch. Scheint aber heute in Mitteleuropa wieder fortschrittlich.

Auf die Solidargemeinschaft ist ja immer weniger Verlass. Nicht nur die Geringverdiener von heute müssen über neue Modelle bei der Altersvorsorge nachdenken. Und Kinder sind die ultimative Form der privaten Altersvorsorge, vielleicht sogar wirksamer als andere, denkt sich der progressive Mensch und schafft sich so seine eigene Kleinstversion der Solidargemeinschaft.

»Liebe ist eine hervorragende Altersvorsorge. Kinder, die aus Liebe entstehen, fahren einen später im Rollstuhl um die Alster«, sagte der deutsche Schauspieler Christian Ulmen der Zeitschrift *MyWay*.

Also: Immer mehr Menschen bauen auf die Kinder. Auf die Familie. »Was gibt Ihnen Sicherheit?«, fragte das Umfrageinstitut Allensbach im Jahr 2014. Und 76 Prozent der Befragten antworteten: die Familie. Als »Krisenpuffer in einem Sozialstaat, dem man für die Zukunft nichts mehr zutraut«. So sieht das die *Süddeutsche Zeitung*.

Was dabei allerdings auch völlig klar ist: Das setzt natürlich eine gewisse Mindesthaltbarkeit voraus. Beim Kind jetzt.

Und da werden die Weichen ziemlich früh gestellt.

Genauer: zu einer Zeit, da die Eltern noch ziemlich im Glückstaumel sind. Ganz am Anfang des Lebens.

Die Eltern sind da noch ganz benommen, im Überschwang der Gefühle. Es gibt ja auch nichts Spektakuläreres als so ein winziges Wesen, das da heranwächst. Für die Eltern ist es das größte Wunder überhaupt, wie aus einer befruchteten Eizelle von einem Zehntel Millimeter Durchmesser ein neuer Mensch entstehen kann. Ein Glück für die Eltern, eine neue Dimension von Liebe, schwärmen manche, eine existenzielle Erfahrung.

Der Anfang des Lebens, wenn das Kind entsteht, das ist so etwas wie der »Urknall«, meint die australische Professorin Susan Prescott. Sie ist Kinderärztin im führenden Kinderhospital von Perth, lehrt an der Universität von West Australien und ist Gründungspräsidentin einer internationalen Fachgesellschaft, die sich mit den Ursprüngen von Gesundheit und Krankheit befasst (*Developmental Origins of Health and Disease,* kurz DOHaD). »Der Moment«, sagt sie, in dem neues Leben beginnt, »scheint so mystisch und wunderbar wie der Urknall selbst«.

Doch kaum dass der »Urknall« verhallt ist, während die Eltern noch im Glückstaumel und voller Vorfreude sind, werden im Kind schon die Weichen gestellt, in Richtung Gesundheit oder Krankheit. Ganz am Anfang wird all unser Potenzial von den Genen geprägt, die beschreiben, »was wir werden könnten«. Das »Buch des Lebens«, sozusagen.

Doch wie es dann wirklich wird, das steht nicht im Buch des Lebens. Da kann auch radiert und redigiert werden, korrigiert, kopiert und eingefügt: »Es ist ein langer Weg bis zur Reife, und viel kann auf dem Weg passieren«, sagt die australische Professorin Prescott. »An jeder Ecke lauern Widrigkeiten, die uns von unserem vorgegebenen Kurs abbringen könnten.«

Dabei sieht es eigentlich sehr gut aus. Jedenfalls hierzulande und auf den ersten Blick. »Den Kindern geht es so gut wie nie zuvor«, meldet zufrieden das Wochenblatt *Die Zeit*.

Nach einer Studie zur Gesundheit von Kindern und Jugendlichen des Berliner Robert Koch-Instituts schätzen 94 Prozent der Eltern die körperliche und seelische Verfassung ihrer Kinder als gut oder sehr gut ein.

Aber: Nicht allen geht es so blendend. Immerhin 10,2 Prozent der Jungs und sogar 16,7 Prozent der Mädchen bezeichnen ihren Gesundheitszustand als schlecht. So eine Studie der Weltgesundheitsorganisation (WHO) zum Gesundheitsstatus von Schulkindern mit dem Kürzel HBSC *(Health Behaviour in School-Aged Children)* aus den Jahren 2013/14.

Und noch viel mehr Kinder leiden immer wieder im Alltag. An Kopfweh zum Beispiel. 74 Prozent der befragten Schüler der siebten Klassen gaben in einer Umfrage zu Protokoll, dass sie zuweilen Kopfschmerzen haben. Insgesamt sollen es bis zum zwölften Geburtstag sogar bis zu 90 Prozent sein.

Fast 10 Prozent aller zehnjährigen Jungs leiden am sogenannten Zappelphilipp-Syndrom (ADHS) so eine AOK-Studie. Jedes fünfte Kind in Deutschland hat angeblich sogar mitunter Panikattacken. Seit 1990 habe sich die Zahl der Kinder und Jugendlichen, die in einer psychiatrischen Klinik behandelt wurden, verdreifacht. Fast 18 Prozent der Jungen und 12 Prozent der Mädchen gelten nach einer Studie des Robert Koch-Instituts als verhaltensauffällig oder emotional belastet.

Mal ganz zu schweigen von den vielen lästigen Erkältungen, den Magen-Darm-Infekten und dem Fieber bei Kindern. Zwölfmal im Jahr sei völlig normal, beruhigen Ärzte die Eltern. Die befürchten oft schon ein geschwächtes Immunsystem. Und liegen damit gar nicht so falsch.

Allergien sind mittlerweile so häufig, dass sie gar nicht mehr als Krankheit gelten, sondern fast schon als Eigenschaft, wie blond sein oder sommersprossig. Dabei sind sie aber tatsächlich ein Zeichen, dass mit der Abwehr etwas nicht stimmt (siehe Kapitel 4).

Die Lage stellt sich also in Wahrheit so dar: Die Kinder haben keine akut schlimmen Krankheiten. Kinderlähmung. Pocken. Dauerdurchfall. Das war früher. Oder Würmer, Parasiten. Gibt's alles nicht mehr, bei uns jedenfalls. Heute sieht es anders aus. Heute hat sich sozusagen die Gefechtslage geändert. Bei den Abwehrtruppen im Körper zum Beispiel. Statt Würmern oder Parasiten wenden sich die Krieger im Körper heute mangels Kampfpraxis harmlosen Erdbeeren oder Nüssen zu, wie bei den Allergien. Oder sogar, schlimmer noch, dem eigenen Körper, wie bei den sogenannten Autoimmunkrankheiten.

Die Allergie sei der »Archetyp moderner Zivilisationskrankheiten« geworden, sagt Professor Mark Jackson, Professor für Medizingeschichte an der Universität im britischen Exeter. Eine Gesundheitsstörung also, die idealtypisch die Merkmale dieser modernen Zivilisationskrankheiten in sich vereint. Dazu gehört, dass die Körperabwehr sozusagen fehlprogrammiert wird. Und das wiederum hat sehr viel mit der Nahrung zu tun.

Bei vielen Studien zeigt sich, dass die schlechte gesundheitliche Verfassung vieler Jugendlicher nicht (nur) am Schlafmangel liegt, durchs extensive Feiern, sondern vor allem am intensiven Fast-Food-Konsum.

Die Nahrung verändert auch bei der Immunabwehr die Programme, die die Evolution installiert hat, wie zum Beispiel die Notfallpläne, die jedes Lebewesen hat zur Abwehr von Attacken durch Krankheitserreger oder Schädlinge. Oder auch die täglichen Standardprogramme des Körpers.

Etwa bei der Gewichtsregulation. Die Folge: Viele Kinder werden immer dicker. Und dann erst recht krank.

15 Prozent der Kinder in Deutschland gelten als übergewichtig. Jedes dritte Kind in Europa ist im Alter zwischen sechs und neun Jahren schon krankhaft zu dick, so hat es die Weltgesundheitsorganisation (WHO) ermittelt, auf der Basis von Daten aus 46 Staaten. In der Schweiz sind es 17, in Österreich 24 Prozent. An der Spitze liegen die italienischen Bambini mit einer Dicken-Quote von 50 Prozent.

Auch das ist ein Grund dafür, dass Dr. Martin Hulpke-Wette sich so in Sachen Ernährung engagiert. Er zeigt ein Datenblatt mit einer Kurve, bei dem für die obersten Zacken der Platz nicht mehr ausreicht. Sie ragen über das Blatt hinaus. Es ist die Kurve mit dem Index fürs Körpergewicht, dem sogenannten Body-Mass-Index (BMI). Sie hat sozusagen das Blatt gesprengt.

Dr. Hulpke-Wette: »Er war massiv übergewichtig. Der hat zum Schluss 95 Kilo gewogen.«

Als Kind?

Dr. Hulpke-Wette: »Als ich ihn kennengelernt habe, war er 13 Jahre alt«, sagt Hulpke-Wette.

Und was hatte er?

Dr. Hulpke-Wette: »Er hatte zu hohen Blutdruck, und die Herzmuskelwand war massiv verdickt. Doppelt so dick, wie es in diesem Alter normal wäre.«

Bei vielen der kleinen Dickerchen zeigt sich schon eine Krankheit, die früher »Alterszucker« genannt wurde. Diabetes Typ 2. Wie bei jenem Mädchen, von dem der US-Arzt Michael Yafi gern erzählt, Hormonspezialist (Endokrinologe) am Gesundheitszentrum der Universität von Texas in der Stadt Houston. Zu ihm brachten die Eltern das Kind, weil es immer Durst hatte und dauernd Pipi machen musste. Das Kind wog 35 Kilogramm. Sein Alter: dreieinhalb Jahre. Sein Blutzuckerspiegel: viel zu hoch. Die Krankheitsraten haben sich weltweit dramatisch erhöht, sagen Experten wie Yafi.

Doch auch von der jugendlichen (juvenilen) Form der Zuckerkrankheit gibt es immer mehr Fälle. Schon gibt es sogar spezielle Schulen für Kinder mit Diabetes Typ 1. Die Zahl der Neuerkrankungen steigt um 3 bis 5 Prozent im Jahr.

Möglicherweise hängt auch das mit dem Immunsystem zusammen – und der Milch, die die Kinder bekommen statt der Muttermilch: die Milch aus dem Fläschchen. Denn sie ist aus Kuhmilch – was das Immunsystem möglicherweise merkt und deshalb verrücktspielt.

Sogar die steigenden Krebsraten sind vielleicht so zu erklären. Jedenfalls teilweise. Das klingt natürlich beunruhigend. Krebs bei Kindern. Jeder kennt die Bilder von den kahlköpfigen Kindern auf den Krankenstationen, vor allem gern zur Weihnachtszeit in den Medien gezeigt. Weil es wie ein schwerer Schicksalsschlag erscheint. Wenn aber die Nahrung eine Rolle spielt, dann gibt das natürlich auch wieder Hoffnung. Dann kann das Schicksal auch beeinflusst werden. Wenigstens ein bisschen.

An der Macht des Schicksals allein kann es jedenfalls nicht liegen, wenn die Krebsraten bei Kindern und Jugendlichen stetig steigen: um 1 bis 1,5 Prozent jährlich. Die häufigste Krebsart: Leukämie.

Warum?

Die Epidemiologin Eva Steliarova-Foucher vom internationalen Krebsforschungszentrum der Weltgesundheitsorganisation sagt, es gebe einen »Zusammenhang zwischen dem in Westeuropa gestiegenen Geburtsgewicht eines Kindes und der Krankheit«. Je schwerer das Neugeborene, desto höher sei sein Risiko, als Kind an Leukämie zu erkranken. »In Afrika gibt es kaum Leukämie bei Kindern.« Doch auch dort geht es jetzt los, beklagen afrikanische Mediziner.

Aber warum werden schon die Neugeborenen schwerer? Hat da irgendjemand einen Schalter gedrückt fürs Zunehmen?

Als Hauptverdächtiger gilt ein gewisser IGF-1. Ein sogenannter Wachstumsfaktor (insulinähnlicher Wachstumsfaktor, englisch *Insulin Like Growth Factor).* Und der lässt wachsen – das Kind selbst, aber auch den Krebs. Der verdächtige Faktor vermehrt sich durch die moderne Nahrung, durch die Zuckerflut (siehe Kapitel 7), aber auch durch die Milchschwemme (siehe Kapitel 5).

Das ist dann die gute Nachricht: Vieles lässt sich ändern. Sogar bei den sogenannten angeborenen Krankheiten. Auch da kann vieles beeinflusst werden – auch zum Guten.

Selbst die Gene können angeschaltet oder ausgeknipst werden.

Und eine Veranlagung kann gefördert oder ausgebremst werden.

Also: Man kann dem Schicksal auch ein Schnippchen schlagen. Oder man kann es herausfordern. Und die Ernährung spielt da eine ganz zentrale Rolle. Vor allem in den ersten 1000 Lebenstagen eines Kindes seit der Zeugung.

Während die Eltern noch in der ersten Baby-Euphorie sind, auf der Suche nach einem Kitaplatz, mit Schlafmangel kämpfen und den Spaß an Legosteinen entdecken, werden tief drinnen in dem kleinen entzückenden Wesen schon die Weichen gestellt. Ob es gesund und stark durchs Leben geht. Oder eher nicht.

Die ersten 1000 Tage können womöglich sogar entscheidend sein bei der Entstehung moderner Zivilisationskrankheiten, der sogenannten »nicht übertragbaren Krankheiten« (*Non Communicable Diseases*, kurz NCD). Es sind die großen gesundheitlichen Risiken des 21. Jahrhunderts: Dazu zählen die vermeintlich harmlosen Allergien. Herzkrankheiten. Krebs. Alzheimer. Diabetes.

Diese Krankheiten sind nicht ansteckend – aber man kann sie verhindern oder fördern. Und zwar ganz besonders in diesen 1000 Tagen. Denn es gebe »klare Beweise dafür«, dass viele nicht übertragbare Krankheiten ihren Ursprung in der frühen Entwicklung haben, sagt die australische Medizinprofessorin Susan Prescott.

Aber wie können wir da eingreifen? Ganz einfach: durch »die Verbesserung der Ernährung von schwangeren Frauen und kleinen Kindern«, sagt Professorin Prescott. Sogar die ersten Voreinstellungen für die spätere Figur werden jetzt festgelegt. Wampe oder Wespentaille. Das entscheidet sich jetzt. Denn es geht unter anderem um das »Programm«, sagt Prescott, »für unsere Fettspeicherung«.

So werden zum Beispiel in dieser Zeit die Fettdepots angelegt und gefüllt, die Fettzellen oder Adipozyten. Und zwar bis zum Ende der Pubertät. »Wenn wir bis dahin eine größere Anzahl von Fettzellen haben, haben wir ein viel höheres Risiko für Fettleibigkeit im späteren Leben und für alle Krankheiten, die damit einhergehen.«

Die Fettzellen, wenn sie erst einmal angelegt sind, schreien sozusagen danach, dass sie gefüllt werden: »Wenn wir Gewicht verlieren, schrumpfen die Zellen. Und sie werden bald hungrig und erzeugen hormonelle Veränderungen, damit wir mehr essen. Dies ist einer der Gründe, weshalb es ein ständiger Kampf ist, Gewicht zu verlieren und den Gewichtsverlust zu halten, und es ist noch schwieriger, wenn wir zu Beginn des Lebens mehr Fettzellen hatten.«

Und nicht nur das. Sogar für die Entwicklung der Persönlichkeit, der Intelligenz und Psyche sind die ersten 1000 Tage ganz wesentlich: »Subtile Veränderungen in der frühen Umwelt können sich als veränderte Empfänglichkeit für Verhaltensstörungen und psychische Probleme im frühen Leben oder degenerative Erkrankungen im späteren Leben manifestieren.«

Also: Die ersten 1000 Tage sind von kaum zu unterschätzender Bedeutung. Und für die Eltern ist das natürlich eine große Chance.

Nur: Was sollen wir tun?

Das ist eine der Fragen, die zum Beispiel hier erörtert werden, auf dem Münchener Kongress zum Thema *Early Programming*, die frühe Programmierung. Titel der Konferenz: »Die Macht der Programmierung 2016 – Ursprünge von Übergewicht und langfristiger Gesundheit in der kindlichen Entwicklung« (offiziell natürlich auf Experten-Englisch: *The Power of Programming 2016 – Developmental Origins of Adiposity and Long-term Health*).

Die wichtigsten Spezialisten sind zusammengekommen, und selbstverständlich ist auch die Industrie präsent, die Babynahrungskonzerne, für die diese 1000 Tage natürlich auch geschäftlich ganz entscheidend sind und wie die Mediziner aus der ganzen Welt dazu stehen; 600 Teilnehmer aus 53 Ländern sind angereist.

Gerade hat ein Bus voller Asiaten angehalten, sie strömen in das große Hörsaalgebäude, wo die Tagung stattfindet.

Das Münchner Klinikum Großhadern ist ein riesiger Medizin-Komplex außerhalb des Stadtzentrums. 70 Hektar groß. Ein ganzes Gesundheits-Stadtviertel sozusagen. Eine gigantische Gesundheitsfabrik mit riesigen Gebäuden, mit mächtigen Hochhäusern, auch flacheren Bauten. Manche glänzen matt silbern, einige sehen eher nach Industriekomplex aus. Dazwischen glänzen, edelstählern, rauchende Schlote. Straßen durchqueren das Gelände. Immer wieder rückt der Notarzt aus mit Tatütata. Es gibt eine Herzchirurgische Klinik und die Neurochirurgie. Eine Frauenklinik, eine Klinik für Urologie und eine für Gastroenterologie. Es gibt ein riesiges »Operatives Zentrum« mit 32 OP-Sälen, fünf Intensivstationen, Kinderpalliativzentrum sowie das »Centrum für Schlaganfall- und Demenzforschung«.

Was es hier nicht gibt, sind: Berührungsängste. Auch bei diesem Kongress nicht. Ganz hinten im Veranstaltungsgebäude: der Hörsaal VI. Hier findet die Eröffnungszeremonie statt. Wer reinwill, muss erst mal am Stand von Nestlé vorbei. Nestlé produziert zum Beispiel unter der Marke *Beba* ein Pulver fürs Fläschchen.

Es ist vier Minuten vor zehn Uhr. Ein grauhaariger Herr betritt den Saal. Dunkler Anzug, weißes Hemd, Krawatte. Er schüttelt Hände. Er ist der Kongressleiter, der *Chairman*, wie es bei solchen internationalen Veranstaltungen heißt: Professor Berthold Koletzko. Einer der ganz Großen der Kinderernährungs-Szene. In Deutschland sowieso, aber auch international (siehe Kapitel 6).

»A very good morning«, wünscht *Chairman* Koletzko. Es ist ein hoffnungsfroher Auftakt. Gleich geht es um eine gesündere Gesellschaft. Um die Vorbeugung gegen Übergewicht, Herzkrankheiten, Diabetes, Krebs und um »starke Beweise«, dass die Ursprünge in der frühen Kindheit liegen und insbesondere bei der Ernährung. Und wir hier, wir spielen eine ganz zentrale Rolle, sagt der *Chairman:* »Weltweit«, referiert Professor Koletzko, ist *Early Nutrition* »das größte Projekt zur Erforschung von Auswirkungen der Programmierung von Effekten auf die Gesundheit im späteren Leben«.

Das Projekt *Early Nutrition*. Offizieller Titel: »Langfristige Auswirkungen früher Ernährung auf die Gesundheit im späteren Leben«. Gesamtbudget: 11,12 Millionen Euro. Professor Koletzko ist der Koordinator, mit seinem Institut an der Ludwig-Maximilians-Universität München. Deshalb dankt Koletzko erst einmal dem anwesenden Staatssekretär des Freistaates Bayern, der anschließend sprechen wird, für die Unterstützung, später dem Vertreter der Europäischen Kommission, von der es viel Geld gibt, und schließlich den Sponsoren: *»Many thanks to all of them.«*

Die Sponsoren. Die Macht. Das Geld. Und mittendrin: *Chairman* Koletzko. Er ist: DER EXPERTE in Sachen Kindernahrung. Koletzko ist einer der wichtigsten wissenschaftlichen Repräsentanten in Sachen Kinderernährung in Deutschland, ja Europa. Und überhaupt ein ganz Geschickter im Geschäft. Organisiert Geld von allen Seiten, forscht für den Babygläschengiganten Hipp und viele andere aus dem Babyfood Business (siehe Kapitel 6). Der Babynahrungskoloss Nestlé. Die Firma mit dem prominenten Platz neben dem Eingang zum Vortragssaal, ist zum Beispiel Diamant-Sponsor.

Ausgerechnet Nestlé?

Nestlé, der größte Nahrungskonzern der Welt? Wichtigster Lieferant für jene *Western Diet,* die westliche Art der Ernährung mit Fast Food und Fertiggerichten? Die doch Fachleuten als wichtigste Ursache für jene Zivilisationskrankheiten gilt, gegen die in den ersten 1000 Tagen anprogrammiert werden soll? Ausgerechnet der Konzern, gegen den Kritiker mit dem Slogan »Nestlé tötet Babys« zu Felde zogen, dessen aggressive Vermarktungspraktiken für Babymilch immer wieder von angesehenen Weltorganisationen wie dem Kinderhilfswerk Unicef angeprangert werden, weil sie Mütter vom Stillen abhalten (siehe Kapitel 5)?

Genau der. Ausgerechnet Nestlé hat sich jetzt als Garant für die geglückten ersten 1000 Tage positioniert. Und nicht nur Nestlé. Die ersten 1000 Tage: Sie erscheinen als Kompetenzfeld der großen Babynahrungskonzerne. Wer es gut meint mit seinem Kind, der vertraue auf deren Produkte. So scheint es. So verspricht es die Werbung. Und die Wissenschaft ist auch auf ihrer Seite, sogar einer wie Professor Koletzko. Alles spricht also dafür, das Kind mit den Produkten seiner Sponsoren zu füttern.

Nur die Faktenlage, die spricht klar dagegen. Die wissenschaftlichen Studien aus aller Welt. Auch aus Deutschland. Alles spricht dagegen, den Versprechungen der Produzenten von Fast Food fürs frühe Leben zu vertrauen. Sogar die globalen Entscheidungsträger sorgen sich schon um die gesundheitlichen Folgen. So hatte der frühere Generalsekretär der Vereinten Nationen, Ban Ki-moon, aus diesem Grund gefordert: »Hört auf, schon Babys mit industriell gefertigter Nahrung zu füttern.«

Angesichts der erdrückenden Beweislage, die klar gegen Industriefood in den ersten 1000 Tagen spricht, die Gesundheitsgefahren nachweist, im Kindesalter, aber auch später, angesichts einer solchen Situation ist es natürlich umso bewundernswerter, wie die Babynahrungskonzerne sich da positionieren – und wie sie profitieren. Obwohl die wissenschaftliche Kritik überhandnimmt, erklären sie sich einfach zur Schutzmacht für die 1000 Tage, kapern sozusagen das 1000-Tage-Schiff, das durch die wissenschaftlichen Weltmeere pflügt, samt seinem Kapitän Koletzko. Und schon sieht es so aus, als ob das 1000-Tage-Schiff unter der Flagge der Vereinten Firmen Nestlé, Milupa, Hipp segelt. Ihr Glück ist, dass sich der Kapitän gar nicht groß dagegen wehrt, sondern im Gegenteil tatkräftig mitmacht. Wie bei diesem Kongress. Und überhaupt: Die 1000 Tage, das ist jetzt das Revier der Babyfoodkonzerne. Ihre Claims sind klar: Sie beanspruchen hier die Zuständigkeit.

Wer heute im Internet »1000 Tage« eingibt, hat den Eindruck, es handle sich um das Hoheitsgebiet von Hipp, Milupa und Nestlé. Auch in den Zeitschriften *Eltern* oder *Nido*. Für uns Eltern gibt es eigentlich gar keinen Zweifel: Wenn wir den

Konzernen unser Kind für die ersten 1000 Tage überlassen, dann ist es in den besten Händen.

Die Babynahrungskonzerne freuen sich natürlich über die Ausdehnung ihrer Einflusszone. Darauf haben sie schon lange gewartet. Bisher war es ja so, dass ein Baby, wenn es ein Jahr alt ist, ganz normales Essen bekommt, wie alle anderen in der Familie. Jetzt aber: ein Sieg für die »kommerzielle Babynahrung«, wie das in der Wissenschaft heißt. Und insgesamt fast volle drei Jahre für die Produktpalette von Nestlé, Hipp, Alete, Milupa! 1000 Tage gesicherter Umsatz, von der Zeugung an, durch die ganze Schwangerschaft hindurch, mit Vitaminen und anderen vermeintlichen Stärkungsmittelchen für die werdende Mutter, und dann weiter nach der Geburt des neuen kleinen Menschen, Fläschchenmilch, Babybrei, Kleinkindermilch: Fertigfutter bis fast bis zu seinem zweiten Geburtstag.

Genial! Mit höchst problematischen Produkten, aus praktisch aussichtsloser Position, so in die Gewinnerspur zu kommen. Ein faszinierendes Beispiel für die Macht der Werbung und des Marketings – gegen die Faktenlage, aber Seite an Seite mit der Wissenschaft. Deshalb sind sie natürlich mit dabei, bei Professor Koletzkos Kongress in München. Diamant-Sponsor ist neben Nestlé auch die Firma Nutricia, die zum Milupa-Konzern Danone gehört.

Und der Erfolg spricht natürlich für diese Strategie. Die industrielle Kindernahrung boomt. Die Ausdehnung der Zugriffszeit aufs Kind verspricht klingelnde Kassen. Auch Milupa hat schon mit den Vorbereitungen begonnen: »Künftig will der Konzern die ersten 1000 Tage im Leben eines Kindes, von der Empfängnis bis zum Alter von zwei Jahren, ins Visier nehmen«, warnt die *Lebensmittelzeitung*.

Besser gesagt: Sie warnt natürlich nicht, sondern freut sich eher mit der Firma und der neuen Abteilung *Danone Nutri-*

cia Early Life Nutrition. Denn, so zitiert sie die Milupa-Geschäftsführerin Christine Siemssen: »Der neue Fokus ist nicht nur gut für das Baby, sondern auch für den Handel, denn damit machen wir den Kuchen größer.« Die Milupa-Aptamil-Mutter Danone hat ihre Babymilchkapazitäten schon mal verdoppelt. »Unsere internationalen Marken«, freut sich Mirjam Govers, *Director of Global Communications* bei Danone-Nutricia, gegenüber dem Branchendienst *NutraIngredients*, »sind weltweit sehr gefragt.« Und der Absatz »wächst immer noch«, in mehr als 80 Länder weltweit wird exportiert.

Die Firma Nestlé zeigt stolz bei Investoren vor, wie profitabel das Unternehmen die ersten 1000 Tage mit seinen Produkten abgedeckt hat. Und auch Hipp ist gut dabei, Marktführer bei den Gläschen, und mittlerweile explodiert die Nachfrage auch bei anderen Produkten, bei der sogenannten »Kindermilch« hat sich die Absatzmenge binnen weniger Jahre verdoppelt.

Das kommt natürlich nicht von ungefähr. Das braucht natürlich tatkräftigen *Support*. Dafür sorgen zum Beispiel die Kinderärzte. Auch die Hebammen. Ihnen hilft Milupa mit Tools beim Aufbau der eigenen Webseite. Oder die Mama-Bloggerinnen. Die Firma veranstaltet extra für sie »Milupa Bloggertreffen«. Da gibt's dann Vorträge und Verkostungen. So ruft auch Hipp: »Wir suchen Blogger!« Alle Hersteller haben ihre hippen Webseiten. Die Mama-Bloggerinnen offerieren sich bereitwillig den Sponsoren. Und natürlich werden auch die Printmedien eingebunden.

Zeitschriften wie *Nido* zum Beispiel (»Wir sind eine Familie«), das Magazin für die coolen Eltern, oder der Klassiker *Eltern* (»Für die aufregendsten Jahre des Lebens«). Alle paar Seiten: eine Anzeige aus der 1000-Tage-Industriewelt.

»Die gesunde Zukunft Ihres Babys liegt in Ihren Händen.« So steht es da. Wir müssten nur noch *Aptamil Profutura* ins Kind kippen. Folgemilch nach dem 6. Monat. Und so alles klarmachen für die Karriere des Kindes, die im Bild schon aufscheint: als Dirigent, Sportler, Bergsteiger. Offen gestanden sieht es sehr nach Hightech aus, die Packung (»Safebox«) erinnert von der Form her an Persil, vom Design her an die teuren Öle von der Tankstelle. Slogan: *Aptamil Profutura*. Heute für morgen.

Der Reklame-Aufwand macht sich bezahlt. Das Image der Babynahrungskonzerne: blendend. Sogar die Affären, die es immer wieder gibt, können am Grundvertrauen der Eltern zum Kinderfutter aus Konzernproduktion nichts ändern. Wenn es etwa um gefährliche Keime geht. *Enterobacter sakazakii* wurde im Jahr 2007 in Produkten der Firma Hipp gefunden und der Bruderkeim *Cronobacter sakazakii* 2012 in Milupas Luxusmarke *Aptamil*. Bakterien diesen Typs können Hirnhautentzündungen hervorrufen und schwere Darmentzündungen.

Immer wieder sterben sogar Babys. 2003 waren es drei Kinder in Israel, weil zu wenig Vitamin B_1 in der Pulvermilch war. Mitunter wird auch *Clostridium botulinum* Babys zum Verhängnis, das gefährlichste Bakteriengift der Welt. 2013 geriet Babymilchpulver einer neuseeländischen Danone-Tochter unter Verdacht – fälschlicherweise, wie sich hinterher herausstellte. Betroffen waren damals auch China und Russland, Malaysia, Thailand und Saudi-Arabien. 2002 musste Nestlé seine Babynahrung *Beba 1* zurückrufen, nachdem ein fünf Tage alter belgischer Junge davon getrunken, Meningitis bekommen hatte und gestorben war. In China war es sogar der Kunststoff Melamin, der sonst für Babygeschirr verwendet wird: Weil skrupellose Hersteller es in Milchpulver gemischt hatten, wurden 300 000 kleine Kinder krank, mindestens sechs Säuglinge starben. Das war 2008.

Die Skandale finden weltweit statt, die Schadstoffe wechseln dabei. Mal sind es sogenannte Tropanalkaloide, wie 2014 in Alnatura Babynahrung. Früher waren es Anabolika, wie 1998 in Nestlé Babynahrung: Clenbuterol. 2001 war es zu viel Magnesium in Pulvermilch fürs Fläschchen, Marke Nestlé Carnation. 2014 rief Ketchup-Heinz in China Getreidebrei zurück: zu viel Blei.

Auch bei den sogenannten Weichmachern wechseln die Typen, die *Öko-Test* und *Stiftung Warentest* immer wieder finden, in Deckeln der Babygläschen. Die Probleme bleiben. Semicarbazid (SEM) oder 2-Ethylhexansäure (2-EHA), waren es 2005, bei Hipp *Früh-Karotten mit Kartoffeln* und *Gemüse-Allerlei* und Alete *Sonnengemüse*. Oder: die sogenannten Phthalate, wie DEHP (Diethylhexylphthalat) und DEHA (Diethylhexyladipat). Solche Chemikalien können das Hormonsystem stören. Auch nicht gerade das, was Eltern sich im Babygläschen wünschen.

Dann kam ESBO. Expoxydiertes Sojabohnenöl. Und dann war MCPD das neue ESBO. MCPD, das bedeutet: Monochlorpropandiol. Plötzlich war Babymilchpulver »hoch mit dem neuen Schadstoff 3-MCPD-Fettsäureester belastet« *(Öko-Test)*. Bei Hipp, ganz oben auf der MCPD-Hitliste, hatte die *Anfangsmilch 1* die »tolerierbare tägliche Aufnahmemenge (TDI)« um das 35,1-Fache überschritten.

Als das schließlich einige Jahre und diverse Tests später weitgehend erledigt war, trat Chlorat auf die Skandalbühne. Das war 2015. Es kann etwa über Desinfektionsmittel aus Molkereien ins Produkt gelangen und die Jodaufnahme in der Schilddrüse hemmen. Der gesetzlich vorgegebene Höchstgehalt wurde aber nicht überschritten, es war also nicht so schlimm.

Immer wieder taucht der Schadstoff Furan auf. Im Januar 2017 bei einer spanischen Untersuchung, aber auch zuvor schon von deutschen Behörden oder den Fahndern von *Öko-Test.* Und schließlich Benzol, bekannt als Benzinbestandteil und Luftschadstoff sowie als Ausgangsstoff für diverse Chemikalien. Das Chemische und Veterinäruntersuchungsamt (CVUA) Karlsruhe identifizierte den Stoff, der krebserregend und keimzellschädigend wirkt, in Karottensäften für Babys. *Öko-Test* fand das Gift in allen untersuchten Babygläschen diverser Firmen – mit Ausnahme der Marke Milasan *Karotte.*

Öko-Test wunderte sich: »Die Hersteller scheinen unsere Testergebnisse nicht sonderlich zu überraschen.« Hipp meinte gar, es gebe keine Gesundheitsgefahr. So sieht das wohl auch das Bundesinstitut für Risikobewertung (BfR): »Der Beitrag der Benzolaufnahme aus Produkten wie zum Beispiel Karottensäften ist bei Benzolgehalten von wenigen Mikrogramm pro Liter Getränk und üblichen Verzehrmengen vergleichsweise gering.«

Benzol ist offenbar ein Indiz für die ganzen Veränderungen, die mit einem natürlichen Lebensmittel im Zuge des industriellen Herstellungsprozesses passieren. Eben noch haben die verschiedenen, eigentlich sehr gesunden Inhaltsstoffe der Karotte völlig friedlich beieinandergelegen, plötzlich geht's in die Fabrik, in die Hitze, die Inhaltsstoffe schmurgeln zusammen – und das Ergebnis ist: Gift.

So sehen das jedenfalls die Lebensmittelwächter vom BfR und drücken es natürlich etwas nüchterner aus: Bei Karottensäften für Säuglinge und Kleinkinder gibt es Hinweise darauf, dass ein langes Erhitzen des Produkts auf über 100 Grad Celsius zum Zwecke der Sterilisation der Grund für die Benzolbildung ist. Die Substanz kann unter diesen Bedingungen aus natürlichen Inhaltsstoffen der Karotte entstehen. Vitamin C zum Beispiel.

So ist es also gar nicht in jedem Fall ein Fehlverhalten, das zu Skandalen führt. Die Fabrik ist oft das Problem, der industrielle Herstellungsprozess ein eigenständiger Risikofaktor. Vitamin C ist gesund, solange es in der Karotte steckt, und die anderen Inhaltsstoffe auch. Erst der industrielle Herstellungsprozess produziert das Gift. Bei Furan ist das ganz ähnlich, jene krebsverdächtige Substanz, die »insbesondere für Säuglinge und Kleinkinder« nach Einschätzung des deutschen Bundesinstituts für Risikobewertung (BfR) »nicht als unbedenklich einzuschätzen« ist.

Die Fabrik ist das Problem. Und ja: sogar das Gläschen. Jenes klare, durchsichtige Behältnis, das doch so für die Sauberkeit steht, das den Brei für unser Baby bewahren soll vor allen bösen Einflüssen der schmutzigen Welt. Aber innen drin braut sich das Gift erst zusammen, meinen jedenfalls die Babyfood-Prüfer von *Öko-Test:* »Das geschlossene System Gläschen und die hohen Temperaturen bei der Fertigung der Breie sind offenbar besonders begünstigende Faktoren.«

Eigentlich sind die Hersteller darauf besonders stolz. Eigentlich sollte das ja die Babynahrung gerade schützen. Die hohe Temperatur, die alle Bakterien abtötet. Der Schutz des Glases. Alles *clean,* alles sauber. All das ist praktisch die Geschäftsgrundlage. Die Basis des Vertrauens. Und jetzt?

Womöglich ist das fürs Kind gar nicht so supergesund, wie die meisten Eltern glauben.

Bei Dr. Hulpke-Wette, dem Spezialisten für Kinderherzen, müssen darum nicht nur die Gummibärchen draußen bleiben, sondern auch die Gläschen, die Vertreter der Konzerne, die mit ihren Gratisproben in die Praxis kommen wollen. Auch die, sagt er, »haben bei mir Hausverbot«.

Die Eltern, meint Hulpke-Wette, »müssen keine Gläschen kaufen«. Auch anderswo auf der Welt verlassen sich die Eltern nicht auf die Industrie, sondern auf sich selbst: »Ich glaube nicht, dass sie in Kenia Gläschen bekommen. Ich glaube, dass sie in Kenia drei Jahre gestillt werden. Und das sind dann die, die beim Marathonlauf gewinnen.«

Bei seinen eigenen Kindern gab es natürlich auch keine Gläschen. Was es gab? Echtes Essen: »Zum Frühstück gab es Obst und Müsli und nachmittags manchmal noch mal Obst. Im Garten haben wir eigenes Obst gehabt. Das Obst wurde quasi inhaliert«, es »war häufig schnell weg. Wir sind dann auf den Markt gegangen. Auch mal in den Supermarkt. Da hat sich die Qualität auch erheblich verbessert, was frische Lebensmittel angeht.«

Das sind natürlich gefährliche Äußerungen für einen Arzt. Denn mit solchen Methoden schaffen die Eltern natürlich die allerbesten Voraussetzungen dafür, dass sein eigener Berufsstand zwar nicht gerade entbehrlich, aber weit weniger bedeutsam wird, fürs Kind und auch im späteren Leben. Denn mit solchen Methoden, echtem Essen, frischem Obst, stärken wir die Abwehrkräfte, und am besten dann, wenn noch ein kleines bisschen Dreck dran ist.

Denn ein bisschen Dreck ist gut fürs Immunsystem – und die sterile Supersauberkeit der Industrienahrung ist die neue Gesundheitsgefahr.

Bedingt kampfbereit: falsches Futter für die Körperabwehr

Kapitel 4, in dem sich die Immunkämpfer in Trainingscamps auf ihre Aufgaben vorbereiten

Hatschi: Warum sind eigentlich in der Kita alle dauernd krank – und die Bauerskinder so gesund? / Mittagessen aus der Menüfabrik: dem Keim keine Chance – dem Immunsystem aber auch nicht / Total verpeilt: Abwehrfeuer gegen unschuldige Erdbeeren / Komm doch, Bazille: Meine Abwehr macht dich platt! / Warum weniger Sauberkeit gesünder sein kann

Früh übt sich, was ein Kämpfer werden will. Lektion eins dabei ist: Herausfinden, wo der Feind steht.

Roger Lauener weiß, wie das geht. Dabei sieht er ganz zivil aus. Er trägt ein weißes Hemd, eine blaue Chino-Hose, er hat eine elegante schwarze Outdoor-Jacke dabei und seinen schwarzen Rucksack. Professor Roger Lauener ist Allergologe, einer der renommiertesten Spezialisten auf diesem Feld, und hält deshalb Vorträge wie bei dieser Tagung in Davos, im Kongresszentrum, dem gewaltigen Komplex mitten in der Stadt, in dem alljährlich das Weltwirtschaftsforum tagt, bei dem sich alljährlich Staatenlenker, Wirtschaftskapitäne, Vordenker aus aller Welt treffen. Auch da waren die Allergien schon Thema, denn sie gehören zu den modernen Zivilisationsleiden, den »nicht übertragbaren Krankheiten«.

In manchen Regionen Europas lebt schon in jeder vierten Familie ein chronisch krankes Kind, die meisten davon sind

Allergiker. Bald soll jeder Zweite in Europa betroffen sein. »Allergien sind sehr häufig«, sagt Lauener, »vor allem in den westlichen industrialisierten Ländern. In nicht industrialisierten Ländern weniger.« Das ist auffallend: Je moderner das Land, je industrieller die Nahrungsversorgung, desto allergischer die Kinder. Am gesündesten aber sind die Kinder, die auf einem Bauernhof aufwachsen.

Der Bauernhof scheint ein besserer Ort zu sein fürs gesunde Aufwachsen. Warum?

Prof. Lauener: »Im Wesentlichen geht es darum, dass man dem Immunsystem beibringt, dass es den Feind erkennt, also den richtigen Feind, nicht den falschen. Dass es die richtigen Reaktionen zeigt, nicht völlig überreagiert, bei einem kleinen Angreifer so tut, als ob das eine ganze Armee wäre. Dafür braucht das Immunsystem so eine Art Manöver.«

So wie der Schweizer, der auch immer wieder zur Armee eingezogen wird.

Prof. Lauener: »Es gibt da tatsächlich Alarmpläne im Körper, wie bei der Schweizer Armee. Wenn nur ein kleiner Angreifer kommt, macht man nur ein bisschen Alarm, und wenn ein großer Angreifer kommt, macht man einen Riesen-Alarm.«

Und bei Allergikern gibt's blinden Alarm.

Prof. Lauener: »Bei Allergien oder Autoimmunkrankheiten, wenn ich das jetzt in die Sprache der Terrorabwehr übersetze, heißt das, dass bei einem kleinen Angreifer oder sogar ganz ohne Angreifer ein Fehlalarm stattfindet oder ein überschießender Alarm. Das heißt, das Immunsystem hat praktisch nicht gelernt, die Alarmpläne richtig umzusetzen.«

In frühester Kindheit.

Prof. Lauener: »Das fängt schon beim Kleinkind an. Wir brauchen alle diese Auseinandersetzung mit Mikroben im

Alltag. Es geht darum, immer in Übung zu bleiben. Da gibt es Beispiele von Mäusen, die ganz ohne Bakterien in ihrer Umgebung aufwachsen, bei denen konnte das Immunsystem gar nicht reifen. Und so scheint es bei vielen Kindern auch zu sein. Das Immunsystem hat gar keine Chance, sich zu rüsten.«

Und wenn das Immunsystem sich nicht rüsten kann, dann hat das Folgen: zum einen die Allergien. Da wissen die Abwehrkämpfer nicht so recht, wie der Feind eigentlich aussieht. Und sie eröffnen das Abwehrfeuer gegen unschuldige Erdbeeren, zum Beispiel. Da rötet sich das Gesicht, der Hals schwillt zu, alles verursacht durch blitzschnelle Entzündungen – eigentlich eine Strategie aus dem Kapitel »Verbrennen und Ausräuchern« im Handbuch der Körperkriegsführung. Nur leider am falschen Feind. Die Erdbeere tut ja nichts.

Klares Versagen der Immuntruppe, Abteilung Feinderkennung.

Was noch blöder ist: Wenn völlig verpeilte Späher sogar eigene Körperteile ins Visier nehmen. Das ist dann eine sogenannte Autoimmunkrankheit (von altgriechisch αὐτός, zu Deutsch: selbst), bei der das Immunsystem also das Kind selbst, seinen eigenen Körper attackiert. Auch das kommt immer häufiger vor. Zum Beispiel bei Diabetes Typ 1, der frühen Form der Zuckerkrankheit (siehe Kapitel 5).

Am ärgerlichsten für die meisten aber ist natürlich das alltägliche Unvermögen des Immunsystems. Wenn irgendwelche Krankheitserreger die Runde machen im Kindergarten, in der Schule, und natürlich fängt das eigene Kind sich auch was ein, steckt dann die Schwester an, den Bruder, womöglich noch Mama und Papa. Und wenn dann alle durch sind, fängt es wieder von vorne an.

Eigentlich muss das nicht sein. Eigentlich können Erkältungsviren und Magen-Darm-Bakterien rumschwirren, so viele nur wollen, und unser Kind bleibt weitgehend unbehelligt und gesund – wenn das Immunsystem auf Zack ist.

Das Immunsystem ist eines der wichtigsten Kompetenzzentren im kindlichen Körper. Es spielt ja eine zentrale Rolle für die Gesundheit, nicht nur jetzt, im Kindesalter, sondern auch später. Von kaum zu überschätzender Bedeutung ist deshalb der Aufbau der Abwehr ganz am Anfang. Die Ernährung ist dabei das Wichtigste. Denn das Immunsystem sitzt zum größten Teil im Darm. Warum? Weil der Darm ein besonders zu bewachendes Terrain ist.

Der Darm: früher eine dunkle Tabuzone, weithin unzugänglich, unerforschtes Terrain, mittlerweile zu einem Organ mit Charme avanciert, sogar mit Intelligenz. Denn der Darm, das Zentralorgan, sitzt in der Mitte des Körpers – und hat den meisten Kontakt zur Außenwelt (siehe Hans-Ulrich Grimm: Die Ernährungslüge).

Wenn hier ein Krankheitserreger aufläuft, dann hat er es schon ziemlich weit geschafft, ist mittendrin im Körper. Hier werden also die Abwehrschlachten organisiert. Im Darm müssen die Späher sitzen, die Experten für Feinderkennung – und die Kämpfer, die dafür sorgen, dass Angreifer überwältigt und abgeführt oder gleich ganz eliminiert werden. Der Darm muss also: unterscheiden. Zwischen lebensnotwendigen Nährstoffen, die mit der Nahrung ankommen, und lebensbedrohlichen Angreifern, die auch mit einreisen können. Er ist deshalb das intelligenteste Organ außerhalb der Schädeldecke, wird auch als Zweites Gehirn bezeichnet, hat sogar die meisten Hirnzellen, die außerhalb des Kopfes aktiv sind.

Und ausgerechnet da sind jetzt Störer im Spiel. Sie kommen mit der modernen Nahrung, den industriellen Kinderlebensmitteln.

Sie verhindern zum Beispiel die Ausbildung der Spezialisten für Feinderkennung. Weil sie steril und mikrobenfrei sind, die Gläschen von Hipp und Alete, natürlich auch die aus dem Bioladen, ebenso wie die Quetschies und die Kindermilch. So können die Abwehrkämpfer gar nicht lernen, wie ein Feind aussieht. Das ist schon mal ganz schlecht.

Noch schlechter ist es, wenn die eigenen Kampftruppen geschwächt sind, durch chemische Kampfstoffe, die ebenfalls mit der industriellen Kindernahrung kommen: Zusatzstoffe, die im Darm ein erhebliches Durcheinander verursachen. Zum Beispiel die Konservierungsstoffe im industriellen Kartoffelpüree. Die richten sich gegen Bakterienbefall im Industrieprodukt – treffen aber natürlich auch die eigenen Immunkämpfer im Darm.

Kurz: Die industrielle Nahrung schädigt das Immunsystem des Kindes, weil sie nicht fürs Kind konzipiert ist, sondern für lange Haltbarkeit. Die industriell produzierte Nahrung ist etwas völlig Neues für den Körper und seine Abwehrsysteme, weil sie ganz andere Eigenschaften hat als die natürliche Nahrung, auf die der Organismus in Millionen von Jahren der Evolution eingespielt ist, die Nahrung aus der Natur, Äpfel, Karotten, Ananas, je nach Weltgegend. Und natürlich auch ein paar Mikroben, die Kleinstlebewesen aus der Region.

Das neue, industriell erzeugte Essen für Kinder: Niemand denkt groß darüber nach. Aber das Zweite Gehirn dort unten wird plötzlich ganz konfus. Und schlägt los aus nichtigem Grund – wie bei den vielen Kindern, die allergisch sind.

»Die zunehmend industriell verarbeitete westliche Nahrung, in Kombination mit Einflüssen auf die Darmbakterien, könnte zur erhöhten Verbreitung allergischer Erkrankungen beitragen«, meinen die Medizinerinnen Isabel J. Skypala aus London und Berber J. Vlieg-Boerstra aus Amsterdam in einem gemeinsamen Beitrag für die Zeitschrift *Current Opi-*

nion in Clinical Nutrition and Metabolic Care, erschienen im September 2014.

Bisher lebten die Eltern im Glauben, dass sie da nichts falsch machen, wenn sie zugreifen im Regal. Absolut kontrolliert alles. Total schadstofffrei. Keinerlei Keime. Bisher war das beruhigend. Jetzt ist klar: Das ist eine Gefahr fürs Immunsystem. Eigentlich müssten da Warnhinweise hin: Vorsicht! Mit dem Konsum dieser Produkte riskieren Sie Allergien bei Ihrem Kind, machen es anfälliger für Husten, Schnupfen, Magen-Darm-Krankheiten.

Wenn Eltern wissen, welchen Risiken sie ihre Kinder aussetzen, wenn sie so etwas kaufen, sind sie natürlich vorsichtiger – und kaufen es wirklich nur im Notfall, auf Reisen zum Beispiel. Wenn sie aber glauben, es sei besonders gesund, dann verfüttern sie das ständig ans Kind – und steigern so das Risiko.

Gerade das ist natürlich besonders problematisch, meint die britische Kinderernährungsexpertin Kate Maslin von der Universität von Portsmouth.

Sie hatte zusammen mit anderen Kolleginnen aus Großbritannien und Irland die Einstellungen der Mütter zu »kommerzieller Babynahrung« untersucht – und war überrascht über deren Sorglosigkeit und dass eine Mehrheit die Produkte als »sicherer« und gar »überlegen« gegenüber hausgemachtem Brei betrachtet hatte. Für viele Forscher sei das ein Grund zur »Besorgnis«, schrieben sie 2015 im *Maternal and Paediatric Nutrition Journal:* weil sich »immer mehr Eltern auf die kommerziell produzierte Kindernahrung verlassen«, können sich Allergien und Abwehrschwäche immer weiter verbreiten.

Eigentlich, von Natur aus, ist der Körper prima vorbereitet auf Attacken von Angreifern, auf die ganzen Krankheitserreger, die überall rumschwirren. Er hatte ja lange genug Zeit, seine Programme, seine Alarmpläne zu optimieren im Verlauf der Evolution. Doch jetzt, angesichts der völlig neuartigen industriellen Nahrung, kann das Immunsystem seine Kompetenzen gar nicht mehr nutzen, die es in den Jahrmillionen der Evolution erworben hat. Die ganzen Alarmpläne, die ganzen Abwehrstrategien, die ganzen schönen Schlachtordnungen, alles funktioniert nicht mehr, weil da plötzlich völlig andersartige Elemente ankommen. Die Folge ist, dass die Truppen total verpeilt sind und sich an völlig falschen Objekten ausleben. Erdbeeren, Nüssen, Äpfeln zum Beispiel.

Die Allergie ist dabei ein Zeichen, dass etwas insgesamt nicht stimmt mit den Abwehrkräften. Dass da etwas aus der Balance ist. Kinder mit Allergien haben auch häufiger Bluthochdruck, Übergewicht, erhöhte Cholesterinwerte – und damit auch ein erhöhtes Risiko für Herzkrankheiten. Wenn ein Kind schon Asthma hat, Heuschnupfen oder Ekzeme, dann steigt das Risiko fürs Herz auf das Doppelte, so eine 2015 im *Journal of Allergy and Clinical Immunology* veröffentlichte Studie des US-Mediziners Jonathan Silverberg von der Northwestern University in Chicago. »Es kann sehr gut sein, dass die zunehmenden Allergien die Raten der Herzkrankheiten beeinflusst haben«, sagte Silverberg.

Für die australische Immunologin Susan Prescott sind Allergien deshalb ein erstes Symptom für die weltweite Ausbreitung solcher nicht ansteckenden entzündlichen Krankheiten. Die Allergien seien ein Zeichen, dass das Immunsystem völlig aus der Spur ist – durch Einwirkungen von außen, die ganz früh im Leben auftreten: »Allergien zeigen, wie empfindlich das sich entwickelnde Immunsystem auf moderne Umweltveränderungen reagiert.«

Das Immunsystem muss ja schließlich auf die Einflüsse von außen reagieren. Dafür ist es schließlich da. Wenn Angriffe kommen, soll es den Organismus schützen. Es soll eigentlich den Arzt ersetzen. Der Mensch ist ja ziemlich lange durch die Evolution gekommen ohne Gesundheitskarte, ohne zahlreiche Arztbesuche, ja sogar ganz ohne Doktoren, Medikamente, Hospitäler.

Und den anderen Lebewesen draußen in der Welt geht es genauso. Der Löwe in der afrikanischen Steppe kann sich keinen Termin beim Zahnarzt geben lassen. Das kleine Känguru in Australien kommt ohne Kinderarzt klar. Der Eisbär kommt völlig ohne Grippeimpfung durch einen ziemlich langen Winter. Und auch der Adler kann weder zum Psychiater noch zum Homöopathen fliegen.

Sie alle kriegen das irgendwie ohne Medizin hin. Sogar die Bäume, die Pflanzen überhaupt. Sie können ja nicht weg, die Tannen, Fichten, Lärchen, mal eben zum Arzttermin. Sie müssen an ihrem Platz bleiben, die Stellung halten. Aber sogar sie haben die Abwehr gegen Attacken selbstständig organisiert, mithilfe von Freunden, die sie alarmieren können.

Auch das Kind kann da stehen wie eine Eiche, und den Attacken trotzen. Wenn es seine Immuntruppen beisammenhat. Und die auch technologisch und ausrüstungsmäßig auf Zack sind. Mit ausgefeilter Warntechnik, mit Alarmanlagen und Sensoren, die Alarm schlagen, wenn ein Angreifer naht – oder gar schon eingedrungen ist. Dann können die Truppen aktiv werden. Kleine, mobile Einsatzkommandos oder ganze Armeen. Sie können Angreifer packen und nach draußen befördern. Sie können sie aushungern. Oder abfackeln, verbrennen, ihnen so einheizen, dass sie das Zeitliche segnen. Es gibt eine Fülle von Kampftechniken im Lehrbuch der Kriegsführung des Körpers.

Das Immunsystem hat Aufgaben wie draußen in der Welt die Polizei, die Feuerwehr, der Katastrophenschutz, das Militär oder der Geheimdienst: Das Immunsystem identifiziert Aggressoren, packt sie ein, wirft sie hinaus oder killt sie sogar, wenn es sein muss, oder löst sie in Säure auf.

Aber auch etwas anderes ist ganz wichtig: dass die Abwehrschlacht wieder endet. Wenn schweres Geschütz aufgefahren wird, wenn die Angreifer etwa durch ein Feuerchen ausgeräuchert oder verbrannt werden sollen, dann muss das Feuer auch wieder gelöscht werden. Sonst wird die ganze Stadt abgefackelt. Da hat auch keiner was davon. Also müssen nicht nur die Kampftruppen gut trainiert sein, auch die Späher und die Strategen im Hintergrund, ganz genauso wie die Spezialisten für Deeskalation und Rückzug. Denn die gibt es auch. Ohne sie läuft das System, auch wenn es perfekt funktioniert, aus dem Ruder.

In der Sprache der Medizin geht es natürlich nicht um Terrornester, um Späher, um Kampfhandlungen und die Kunst der Befriedung. Sondern um Signalwege, im internationalen Experten-Englisch: *Pathways.* Es geht um Alarmpläne, Befehlsketten, Abwehrreaktionen. Und plötzlich gerät da vieles durcheinander, was im realen Abwehrkampf eigentlich ganz sinnvoll ist. Normalerweise geht das so: Der Späher aus der Abteilung Feinderkennung identifiziert einen Angreifer, gibt eine Alarmmeldung heraus, und über verschiedene Befehlswege werden dann die nötigen Abwehrreaktionen ausgelöst. Der Hustenreiz, zum Beispiel, wenn ein Erreger nach außen befördert werden soll. Oder das Niesen. Hatschi, und raus damit. Auch der Juckreiz ist so eine Abwehrreaktion, ausgelöst durch einen Botenstoff namens Histamin. Den kennen viele Allergiker – weil er bei ihnen aktiv ist, ohne dass es eigentlich eine echte Bedrohung gibt. Ein Fehlalarm aktiviert ganze Kaskaden von Reaktionen.

Und dabei sind viele Truppenteile aus der Körperabwehr beteiligt. Manche versagen schon bei der Feinderkennung. Manche sorgen für absurde Überreaktionen. Und wieder andere versäumen es, eine Abwehraktion auch wieder geordnet zu beenden, wenn der Feind längst über alle Berge ist.

Die beteiligten Elemente laufen zum Beispiel unter Kürzeln wie CD 14, TLR2, oder NF-KappaB. Es gibt die T-Lymphozyten, die basophilen und die eosinophilen Granulozyten. Es gibt die aktiven, zuweilen aggressiven T-Zellen, die eifrig am Kampfgeschehen teilnehmen, aber gebremst werden können durch die regulierenden T-Zellen, auch »Tregs« genannt.

Eigentlich ist das alles im Gleichgewicht, wenn die Abwehr ordnungsgemäß funktioniert, wenn alle Beteiligten wissen, was zu tun ist, und alles in den Bahnen verläuft, die sich im Laufe der Entwicklung des Menschen so herausgebildet haben. Wenn Alarm ausgelöst wird, wissen alle Beteiligten, was zu tun ist, und wenn die Gefahr vorüber ist, gehen sie wieder zurück ins Depot, auf *Stand-by.* Auf dem Bauernhof ist das so. Da sind auch die mäßigenden Kräfte in der kindlichen Abwehr gut geschult, angemessen vertreten und können verhindern, dass die Kämpfer überreagieren. Ist ja auch klar: Wenn genug Dreck da ist, kann sich die Truppe angesichts der vielfältigen Feindeskulisse angemessen positionieren und alle Kräfte auf ihren jeweiligen Plätzen angemessen ausbilden. Anders bei der modernen, sauberen, industriell hergestellten Kindernahrung.

Dank der Erkenntnisse von Medizinern wie Roger Lauener kann heute haarklein, Gen für Gen, Molekül für Molekül, nachgewiesen werden, wie die moderne Nahrung da eingreift, wie sie beim Kind das Immunsystem aus dem Gleichgewicht bringt, dabei schon beim Baby beginnt, die Weichen und Signale falsch zu stellen. Und dann zum Beispiel die mäßigenden Tregs behindert, sodass die aggressiven T-Zellen ungehindert um sich schlagen können.

Weil die industrielle Nahrung im Plan der Evolution eigentlich nicht vorgesehen ist, die Menschen davon aber immer mehr zu sich nehmen, gerät das Immunsystem immer häufiger aus der Balance. Das zeigt sich an den Allergieraten in den unterschiedlichen Ländern. Seit den 1970er-Jahren, so das deutsche Robert Koch-Institut, hat die Häufigkeit allergischer Erkrankungen »in Ländern mit westlichem Lebensstil stark zugenommen«. Exakte Zahlen gibt es nicht, oft lassen sich Beobachtungen der Eltern mit objektiven Messungen nicht bestätigen. Klar aber ist: Es gibt erhebliche Unterschiede zwischen den einzelnen Ländern. Und: Binnen zehn Jahren, zwischen 2001 und 2011, hat sich die Zahl der Kinder mit Allergien verdoppelt. In Deutschland, Österreich und der Schweiz sollen etwa 20 bis 30 Prozent der Kinder eine Allergie entwickelt haben, in Spanien nur 11 Prozent, in Italien und Litauen, Griechenland, Polen und Spanien sogar nur 5 bis 8 Prozent.

Je naturnäher das Leben, und vor allem: die Nahrung, desto besser fürs Immunsystem. Das haben die Bauernhofstudien klar gezeigt. Der Bauernhof scheint ein ganz guter Ort für die ersten Manöver der Körperabwehr. Es muss allerdings ein ganz altmodischer Hof sein. Ein kleiner, familienbetriebener. Mit einem Stall, in dem die Kinder spielen, mit Kühen, deren Milch die Kinder trinken, und zwar roh, quasi kuhwarm.

Roger Lauener war bei den Bauernhofstudien von Anfang an dabei. Er war mal Chefarzt in der Davoser Hochgebirgsklinik, am Zentrum für Kinder und Jugendliche. An der berühmten Harvard Medical School im amerikanischen Boston war er schon ganz zu Beginn seiner Karriere, in der Abteilung für Immunologie im Children's Hospital. Dann ging er an die Universitäts-Kinderklinik Zürich, wurde dort schließlich Chef der Allergologie und ging anschließend als Chefarzt der Pädiatrie ans Ostschweizer Kinderspital in St. Gallen.

Professor Lauener erzählt von einem Kinderarzt namens Markus Gassner, der im Rheintal praktiziert, in der 7000-Einwohner-Gemeinde Grabs im Kanton St. Gallen. Ihm war aufgefallen, dass Kinder auf Bauernhöfen viel seltener krank werden: »Ja komisch, die Bauerskinder haben nie Heuschnupfen.«

Landarzt Gassner hat dann zusammen mit der Umweltepidemiologin Charlotte Braun-Fahrländer von der Universität Basel die ersten Untersuchungen dazu gemacht. Daraus ist ein ausgedehntes Studienprojekt geworden, mit zahlreichen Wissenschaftlern in Deutschland, Österreich, der Schweiz und anderen Ländern. 1000 Kinder haben insgesamt teilgenommen, die Hälfte ist auf dem Bauernhof aufgewachsen, und sie waren deutlich gesünder im Vergleich zu den Städtern.

Das haben mittlerweile Berge von Studien gezeigt: Die Kinder vom Bauernhof haben weniger Allergien, weniger Asthma, weniger »atopische« Reaktionen, also die typischen Hautausschläge, die nach dem Verzehr von Erdbeeren oder Nüssen völlig fehl am Platz sind. »Atopisch«, das kommt vom griechischen *topos,* der Ort: Die Atopie ist also etwas, was nicht an diesen Ort passt. Der griechische Philosoph Platon hat diesen Begriff gegen Sokrates gerichtet, der einmal, obwohl zu einer Feier eingeladen, in der Tür stehen blieb und mit dem Nachbarn tratschte. Kurz: Er benahm sich daneben, unangemessen, nicht zum Ort passend. Genau wie der Körper bei einer Allergie. Auch der benimmt sich daneben. Entfacht hier eine großartige Entzündung, obwohl bloß eine harmlose Erdbeere eintritt. Oder setzt ein Mittel ein wie das bei Allergologen berühmte Immunglobulin E (IgE). Das ist dafür ausgebildet, Parasiten und Würmer zu eliminieren – mittels Rauswurftechniken wie Niesen, Jucken, Tränen. Die setzt es jetzt aber – völlig daneben – bei Erdbeeren ein. Oder Nüssen.

Da ist es natürlich besser, wenn die starken Kerls aus der Abwehrtruppe schon mal ein paar Parasiten, Würmer, auch Viren und Bakterien kennengelernt haben und ihre Energie zielgerichtet einsetzen können, statt auf harmlose Beeren zu zielen. Auf dem Bauernhof zum Beispiel im Stall. Da kreucht und fleucht so einiges, es ist nicht nur ein Paradies für erste Lektionen in Feinderkennung, wo sie lernen können, zwischen Freund und Feind zu unterscheiden, und zwischen Gut und Böse, Wichtig und Unwichtig. Und vor allem: Es werden auch jene Abteilungen trainiert, die für Diplomatie und Mäßigung zuständig sind. Sie müssen die Heißsporne, die Aufwiegler, Alarmisten bremsen, den Truppenaufmarsch bremsen, Deeskalation betreiben.

Professor Lauener hatte schon im Jahr 2002 herausgefunden, dass die Manöver der Immuntruppen auf dem Bauernhof erhebliche Vorteile in der Feinderkennung hatten. In vielen Veröffentlichungen, etwa im renommierten britischen Medizinerblatt *The Lancet*, hat er die Mechanismen beschrieben.

Etwa die sogenannten Toll-like-Rezeptoren (TLR), die auf den weißen Blutkörperchen sitzen. Sie bilden als »Mustererkennungsrezeptoren« sozusagen die Vorhut der Feinderkennung, sie müssen Alarm schlagen und lösen so die Abwehrreaktionen aus mittels eines Botenstoffes namens Interleukin-12.

Oder die sogenannten Helferzellen: Wenn die Kinder Kontakt pflegen mit vielen Erregern, bilden sie besonders viele T-Helferzellen vom Typ 1 (Th1). Die aktivieren dann Botenstoffe, und die schützen vor allergischem Asthma, indem sie die Kollegen T-Helferzellen-2 unterdrücken, die sonst losschlagen würden – und Allergien auslösen.

Wie das Verhältnis sich entwickelt zwischen den beiden

Fraktionen von Helferzellen, das entscheidet sich – im Darm. Die Bakterien dort können die Balance zwischen Th1-Zellen und Th2-Zellen beeinflussen – und damit den Umgang mit Erregern. Und: Sie beeinflussen auch die Entwicklung von sogenannten regulatorischen T-Zellen, den Tregs.

Das sind die mäßigenden Elemente, die verhindern, dass die Immuntruppen überreagieren, weil irgendein Heißsporn aus der Abwehrtruppe losschlagen will. Die Bauerskinder haben auch mehr von diesen deeskalierenden Elementen. Weil ihre Immunkämpfer aus der Abteilung Feinderkennung schon richtig viele Bösewichte kennengelernt haben – und wissen, dass nicht bei jedem gleich Alarmstufe Rot herrscht.

Denn auch diese Tregs entstehen durch Kontakt mit Keimen. Wer den Kindern also den Feindkontakt vorenthält durch die streng hygienischen Hipp-Gläschen, durch die keimfreie H-Milch oder *Milupino*-Kindermilch, durch Quetschobst und die anderen Produkte aus dem Drogeriemarkt, sorgt dafür, dass aus geringstem Anlass Panik ausbricht in der Abwehrtruppe.

Fürs Immunsystem der Babys in den modernen Staaten dieser Welt ist dies wohl die verhängnisvollste Herausforderung. Aufwachsen ohne Training fürs Immunsystem.

Bei Mäusen ist das schon seit Langem bekannt: Keimfreies Futter führt zu Immunschwäche. Schon 1983 hatte der amerikanische Forscher Kenneth F. Bartizal und seine Kollegen der Universitäten von Wisconsin und Notre Dame im US-Bundesstaat Indiana in einem Aufsatz gezeigt, dass Mäuse, die mit keimfreiem Futter gefüttert wurden, eine geringere Aktivität von natürlichen Killerzellen zeigten.

Eigentlich hätte man also seit 1983 schon wissen können, dass keimfreie Kost Krankheiten fördert, weil sie die Abwehr schwächt. Doch den Vormarsch der allergieförderlichen Kommerzkost hat dies nicht aufhalten können.

Und das moderne Stadtkind bekommt nicht nur die keimfreien Gläschen. Und die keimfreie H-Milch. Es bekommt auch noch Kartoffelbrei von Pfanni, Fast Food, Fertiggerichte, Softdrinks. All das schwächt das Immunsystem weiter. Das zeigte unter anderem eine 2014 in *Current Allergy And Asthma Reports* veröffentlichte Studie von Forschern aus Yale, vom Massachusetts Institut of Technoloy (MIT) und deutschen Forschern unter der Leitung des Medizinprofessors Arndt Manzel von der Universität Erlangen-Nürnberg:

Diese »westliche Ernährung«, so Manzels Forschergruppe, verhindert eine angemessene Immunbalance, insbesondere die zielführende Aufstellung der sogenannten T-Zellen.

Kinder und Teenager, die häufig Fast Food essen, haben folgerichtig ein höheres Risiko, an Asthma, Ekzemen und allergischem Schnupfen zu leiden, und zwar um bis zu 40 Prozent. Das ergab die bisher größte internationale Untersuchung zu diesem Thema, die sogenannte ISAAC Studie (*International Study of Asthma and Allergies in Childhood*, zu Deutsch: Internationale Studie zu Asthma und Allergien im Kindesalter). Dafür wurden in 306 wissenschaftlichen Einrichtungen in 51 Ländern von 1991 bis 2011 insgesamt zwei Millionen Kinder und Jugendliche untersucht. Die deutschen Studienzentren lagen in Münster und Greifswald.

Das Ergebnis: Für die jugendlichen Fast-Food-Fans stieg das Risiko für Asthma, Ekzeme und allergischen Schnupfen um fast 40 Prozent, für Kinder zumindest um 27 Prozent, wenn sie mehr als dreimal pro Woche übliches Junkfood konsumierten, wie Hamburger oder Schokoriegel.

Und woran lag das? An den typischen Industrie-Zutaten, den vielen schlechten Fetten, am vielen Salz und Zucker, aber auch an Konservierungsstoffen wie den benzoesäurehaltigen Stoffen (E210–219) und den sogenannten Sulfiten (E220–228).

All das sind Substanzen, die die Evolution nicht kennt. Manche würden sagen: die die Evolution nicht gewollt hat. Spezielle Kompositionen, die in echter Nahrung aus der Natur, auch in traditionellen Gerichten aus allen Kulturen der Welt so niemals vorkommen.

Forscher der Stanford University um Erica D. Sonnenburg, die zusammen mit ihrem Ehemann Justin L. Sonnenburg das »Sonnenburg Lab« leitet, zeigten Anfang 2016 in einer im renommierten Wissenschaftsmagazin *Nature* veröffentlichten Studie, dass das sogenannte Mikrobiom, also die Masse der Bakterien im Darm, durch die sogenannte *Western Diet* erheblich verarmt im Vergleich zu Gesellschaften, die den »traditionellen Lebensstil leben«.

Das hat natürlich Auswirkungen aufs Immunsystem, das dort sein Hauptquartier hat. Weil die Elemente der westlichen Ernährungsweise dort für fundamentale Veränderungen sorgen, zum Beispiel, verhängnisvollerweise, das angemessene Verhältnis zwischen den aggressiven und den mäßigenden Angehörigen der Abwehrtruppe stören. Und zudem ganz neuartige Populationen züchten, die die Abwehrfähigkeit ebenfalls beeinträchtigen.

Vor allem bei den Kindern ist das prekär, wenn heutzutage dort Substanzen eintreffen, die es in der Evolution niemals gegeben hat. Stoffe, die nicht für das Wohl der lieben Kleinen eingesetzt werden, sondern für, sagen wir, die Firma Pfanni und ihre Interessen.

Zum Beispiel E223, ein Stoff namens Natriummetabisulfit, der etwa im Kartoffelpüree von Pfanni steckt, von Maggi und der Edeka-Hausmarke Gut & Günstig. Oder E220, Schwefeldioxid, das in vielen Trockenfrüchten enthalten ist, etwa den *Wertvolle Snacks Aprikosen* der Firma Seeberger.

Diese Stoffe gehören zu den sogenannten Sulfiten mit den Zusatzstoff-Nummern E220–228, die als veritable Darmschädlinge gelten. Davon nehmen Kinder bis zum Zwölffachen der akzeptablen Dosis zu sich, nach dem Zusatzstoff-Bericht der EU-Kommission aus dem Jahr 2001, der neuesten Datensammlung, die die europäischen Behörden haben. Sie sind für zahlreiche Lebensmittelgruppen zugelassen, von Marmelade und Süßwaren bis zu Senf.

Sie werden natürlich nicht eingesetzt, weil sie so gut schmecken oder weil das Kind sie dringend braucht. Sie werden eingesetzt, um die Haltbarkeit zu erhöhen. Kartoffeln zum Beispiel werden bekanntlich binnen Kurzem braun, wenn sie geschält an der Luft liegen. Damit das nicht passiert, kippen die Leute von Pfanni und Maggi E223 rein.

Jetzt kommt dieses E223 aber im Darm an, dort leben bekanntlich bis zu 1000 verschiedene Bakterienfamilien, die sich sofort auf die ankommende Nahrung stürzen. Wer aber ist für E223 zuständig? Für Schwefelzeug? Das sind natürlich Bakterien, die von Schwefel leben. Also, die von der ganz harten Truppe. Die Schwefelfresserbazillen. So heißen sie natürlich nicht, sie heißen *Desulfovibrio* – und sind sogar bei Ölbohrfirmen gefürchtet, weil sie die Pipelines von innen her anfressen. Im Darm machen sie das Gleiche, sie fressen die Darmwand an. Und sorgen so dafür, dass Allergene, Schadstoffe, Krankheitserreger leichter ins Körperinnere gelangen. Und je mehr Pfanni-Püree das Kind kriegt, je mehr Fast Food insgesamt, desto mehr von diesen Gesellen bevölkern den Darm des Kindes.

Zu den Rekordhaltern in der EU-Liste gehören auch zwei andere Zusätze, die nur industriellen Zwecken dienen und im Darm dann Verwirrung stiften: Sorbitanmonolaurat (E493) oder Sorbitanmonooleat (E494). Vor allem bei Kleinkindern wird die akzeptable Dosis dauerhaft überschritten: Die Spannweite liegt zwischen 675 und 802 Prozent des ADI-Werts, reicht also vom Sechs- bis zum Achtfachen des Akzeptablen. Laut EU-Liste gibt es also bei diesen Stoffen überhaupt keine Kinder, die da noch innerhalb des Toleranzbereichs leben.

Als ausgewiesene Darmschädlinge gelten auch Emulgatoren, wie E476, ein Stoff mit dem Zungenbrechernamen Polyglycerinpolyricinoleat. Auch diese können den Darm angreifen. Ebenso der höchst umstrittene Zusatzstoff Carrageen, E407, der die Reaktionen des Immunsystems beeinträchtigen, auch zu Darmentzündungen führen kann und sogar zu Geschwüren. Er steckt in praktisch jeder Sahne (außer Bio), auch in der Sahnesoße zu den Köttbullar-Fleischbällchen von Ikea. Ebenso im *Paula Pudding Vanillegeschmack mit Schoko-Flecken* von Dr. Oetker, der Gut&Günstig *Schoko Dessertcreme*, in Danones *Dany Sahne Bourbon Vanille* und in Aldis *Desira Schokolinsen & Schoko-Sahne-Pudding* und dem *Grand Dessert Grieß* von Ehrmann.

In der Öffentlichkeit werden solche E-Stoffe nicht weiter beachtet, alle Eltern gehen einfach davon aus, dass die schon okay sind, wenn es sie bei Aldi und Dr. Oetker gibt. Neuerdings allerdings werden solche Chemikalien, wegen ihrer Bedeutung und ihres gesundheitlichen Risikopotenzials sogar in der weltweit renommiertesten Wissenschaftszeitschrift gewürdigt, dem Magazin *Nature*. Dort berichteten im Jahr 2015 Benoit Chassaing von der Georgia State University in Atlanta und seine Kollegen über den Einfluss von zwei Stoffen namens Carboxymethylcellulose (E466) und Polysorbat 80 (E433) auf die Zusammensetzung der Bakterienfamilien im Darm. Die Zusätze werden als Emulgatoren, Stabilisatoren oder Verdickungsmittel verwendet. Zum Beispiel von der Kita-Kochfabrik Apetito, etwa in der *Mini-Karotten-Ecke mit Knusperpanade* (Bestellnummer 32748), dem *panierten*

Limanda-Fischfilet (32471) und den *Kartoffel-Törtchen* (23806).

Und auch diese Fremdstoffe schlagen wiederum aufs Immunsystem. Sie führen laut *Nature*-Studie zu unnötigem Alarm im Darm, jedenfalls bei den untersuchten Testmäusen: weil sich die Familienstrukturen unter den Kleinstlebewesen dort verändert hatten. Es gab plötzlich weniger von der sympathischen, sogar als gesundheitsförderlich geltenden Bakteriengruppe der *Bacteroidalen*. Dagegen vermehrten sich andere prächtig, wie *Ruminococcus gnavus* oder die sogenannten Proteobakterien.

Und solche Veränderungen im sogenannten Mikrobiom dort unten im Darm sind folgenreich. Plötzlich werden mehr Alarmsignale produziert, Entzündungen gefördert, sozusagen Flammenwerfer postiert. Dazu werden die entsprechenden Genpläne aktiviert. Und wenn dauerhaft Kriegsmodus herrscht und dauerhafte Entzündungen lodern, erhöht sich das Risiko für die modernen Zivilisationskrankheiten.

Das wären dann praktisch die Folgen solcher Emulgatoren, an die natürlich kein Mensch denkt, wenn das Kind ein Eis lutscht, wenn es Süßigkeiten isst oder die sogenannten Fruchtzubereitungen oder auch irgendwelche Cremespeisen.

Eltern denken ja, in einem ordentlichen Land würden Zusatzstoffe ausführlich untersucht, bevor sie etwa in Kinderlebensmitteln verbreitet werden. Irrtum, sagt Benoit Chassaing: Die Stoffe wurden eben »nicht ausführlich untersucht«, sondern kurzerhand als »generell sicher« deklariert (*Generally Recognized As Safe*, kurz GRAS) und »in großem Stil in Lebensmitteln« eingesetzt. Das ist die amerikanische Art bei der Zusatzstoff-Zulassung: Die Herstellerfirmen können selbst entscheiden, ob sie ihre Chemikalien für »sicher« halten, das dann den Behörden mitteilen, und wenn denen nichts Gegenteiliges bekannt ist, wird das einfach eingesetzt und verzehrt.

Besser ist es natürlich, solche merkwürdigen Substanzen, die das Immunsystem schwächen und Allergien fördern, weiträumig zu umgehen. Wie? Mit echtem Essen. Mit »hausgemachten Lebensmitteln«, so Kate Grimshaw von der Universität Southampton in einem gemeinsamen Aufsatz mit vielen anderen britischen Kollegen, der 2014 in der Fachzeitschrift *Journal of Allergy and Clinical Immunology* erschienen ist. Denn: »Die Ernährung der Kleinkinder mit großen Mengen an Obst, Gemüse und hausgemachten Lebensmitteln ist mit weniger Nahrungsmittelallergie im Alter von zwei Jahren verbunden.«

Vor allem im ersten Lebensjahr könne »die Ernährung der Kinder die Allergieentwicklung verändern«. Und da kommt es dann offenbar schon sehr darauf an, aus welcher Sphäre diese Nahrung kommt: Natur – oder Industrie. Was besser ist fürs Immunsystem? Klar: die »natürliche Ernährung«. Die sei der beste »Schutz« gegen Allergien. Die sogenannten Ballaststoffe in echtem Obst und echtem Gemüse etwa aktivieren bestimmte Bakterienfamlien, die eine tragende Rolle spielen bei der Immunabwehr. Wenn mehr Ballaststoffe kommen, dann wirkt das ausgleichend auf die Immunkämpfer, die dann nicht mehr dauernd unter Strom stehen.

Dann werden auch nicht mehr die Befehlsketten ausgelöst, unter denen die allergischen Kinder so zu leiden haben. Dann bleiben jene Waffen im Depot, die gegen Würmer und Parasiten bereitgehalten werden, die bei Allergikern gefürchteten sogenannten Immunglobuline (IgE) – es sind ja keine Würmer und Parasiten in Sicht. Das zeigten Versuche an Mäusen, über die die Wissenschaftler Kei E. Fujimura and Susan V. Lynch von der Universität von Kalifornien in San Francisco 2016 in der Zeitschrift *Cell Host Microbe* berichtet haben. Durch die

Ballaststoffe verändern sich die Verhältnisse unter den Bakterienfamilien im Darm, deshalb werden keine Alarmpläne aktiviert, die völlig übertrieben und unnötig sind. Ballaststoffe, das sind jene Nahrungsbestandteile, die in industrieller Kindernahrung eher selten, in echtem Essen, Obst und Gemüse aber häufig anzutreffen sind.

Das bedeutet: Besseres Essen sorgt für ein besseres Immunsystem. Echtes Essen, nicht klinisch reines. »Mehr Dreck wagen«, so formuliert das der Schweizer Professor Lauener, »das ist die aktuelle Kurzzusammenfassung der Erkenntnisse.« Dazu gehören natürlich auch ein paar Bakterien, zu Schulungszwecken für die Immuntruppe. »Mikroben sind eben schützend und nicht gefährlich«, sagt Immunologe Lauener.

Auch die sogenannten Omega-3-Fette sind offenbar bei den guten Bakterien dort unten im Bauch sehr begehrt: Sie finden sich in Fischen, in Milch und Fleisch von glücklichen Kühen, die Gras fressen durften statt Kraftfutter, und vor allem: in Leinöl (siehe Hans-Ulrich Grimm: Leinöl macht glücklich). In industrieller Nahrung sind sie eher selten, weil sie sehr empfindlich sind, nicht sehr lange halten und daher das *Shelf Life* gefährden, die Lebensdauer der Produkte im Supermarktregal. Im Darm sind sie sozusagen die Idealbesetzung, denn sie produzieren unter anderem das, was volkstümlich »Glückshormone« genannt wird.

Was fürs Immunsystem ebenfalls hilfreich sein kann, sind ein paar spezielle Bakterien, die ins soziale Milieu dort passen. Die aus Joghurt zum Beispiel. Ein ideales Futter für die Immuntruppe dort unten ist also: selbst gemachtes Müsli mit Haferflocken, Obst, das es gerade gibt, Erdbeeren, Äpfel, Bananen, und ein Löffel Leinöl. Vielleicht auch noch ein paar Leinsamen dazu. Das kann das harmonische Zusammenleben der Bakterienfamilien dort unten im Darm besonders positiv beeinflussen – und auch ihre Schlagkraft, wenn Angreifer kommen.

»Biodiversität« nennt das vornehm Brittany Campbell von der Universität im australischen Melbourne. Eine »höhere Biodiversität im frühen Leben«, auf den Bauernhöfen zum Beispiel, stärkt die Gesundheit des Kindes, sagt Campbell, die zusammen mit Kollegen aus 14 Ländern den »Farm-Effekt« untersucht und darüber 2017 im Fachblatt *Thorax* berichtet hat.

Auf dem Bauernhof spielt bei der »Biodiversität« nicht nur der Stall eine zentrale Rolle, sondern auch die Ernährung, genauer: die Milch. Denn sie kommt direkt von der Kuh, als Rohmilch. Die gilt ja unter Gesundheitsexperten, Medizinern und Behörden, als extrem gefährlich. Als Bakterienherd. Das Getränk, von dem alle Fachleute strengstens abraten. Vor allem bei Kindern. Obwohl eigentlich bei den Kindern der Studie nie etwas passiert ist.

Außer, dass sie weniger Allergien hatten: »Bei Kindern, die regelmäßig Rohmilch trinken, verringert sich das Asthmarisiko um bis zu 50 Prozent«, sagt die Münchner Professorin Erika von Mutius, die wie Lauener in der internationalen Farm-Forschungsgemeinschaft mitwirkt.

Die Milchfrage: Für das Kind und sein Immunprogramm ist sie ganz elementar. Am Anfang des Lebens soll es natürlich nicht Kuhmilch sein, sondern besser Mamas Milch. Denn die stärkt das Immunsystem ganz direkt. Das Baby, das ja noch kein Immunsystem im Darm hat, bekommt von Mama via Milch die nötigen Immunsignale geliefert. Und was steckt da alles drin? Das deutsche Bundesinstitut für Risikobewertung (BfR) listet zahlreiche »immunologisch wirksame Substanzen«, die die Muttermilch enthält, einzeln auf. Die Details verstehen natürlich nur Fachleute, aber auch Laien sind schwer beeindruckt angesichts der Vielfalt von

Immunkämpfern, die die Mutter dem Kind da täglich mehrmals fürsorglich einflößt.

Die Immunglobuline zum Beispiel, sie heißen IgA, IgG und IgM. Auch mit dabei: Laktoferrin und Laktoferrizin B + H. Natürlich Lysozym und Laktoperoxidase. Nukleotidhydrolysierende AK sowieso, aber auch κ-Kasein, und α-Laktalbumin, dazu Haptocorrin, Muzine und Laktadherin. Auch Zytokine, wie IL-10 und TGF-β. Selbstverständlich TNF-α und IL-6 Rezeptoren, und nicht zu vergessen: antiidiotypische Antikörper. Und viele andere mehr.

Und: Mikroben satt. Natürlich völlig ungefährliche, aber immerhin bis zu 700 verschiedene Bakterienarten, von denen die meisten sogar neu sind für die Wissenschaftler. Deshalb ist es wichtig, diesen Übergabeprozess nicht zu stoppen, meint Noel T. Mueller vom Department of Epidemiology an der Columbia University in New York, in einem wissenschaftlichen Artikel mit dem Titel: »Die Entwicklung des kindlichen Mikrobioms – die Mutter macht's«. Problematisch ist, wenn nicht Mamas Milch, sondern die Milch aus dem Fläschchen kommt. Die störe die Übergabe von wichtigen und notwendigen Bakterien: »Fläschchenmilch, auch in kleinen Mengen während der Stillzeit gegeben«, kann »die Bakteriengemeinschaften verändern, die sich normalerweise im Darm eines gestillten Säuglings befinden«. Kinder, die Fläschchenmilch kriegen, haben weniger dieser Kleinstlebewesen vom Typ *Bifidobacterium* und *Lactobacillus,* dafür mehr *Bacteroides fragilis,* mehr von den Gattungen *Clostridium, Streptococcus, Enterobacteria* und *Veillonella spp.*

Die Milch aus dem Fläschchen, von Fachleuten »Formula-Nahrung« genannt, klingt nach einer Zauberformel. Und tatsächlich ist sie ja auch, wie andere sagen, eine »Kunst-Milch«. Für die Mutter mag es bequem sein und gut fürs

Bruttosozialprodukt, weil das Baby mutterunabhängig gefüttert werden kann, die Umsätze steigen, die Mutter arbeiten kann. Fürs Baby ist es, nach aktueller Datenlage, nicht so gut. Manche würden sagen: eine Katastrophe. Klar: Wenn es gar nicht anders geht, kann das Kind auch damit überleben. Es kann allerdings sein, dass es anfälliger wird für Krankheiten. Oder ganz direkt krank wird, und zwar schwer krank.

Denn die Milch aus dem Fläschchen ist fürs Immunsystem eine besondere Herausforderung. Es fehlen die vielen tollen Immunstoffe: die Immunglobuline, auch Lysozym und Haptocorrin, ganz zu schweigen von den anti-idiotypischen Antikörpern und all den anderen. Kein Wunder, dass das für Verwirrung sorgt in dem kleinen Menschenwesen, das da erst ein paar Tage oder Wochen auf der Welt ist.

Und das hat Folgen fürs Leben, meint Marie-Claire Arrieta von der Universität im kanadischen Calgary: Die Verwendung von Säuglingsnahrung aus dem Fläschchen sei ein »Risikofaktor für die Entstehung von Krankheiten«, weil sie, im Vergleich mit der Muttermilch, die richtige Entwicklung des Immunsystems des Neugeborenen beeinträchtige und sogar den Stoffwechsel im späteren Leben verändere, schreibt sie in einem Aufsatz über das »Darm-Mikrobiom im frühen Leben: Gesundheit und Krankheit«, 2014 erschienen im Fachmagazin *Frontiers in Immunology*.

Und das wiederum hängt mit einem ganz elementaren Unterschied zusammen zwischen der mütterlichen und der industriellen Variante von Milch für den Säugling. Der Körper des Kindes ist natürlich evolutionär auf die Milch von Mama eingestellt. Die Milch aus dem Paket mit Pulver von Nestlé oder Hipp, Humana oder Aptamil – sie ist in Wahrheit: Milch von der Kuh, die eigentlich für ein Kalb gedacht ist.

Klar: Wenn es gar nicht anders geht, bleibt nichts anderes übrig, als das Kind mit diesem Kunstprodukt zu füttern.

Aber: Für das Menschenbaby ist das prekär. Da kommen plötzlich irgendwelche seltsamen Botschaften, die an ein Kalb gerichtet sind.

Das kann ja nur eine Verwechslung sein, denkt sich das Immunsystem und nimmt den Kampf auf. Aber so richtig gut ist es ja noch nicht, im gezielten, punktgenauen Antiterrorkampf. Da kann es sein, dass der Schuss mal nach hinten losgeht.

Und das kann dramatische Folgen haben.

Fatale Signale: falsche Botschaften an kleine Babys

Kapitel 5, in dem die Milch für Kinder und Kälber vertauscht wird

Hässliche Pickel im Gesicht – was kann denn die Milch dafür? / Verbotene Lüge: die Werbung von Nestlé und Hipp – und die Gesetzeshüter im Tiefschlaf / Das ist amtlich: Kunstmilch macht krank – aber macht sie auch dumm und bremst die Karriere? / Verkehrte Fronten: Frauen gegen Stillen / Was macht das Kind schlank und lustig? Milch, frisch und fettig!

Pickel sind peinlich. Fast alle Teenager kriegen sie, bekämpfen sie mit Seifen, Salben, Lotionen, aber wünschen sich nichts sehnlicher als einen Schalter, bei dem man, sobald sie sprießen, auf »AUS« drücken kann. Den Schalter gibt es. Professor Bodo Melnik hat lange danach gesucht. Und er weiß auch, warum der Schalter bei den meisten auf »AN« steht.

Melnik ist Dermatologe, Hautarzt also, er hat eine gut gehende Praxis und eine Professur dazu. Irgendwann war er auf eine wissenschaftliche Studie gestoßen, von der berühmten Harvard-Universität, und die hatte gezeigt, dass bei den untersuchten rund 50 000 Krankenschwestern jene besonders viel Pickel hatten, die viel Milch trinken.

Die Milch lässt Pickel wachsen?

Prof. Melnik: »Das habe ich mich natürlich auch gefragt. Was macht die Milch da? Die muss ja irgendein Signal setzen.«

Die Sache mit dem Schalter. Die Milch ist es, die sozusagen auf den Schalter drückt, auf dem »AN« steht. Professor Melnik trägt ein blütenweißes Hemd, er trinkt Schwarztee, den die Sprechstundenhilfe in seiner Praxis in Gütersloh serviert. Melnik forscht gemeinsam mit Kollegen der Universität Osnabrück und anderen Hochschulen, und er publiziert wissenschaftliche Arbeiten in internationalen Fachjournalen.

Melnik referierte auch auf einem Nestlé Nutrition Institute Workshop, das war schon im Jahr 2010 in Marrakesch. Da ging es unter anderem um die Pickel-Frage. Und Nestlé, der größte Milchkonzern der Welt, verfolgt natürlich sehr aufmerksam, was da auf seinem zentralen Geschäftsfeld passiert, mit der *Cash Cow* gewissermaßen. Nestlé verdient ja viel Geld mit Babymilch. Und auch die hat einen »Auftrag«, meint Melnik.

Die Milch hat einen Auftrag? Welchen Auftrag?
Prof. Melnik: »Die Milch schiebt Wachstum an. Dafür ist sie konzipiert.«

Das ist eigentlich logisch: Jede Milch hat diesen Auftrag. Schließlich ist die Milch ein fast universelles Nahrungsmittel für den Nachwuchs. Die Milch von Mama Ziege, die Milch von Mutter Elefantin. Der Auftrag ist immer der gleiche. Die Knöpfe drücken, die das Wachstum anschieben.

Aber was passiert, wenn die Milch vertauscht wird? Und das Baby von der Menschenmutti jetzt plötzlich eine Milch schluckt, die im Auftrag von Mutter Kuh Signale fürs Kalb enthält?

Mit der Milch fürs Kalb wird das Menschenbaby fehlprogrammiert, meint Professor Melnik. Denn wenn der Schalter fürs Wachstum für ein Kalb eingestellt wird, dann kann das bei einem zarten Menschenbaby erhebliche Verwerfungen zur Folge haben: erhöhte Krankheitsrisiken, »gesundheitliche Langzeitschäden«, sagt Melnik.

Vor allem ganz am Anfang des Lebens ist das prekär. Die Milch ist da das zentrale Thema. Ohne Milch geht es nicht, beim Menschen, genau wie bei vielen anderen Lebewesen. In der langen Zeit der Evolution hat das Menschenbaby die Milch von der Mama bekommen, und nicht die von Nestlé, Hipp und Milupa verwandelte Milch von der Kuh. Erst später, wenn das Kind größer ist, kam die Milch von der Kuh, und zwar direkt ab Kuh. So war das einst. Und so ist das heute noch auf dem Bauernhof. Und so ist das auch gesund.

Heute aber kommt die Milch von der Kuh viel früher, via Fläschchen, kaum dass das Menschenkind ein paar Stunden auf der Welt ist. Und später, wenn das Kind größer ist, wird es mit der Milch von der Kuh fast überschüttet. Es gibt ja auch, dank Kühlschränken und Turbo-Kühen, viel mehr davon. Und sie ist auch noch verändert worden, hat deshalb oft einen ganz anderen Charakter und mithin ganz andere Wirkungen aufs Kind als die Milch direkt ab Kuh. So wie die H-Milch zum Beispiel, die monatelang haltbar ist. Oder wie bei Produkten wie der *Milupino Kindermilch*, die ein ganz seltsames, chemisch aufgerüstetes Gebräu ist, das die zuständigen Gesundheitsbehörden am liebsten verbieten würden. Oder die *Milch-Schnitte* von Ferrero, bei der die Milch erstmals schnittfest wurde.

Der Mensch, sein Kind und die Kuh haben zwar eine lange, gemeinsame Evolution hinter sich. Aber jetzt hat sich die Industrie dazwischengeschaltet, mit ihren eigenen Interessen. Fragt sich nur: Was macht diese Milch jetzt mit unseren Kindern? Vor allem, wenn sie sie gleich nach der Geburt bekommen?

Sie eröffnet dem Kind glänzende Perspektiven. So verspricht es ja die Werbung, zum Beispiel in der Zeitschrift

Eltern: »Die gesunde Zukunft Ihres Babys liegt in Ihren Händen«, steht da, in einer Anzeige für *Aptamil Profutura* aus dem Hause Milupa. Im Internet werben sie auch damit. Vorne ein Baby, ein blondes Bübchen, es schwingt zwei Trommelstäbe. Im Hintergrund ist es schon erwachsen und tatsächlich: ein Dirigent, der den Taktstock schwingt.

Aptamil sieht ja sehr nach Hightech aus, schon die Verpackung. Vorsprung durch Technik, so wirkt das, und wenn das Kind *Aptamil* tankt, dann klappt es auch mit der Karriere. Mit dem Kanister aus dem Drogeriemarkt können wir die Zukunft unseres Kindes beeinflussen! Sagt die Werbung von *Aptamil:* »Aktuelle wissenschaftliche Erkenntnisse weisen darauf hin, dass maximal 20 Prozent der zukünftigen Gesundheit eines Babys durch seine Gene geprägt werden. Mindestens 80 Prozent werden durch äußere Faktoren in jungen Jahren bestimmt, welche Sie von Anfang an positiv beeinflussen können. Hierbei spielt die Ernährung eine wesentliche Rolle.«

Eines stimmt: Die Ernährung spielt wirklich eine zentrale Rolle.

Aber Aptamil?

Die Werbung sagt: »*Aptamil Profutura Anfangsmilch Pre* ist genau auf die Ernährungsbedürfnisse Ihres Babys von Geburt an abgestimmt und unterstützt seine zukünftige Entwicklung.«

Die Wahrheit ist: *Aptamil* beruht auf Kuhmilch. Und die hat für die Karriere des Kalbs die richtigen Signale im Gepäck. Wenn unser Kind aber die Signale empfängt, was ist dann?

Das ist dann »höchst bedenklich«. Meint Professor Melnik. Denn das Baby kann sich nicht äußern, wie es dazu steht, dass es jetzt die Milch von einem ganz anderen Lebewesen trinken soll, noch dazu von einem Rindvieh. Babys wollen das auch nicht, wie Untersuchungen ergaben. Die wollen immer die Milch von Mama. Und darauf hat das Baby auch ein Recht, mahnt Melnik: »Das unmündige Neugeborene, das selbst nicht in der Lage ist, sein Geburtsrecht auf Muttermilch einzufordern, bedarf unseres besonderen Schutzes.«

Klar: Wenn Mütter nicht stillen können, dann haben sie keine andere Wahl. Das ist dann so etwas wie ein Notfall, ein Fall für Arzt und Apotheke. Dann bleibt den Frauen und ihren Kindern einfach nichts anderes übrig. Und klar: Ein Kind kann auch mit Fläschchen gedeihen. Gar keine Frage. Melnik fordert aber für solche Fälle eine »Verschreibungs- und Beratungspflicht«. Zum einen im Interesse des Kindes, zum anderen aber im Interesse »der Solidargemeinschaft der Versicherten, die für gesundheitliche Langzeitschäden aufkommen müssen«.

Langzeitschäden? Durch die Milch aus dem Fläschchen?

Sie erhöhe, sagt Melnik, und das sagen auch die Studien, das Risiko für Übergewicht und Diabetes, für Allergien und Asthma, für Bluthochdruck und Herzkrankheiten. Für die Intelligenzentwicklung scheint sie auch nicht gerade das Ideale. Die Kinder, die das Fläschchen kriegten, könnten zudem ein erhöhtes Risiko für chronisch entzündliche Darmerkrankungen wie *Morbus Crohn* und *Colitis Ulcerosa* entwickeln.

Sogar die Karriere der Kunstmilch-Kinder verläuft suboptimal, glaubt man den neuesten wissenschaftlichen Erkenntnissen statt der Werbung.

Auch die Weltgesundheitsorganisation (WHO) kämpft gegen die Kunstmilch – weil die Abkehr vom Stillen eine Fülle von Gesundheitsproblemen mit sich bringt. Die Pulver-Babymilch steht als Gesundheitsproblem für manche Beobachter damit schon auf einer Stufe mit Rauchen, ungeschütztem Geschlechtsverkehr und Übergewicht.

Selbstverständlich wird, wie bei den Babygläschen, auch

bei der Milch aus dem Fläschchen normalerweise kein Kind unmittelbar krank. Auch kann ein Kind das Fläschchen kriegen und trotzdem pumperlgsund durchs Leben gehen. Aber: Das Risiko steigt. Nicht nur bei den großen Zivilisationsleiden, später im Leben. Auch bei den nervigen Alltagskrankheiten, in Kita, Kindergarten, Schule.

So müssen Fläschchenkinder doppelt so häufig ins Krankenhaus. Sie haben bis zu mehr als dreimal so viele Infektionen, unter anderem der unteren Atemwege. Sie haben auch häufiger gefährliche Darmentzündungen. Und öfter Mittelohrentzündungen, auch Schnupfen, sie kriegen erstaunlicherweise sogar öfter eine Blutvergiftung und Harnwegsinfektionen und bakterielle Hirnhautentzündungen. Also: Die Kunstmilch am Anfang beeinflusst das Leben schon in der Kindheit, und zwar negativ. Genauso geht es dann weiter.

Kunstmilch-Kinder sind häufiger verhaltensauffällig. Das fanden Forscher von den Universitäten Oxford, London, Essex und York um die Professorin Maria Quigley heraus. 10 037 Kinder hatten sie dafür untersucht, ihre Studie erschien im Fachblatt *Archives of Disease in Childhood.* Immerhin 16 Prozent der Kunstmilch-Kinder wiesen als Fünfjährige Verhaltensstörungen auf, bei den Kindern, die mindestens sechs Monate voll gestillt wurden, waren es nur 6,5 Prozent. Die Kunstmilch soll sogar das Risiko für Leukämie im Kindesalter erhöhen. Und das Risiko, am plötzlichen Kindstod zu sterben, um ein Drittel.

Auch auf lange Sicht sind Effekte nachweisbar; die erhöhte Gesundheitsgefahr durch Fläschchen ist sozusagen amtlich festgestellt. Das deutsche Bundesinstitut für Risikobewertung (BfR), die wichtigste Behörde im Lande zur gesundheitlichen Beurteilung von Nahrungsmitteln, sieht »ein höheres Risiko für eine Reihe von Erkrankungen« für »mit industriell hergestellter Säuglingsnahrung ernährte Kinder«. So die Stellungnahme des Instituts über »Unterschiede in der Zusammensetzung von Muttermilch und industriell hergestellter Säuglingsanfangs- und Folgenahrung und Auswirkungen auf die Gesundheit von Säuglingen« vom 16. Juli 2012.

Besonders gefährlich, und zwar akut gefährlich, ist die Milch aus dem Fläschchen dort, wo sie besonders erfolgreich vermarktet wird: in den ärmeren Ländern dieser Welt. Zwar sind die Stillraten in den Entwicklungsländern immer noch höher als in den Industriestaaten, aber sie sind stark rückläufig. Mittlerweile wird nur noch jedes dritte Baby dort ein halbes Jahr lang ausschließlich gestillt. Zwei von drei Babys in Entwicklungsländern werden heute, zumindest zeitweilig, mit der Kunstmilch aus Konzernproduktion ernährt. Und das ist dort sogar eine ganz akute, ja oft tödliche Gefahr. Denn dadurch verdoppelt sich das Risiko, an lebensbedrohlichen Durchfällen zu erkranken.

»Nestlé tötet Babys«, lautete deshalb der Vorwurf einer berühmten Kampagne, die das Image des Kindermilch-Pioniers über Jahrzehnte belastete. Aktivisten in aller Welt, aber auch Organisationen wie das Weltkinderhilfswerk Unicef kritisieren vehement die Vermarktungspraktiken der Pulver-Konzerne – und beklagen die Todesfälle bei Kindern durch Fläschchenmilch.

Das passt natürlich gar nicht mit dem Selbstbild des Vorreiters aus der Schweiz zusammen. Denn eigentlich fühlt sich der Konzern traditionell eher als Wohltäter, er preist seinen Firmengründer Heinrich »Henri« Nestlé als »Erfinder mit unternehmerischem Tatendrang«, gerade bei seiner größten Innovation: Er war der Erste, der so ein Kunstgetränk als Muttermilchersatz auf den Markt gebracht hatte, sein »Kindermehl«, im Herbst 1867.

Dass er darauf kam, war eigentlich Zufall. Zuvor hatte der

Geschäftsmann mit Zement gehandelt, mit Steinen, Dünger, Gas und auch Petroleumlampen. Dann also »Kindermehl«. Dafür experimentierte er mit allerlei Ingredienzien, nahm schließlich Milch, Mehl und Zucker, backte einen Zwieback, pulverisierte ihn und rührte ihn in eingekochte Milch. Dann wurde das Gemisch getrocknet, ein bisschen Kaliumbicarbonat (E501) hinzugegeben – und fertig war der Welterfolg.

Das Zeug passte in seine Zeit, ins 19. Jahrhundert. Es war, wenn man das so sehen will, ein Meilenstein für die Befreiung der Frau, eröffnete ihr ganz neue Möglichkeiten, auf Maloche zu gehen, was damals oft bedeutete: ins Bergwerk, in die Fabrik, 16 Stunden am Tag, sechs Tage die Woche. Und auch für ihre Babys war Henri Nestlés »Kindermehl« ein Segen, findet die Firma noch heute: »Seine Säuglingsnahrung rettete vielen Babys, die nicht gestillt werden konnten und andere Ersatznahrung nicht vertrugen, das Leben.« Das stimmt wohl sogar und ist nicht nur Marketingprosa.

Aber: Es hängt stark vom Wasser ab, mit dem das Pulver aus der Packung anzurühren ist. In der Schweiz ist das kein Problem, in ganz Mitteleuropa nicht. Ganz anders aber in Entwicklungsländern. Wenn dort das Wasser verseucht ist, kann die Fläschchenfütterung fürs Baby tödlich enden. Und über kurz oder lang sogar für die Mutter. Denn auch für sie wäre Stillen gesünder. Es schützt sie vor vielen Krankheiten, etwa Brustkrebs. Wenn sie statt der Brust das Fläschchen reicht, erhöht sich ihr Risiko. Weltweit seien »20 000 jährliche Todesfälle wegen Brustkrebs« dadurch zu beklagen und sogar insgesamt »823 000 jährliche Todesfälle bei Kindern unter fünf Jahren«, wie der Epidemiologe Cecsar G. Victora vom Zentrum für gesundheitliche Chancengleichheit an der Universität von Pelotas in Brasilien vorrechnet, in einem Artikel, der im Januar 2016 im britischen Medizinerblatt *The Lancet* erschienen ist.

Eigentlich will das Kind so etwas nicht. Und interessanterweise identifiziert das Immunsystem eines winzigen Säuglings so ein Produkt als fremd, ja als feindlich. Das Problem ist: Zwar ist das Immunsystem des Kindes offenbar schon früh in der Lage, solche verdächtigen Substanzen als Fremdstoff zu identifizieren und an die zuständigen Abwehrkämpfer weiterzureichen, die dann ihre Waffen wetzen gegen die Eindringlinge. Das Dumme ist nur: Manche Bestandteile des eigenen Körpers sehen, jedenfalls aus Sicht des kindlichen Immunsystems, ganz ähnlich aus. Und damit nimmt das Verhängnis seinen Lauf. Die Immunkämpfer des Kindes richten ihre Waffe nicht nur gegen *Aptamil* und *Milumil* und Hipp *Combiotik,* sondern auch gegen Bestandteile des eigenen Körpers, die so ähnlich erscheinen. Und diese sind ausgerechnet lebenswichtig und werden bei der Energieversorgung gebraucht.

Auf diese Weise kann es zu Diabetes Typ 1 kommen, der jugendlichen (juvenilen) Form der Zuckerkrankheit, eine Krankheit, die neuerdings auf dem Vormarsch ist und vor allem in den Schulen zu erheblichen Problemen führt für die betroffenen Kinder. Sie müssen täglich mehrmals Insulin spritzen, jenes Hormon, das dafür sorgt, dass die Energiequelle Zucker (Glukose) vom Körper aufgenommen werden kann. Bei ihnen funktioniert die Bauchspeicheldrüse nicht mehr, die das Insulin eigentlich produzieren soll.

Bisher galt das als Schicksalsschlag. Ursache unklar.

Jetzt stellt sich heraus: Die Bauchspeicheldrüse ist offenbar Opfer einer verhängnisvollen Verwechslung geworden. Forschungen deuteten schon länger darauf hin. Weil das arme Menschenkind die Fläschchenmilch bekommen hat, das Getränk von Mama Kuh für das Kalbskind, hat sein Immunsystem zur Jagd geblasen auf die fremden Elemente. Möglicherweise zielt es auf ein Molkeneiweiß in der Kuhmilch, das

BSA heißt (Bovines Serumalbumin). Und weil offenbar ein »Oberflächeneiweiß« auf den Betazellen der eigenen Bauchspeicheldrüse ganz ähnlich aussieht wie das BSA der Kuh, nehmen die Immunkämpfer das eigene Organ ins Visier.

Auch andere Milcheiweiße können Diabetes-Auslöser sein: Beta-Casein beispielsweise, wie britische Forscher herausfanden. Oder, das fanden Finnen heraus, Beta-Lactoglobulin. Es kann aber auch an einem sogenannten Beta-Casomorphin mit dem Kürzel BCM-7 liegen, so eine Studie aus dem Jahr 2010. Oder sogar am Insulin der Kuh. Noch ist das alles nicht eindeutig geklärt. Aber dass die Milch fürs Kalb dem Menschenkind fremd erscheint und es darauf reagiert, das ist eigentlich klar und in der Medizin bekannt: »Die Gabe von kuhmilchbasierten Muttermilchsupplementen im Säuglingsalter führt zur Bildung von Antikörpern«, sagt etwa Professor Karsten Müssig vom Deutschen Diabetes Zentrum in Düsseldorf. Und das begünstigt offenbar die Zerstörung der Betazellen durch das eigene Immunsystem. Ob längeres Stillen wirklich schützt, ist unter Forschern ebenfalls umstritten; aber da es ja ohnehin die ideale Ernährungsform für ein Menschenbaby ist, empfehlen sie es trotzdem mit Nachdruck.

Denn auch die alternativen Pulvermilchprodukte sind ja nicht unbedingt kindgerecht, die Kunstmilch auf Sojabasis, die wiederum ganz eigene Risiken und Nebenwirkungen hat, etwa hormonelle, weil Soja wirken kann wie ein weibliches Geschlechtshormon. Und da können Kleinkindern schon Brüste wachsen, wie Studien gezeigt haben (siehe Hans-Ulrich Grimm: Tödliche Hamburger).

Die Milch wirkt also tatsächlich auf weit vielfältigere Art als bisher angenommen. Bisher ging es da vornehmlich um Kalorien, Vitamine, Nährstoffe oder auch Schadstoffe, um Krankheitserreger, Bakterien. Früher hieß es, Milch sei nichts als

Nahrung: *Just Food*. Jetzt wird klar: Es geht um weit mehr. Es findet tatsächlich so etwas wie Kommunikation statt, es werden Reaktionen ausgelöst, auch Abwehrreaktionen wie jene, die dann möglicherweise zur »juvenilen Zuckerkrankheit« führen können.

Milch ist viel komplexer als bisher gedacht. Sie muss viele Entwicklungen anstoßen. »Milch ist nicht nur Nahrung, sondern übermittelt auch Signale«, sagte schon der schwedische Mediziner Professor Stig Bengmark, der als »lebende Legende« seines Faches gilt. Die Milch ist nicht nur ein Brennstoff oder ein Baustoff für den Nachwuchs. Sie hat auch eine Botschaft. Sie spielt auch ein Programm auf. Für die zentrale Aufgabe, die so ein kleines Wesen hat: wachsen.

Wachstum auslösen, das ist der zentrale Auftrag der Milch. Das Wachstum beim kleinen Menschenkind aber muss natürlich ganz anders organisiert werden als bei einem Kälbchen. Und das sei »der Kern des Problems«, sagt Milchkritiker Melnik, »dass die Fläschchen-Milch Kuhmilch ist und fürs Kalb gedacht. Deshalb kommuniziert sie in anderer Weise mit dem Baby als die Muttermilch.«

Das Kalb muss ja viel größer werden und schneller wachsen, es verdoppelt sein Gewicht in 40 Tagen. Deshalb enthält die Milch auch 3,5 Prozent Eiweiß. Die Muttermilch fürs Menschenkind hat aber nur um die 1,0 bis 1,2 Prozent, denn das Baby muss viel langsamer wachsen: Es braucht 180 Tage, um sein Gewicht zu verdoppeln. »Je mehr Eiweiß, desto schneller das Wachstum«, sagt Professor Melnik.

Für das Wachstum hat der Körper genaue Pläne. Das muss ja alles angeschoben werden, damit die Haut wächst, damit die Knochen, die Organe wachsen. Es muss Elemente geben, die den Prozess vorantreiben, und andere, die ihn bremsen. Damit das Kind nicht irgendwann so groß wird wie eine Giraffe.

Es gibt diverse Beteiligte, die die Befehle weitertragen und die Wachstumsprozesse organisieren. Es geht wieder um die T-Zellen, wie beim Immunsystem, und um die mäßigenden Tregs. Es gibt aber auch andere Beteiligte, sie heißen zum Beispiel FoxO1 oder FoxP3 und IGF-1. Außerdem die Mikro-RNA, das sind flaschenpostartige Botschaften, die Befehle übermitteln, das Wachstum befeuern – leider auch das Krebswachstum. (Die dafür zuständigen Flaschenpost-Typen heißen mRNA-21 und mRNA-29.)

Und es gibt eine Art Zentralschalter, der dann die weiteren Wachstumssignale aktiviert. Dieser Zentralschalter heißt mTORC1 (für Chemiefreaks: Es handelt sich um ein Enzym namens »mammalian Target of Rapamycin Complex«).

Und wer drückt den Zentralschalter?

Genau: die Milch. Noch genauer: das Eiweiß in der Milch. Und weil die Kuhmilch mehr Eiweiß hat als die Milch von Mama, entfaltet sie auch mehr Wachstums-Power. Sie drückt also den Zentralschalter mTORC1 und löst damit ganze Kaskaden von Aktivitäten aus. Sie hängen alle mit der Aufgabe der Milch zusammen, das Wachstum zu organisieren.

So kann die Milch bei Kindern, aber auch bei Erwachsenen, auch zur anderen Form der Zuckerkrankheit führen: Diabetes Typ 2. Und zwar, weil über den Zentralschalter mTORC1 auch der Ausstoß von IGF-1 ausgelöst wird, der »insulinartige Wachstumsfaktor« *(Insuline Like Growth Factor)*. Der schaltet dann noch einmal den Turbo ein, treibt zum Beispiel den Insulinspiegel nach der Mahlzeit beschleunigt in die Höhe, ganz ähnlich wie beim Zucker im Essen – und aus diesem Grund kann die Milch also auch zur Zuckerkrankheit Diabetes Typ 2 beitragen.

Oder die Pickel wachsen lassen. Auch dafür hat der Körper ein Programm, niedergelegt in einschlägigen Genen. Und wenn die Signalkette schon mal aktiviert ist, dann können über mTORC1 und dieses IGF-1 auch die Akne-Zielgene erreicht werden. Dort wird der Schalter auf »AN« gelegt. Befehl: »Pickel wachsen lassen«.

Es kann natürlich auch Krebs wachsen. Und vieles andere.

Professor Melnik sieht Akne als »Indikatorkrankheit« für alle Gesundheitsstörungen, die durch erhöhten Insulinspiegel ausgelöst werden: »Das kann zu viele Fettzellen erzeugen, das heißt, wir können hier über diesen mTORC-Komplex zu viel und zu viel mächtiges Fettgewebe produzieren und damit die Basis schaffen für späteres Übergewicht. Wir haben Hinweise, dass diese mTORC-Störung auch die Herz-Kreislauf-Funktion verändert.«

Das Kind wird umprogrammiert, völlig unmerklich.
Prof. Melnik: »Ja, es geht natürlich langsam los, es ist nicht sofort sichtbar, die Folgen zeigen sich erst in 20 oder 30 Jahren, also Übergewicht, das Diabetes-Risiko wird erhöht, auch hier spielt dieser mTORC-Komplex eine Rolle, auch beim Krebsrisiko. Auch da wird ja Wachstum ausgelöst. Krebswachstum. Das bedeutet, wir schaffen hier die Grundlage für unsere Zivilisationskrankheiten, die beginnen also ganz früh, in dieser Phase.«

Beim Baby.

Prof. Melnik: »Besonders sensibel ist die Zeit nach der Geburt, weil da sozusagen ein Fenster ist für lebenslange Programmierung. Wenn ich in diesem Programmierungsfenster etwas vermurkse, dann haben wir Zivilisationskrankheiten als Folgeschäden.«

Vermutlich ahnt das Baby das schon alles, vielleicht gibt auch sein Immunsystem geheime Signale. Sicher ist jedenfalls: Das Baby will das alles nicht. Wenn es die Wahl hat, entscheidet es sich instinktiv für die Milch von Mama. So »bevorzugen alle Kinder die Muttermilch, selbst wenn sie schon länger mit Ersatzmilch ernährt wurden«, schreiben die französischen Geschmacksforscher Benoist Schaal und Maryse Delauney-El Allami vom European Center for Taste and Smell im burgundischen Dijon in der Zeitschrift *Gehirn & Geist*. Das hatten ihre Experimente gezeigt.

Es »fühlen sich alle Kinder von Muttermilch oder von dem Duft einer milchgebenden Brust angezogen – egal ob sie gestillt oder von Anfang an mit dem Fläschchen ernährt wurden. Bietet man Babys in einem Auswahltest den Geruch von Muttermilch und den von künstlicher Flaschenmilch an, bevorzugen alle Kinder den der Muttermilch, selbst wenn sie schon länger mit Ersatzmilch ernährt wurden.«

Wer also gegen den erkennbaren Willen der Babys sein industriell produziertes »Kindermehl« verkaufen will, hat es mithin nicht leicht. Es ist eine Herausforderung für die Werbeabteilung. Aber natürlich kein größeres Problem, etwa für die Vermarktungsprofis von Nestlé. Die feierten sensationelle Erfolge auch in der Dritten Welt dank der Tricks, mit denen sie die Mütter täuschten. So schickten sie etwa »als Krankenschwestern getarnte« Verkäuferinnen vor, die dem Babymilchgeschäft »einen wissenschaftlichen Anstrich geben« und so die Mütter übertölpeln sollten. »Unethisch und unmoralisch«, urteilte der Richter im »Nestlé tötet Babys«-Verfahren im Jahr 1976. Der Konzern war gegen seine Kritiker vor den Kadi gezogen – doch der Richter gab ihnen im Wesentlichen recht.

Nestlé aber ließ sich bei seinen Geschäftspraktiken davon nicht groß irritieren. Auch nicht durch den »Internationalen Kodex für die Vermarktung von Muttermilchersatzprodukten« des Kinderhilfswerks der Vereinten Nationen (Unicef) und der Weltgesundheitsorganisation (WHO), der seit 1981 gilt. Oder einer EU-Richtlinie (2006/141/EG), die es in

Artikel 14 (3), »untersagt«, den Schwangeren, den Müttern oder überhaupt jemandem »kostenlose oder verbilligte Erzeugnisse, Proben oder irgendein anderes Werbegeschenk« zu geben. Doch das kümmert den Babynahrungs-Giganten so wenig wie seine Konkurrenten.

Weltweit werden weiter Probepackungen verschenkt, auch in Krankenhäusern, kritisierten Mediziner- und Hebammenverbände im *Deutschen Ärzteblatt:* »Beispielsweise werden kostenfrei Proben von Säuglingsnahrungen sowie Packungen mit einer Säuglingsflasche und einem Sauger mit der Aufschrift eines Säuglingsnahrungsherstellers zur Verteilung an Eltern von jungen Säuglingen an Ärzte und Hebammen abgegeben.«

Die Deutsche Gesellschaft für Kinder- und Jugendmedizin, die Berufsverbände der Kinder- und Jugendärzte, der Hebammen und Frauenärzte, auch die Nationale Stillkommission protestierten »gegen diese völlig inakzeptablen Werbemaßnahmen«. Leider ohne Erfolg, klagten sie im *Ärzteblatt:* »Bedauerlicherweise« habe dies nicht »zu einer Einstellung dieser Werbemaßnahmen geführt«.

Völlig ungerührt von den Protesten und auch wider die geltenden Vorschriften warben die Konzerne weiter mit Slogans wie »Nach dem Vorbild der Muttermilch«. Hipp zum Beispiel. Später hat die Firma dann umgestellt auf den Slogan »Nach dem Vorbild der Natur«.

Solche Formulierungen, so die Kritik der Fachverbände im *Ärzteblatt,* seien »sachlich falsch« und sogar eine »Verbrauchertäuschung«, weil die Zusammensetzung dieser Produkte der Muttermilch »keineswegs ähnlich« sei. Sie »verstößt« überdies »gegen die Regeln des WHO-Kodex und der europäischen und deutschen Gesetzgebung«. Eigentlich wären Produkte, die mit diesen Begriffen gekennzeichnet sind, »nicht verkehrsfähig«, befand auch die »Nationale Stillkommission« am Bundesinstitut für Risikobewertung (BfR), und zwar schon in einer Stellungnahme vom 16. Juli 2012.

Aber so streng wollen die deutschen Behörden da offenbar nicht sein und gegen diese Produkte wirklich vorgehen. Selbst ein Gericht, aus wettbewerbsrechtlichen Gründen angerufen, sah keinen Anlass, einzuschreiten. Und auch die Schweizer Behörden haben offenbar ein total entspanntes Verhältnis zu den Vorschriften, wenn es zum Beispiel um solche Produkte von Nestlé geht.

Etwa die neue Nespresso-Babymilch. So heißt sie natürlich nicht. Und auch George Clooney wirbt nicht für sie. Aber sie wirkt extrem cool, funktioniert ganz ähnlich wie die Nespresso-Maschine, mit Kapseln wie bei Clooney, nur dass dann halt ein Kuhmilchgetränk für kleine Menschenkinder rauskommt. Sie wird im Internet und in der Schweiz vermarktet, heißt BabyNes, 249 Schweizer Franken kostet allein die Maschine, und Nestlé wirbt dafür mit einem total verbotenen Spruch: »Nach dem Vorbild der Muttermilch hat Nestlé BabyNes entwickelt«.

Auch das verstößt natürlich gegen alle einschlägigen Gesetze, Vorschriften, den WHO-Kodex. Aber egal. Hauptsache, es wirkt. Und, was soll man sagen: Die Verkaufszahlen im Geschäftsfeld Babymilch explodieren.

Die Kunstmilchhersteller freuen sich über steigende Absatzzahlen, vor allem im »Hochpreissegment«, sagt Milupa-Vertriebsdirektor Gerald Hübner in der *Lebensmittelzeitung:* »Ein Trend, den *Aptamil* vorantreibt.« Von nichts kommt nichts, ist ja klar. Auch bei der teuren Kunstmilch: »Ganzjährig hat Milupa die Marke mit TV-Spots unterstützt«, weiß die *Lebensmittelzeitung.* »Doch auch die Arbeit des medizinischen Außendienstes und die Präsenz in 70 Prozent aller Geburtskliniken trage dazu bei, dass frischgebackene Mütter auch zu Hause Aptamil verwenden.«

Alles verboten, aber was soll's. Hauptsache, es dient dem Geschäft.

Global stiegen die Erlöse aus dem Verkauf von Milchpulver für Säuglinge und Kleinkinder von zwei Milliarden Dollar im Jahr 1987 auf 40 Milliarden im Jahr 2013. In China allein brachte 2012 der Verkauf von Muttermilchersatz zwölf Milliarden Dollar ein, die jährlichen Wachstumsraten sollen bei 14 Prozent liegen.

Allein Danone hat seine Babymilchproduktionskapazitäten verdoppelt. Die Produkte seien »weltweit stark nachgefragt«, sagte eine Sprecherin dem Fachorgan *Nutraingredients.* Sie seien in »150 Märkten« vertreten.

Die Danone-Tochter Milupa hat 170 Millionen Euro in eine neue Fabrik für Babynahrung im hessischen Fulda gesteckt. Von dort sollen jährlich etwa 90 000 Tonnen Säuglingsnahrung für 150 Millionen Packungen in 70 Länder der Welt exportiert werden. »Europa und Asien sind sehr wichtig für uns, genauso wie Lateinamerika und der Mittlere Osten.« Die Chinesen sind ja ganz verrückt nach *Aptamil.* Spätestens seit dem Babymilchskandal im Jahr 2008, als eine skrupellose Firma Melamin ins Pulver gemischt hatte, das Material, aus dem Campinggeschirr gemacht wird, auch Babyteller und Fläschchen. Mit dem Kunststoff wurde Eiweiß vorgetäuscht. 300 000 Kinder erkrankten an Nierensteinen, bei vielen führte es zu Nierenversagen, sechs Babys starben.

Mit Muttermilch wäre das natürlich nicht passiert – aber Muttermilch gilt in den aufstrebenden Ländern als hoffnungslos altmodisch. Nur *Hightech* ist vertrauenswürdig und zeitgemäß.

Und hierzulande geht der Trend auch in diese Richtung. Mittlerweile ziehen die Medien gegen die Muttermilch zu Felde, gegen die »Diktatur des Stillens« *(Der Spiegel).* Für die Kunstmilch aus dem Fläschchen. Bei Twitter wird gewettert gegen den »gesellschaftlichen Stillzwang«, unter #Bressure. Und aus der Schweiz tönt es, strikt postfaktisch: Das »Mantra der Still-Lobby«, wer nicht stille, schade seinem Kind, sei »wissenschaftlich nicht belegt«, so die *Neue Zürcher Zeitung am Sonntag*. Das ist natürlich Blödsinn: Das Gegenteil ist der Fall. Aber egal, es geht ja gar nicht um gesundheitliche Fakten, sondern um was ganz anderes: Denn schließlich laufe das Stillen »der Gleichstellung zuwider«. Und vor allem: Es »propagiert ein reaktionäres Frauenbild«.

In der Frühzeit der modernen Frauenbewegung, seit den 1968er-Jahren, galt es ja eher als ein Symbol der weiblichen Autonomie, dass die Frau nicht von irgendwelchen Babypulvermilchkonzernen abhängig war, sondern jederzeit aus eigener Kraft ihr Kind nähren konnte. Jetzt ist die Flasche das Symbol für die Befreiung der Frau, findet die französische Feminismus-Veteranin Élisabeth Badinter: »Heute kann die Flasche für eine Frau tatsächlich bedeuten, dass sie auch andere Bedürfnisse hat – und diese auch erfüllen kann – als nur die Bedürfnisse des Kindes. Und durch die Flasche kann sie die Arbeit mit ihrem Partner teilen. So gesehen, befreit die Flasche die Frau.«

Und überhaupt: »Muttermilch ist kein Allheilmittel«. Das hat der Berliner *Tagesspiegel* entdeckt. Sie hilft nicht »bei Hyperaktivität, Leseschwäche und Übergewicht«. Beim Geigenspielen, Unkrautjäten, Marmeladekochen womöglich auch nicht …

Auch die Professorin Courtney Jung, die Politikwissenschaftlerin ist an der Universität von Toronto, kritisiert in ihrem Buch »Lactivism« den gesellschaftlichen »Zwang zum Stillen«. Und die in Britannien lehrende Psychologin Sophie von Stumm beruhigt Mütter, die keine Lust aufs Stillen haben: »Mütter sollten wissen, dass sie ihren Kindern nicht schaden, wenn sie nicht stillen wollen oder können«, sagte sie dem *Spiegel:* »Die Entscheidung« werde die Kinder »nicht den Schulabschluss kosten«.

Die Wahrheit ist: Zur Steigerung der Intelligenz durchs Stillen gibt es Berge von Nachweisen aus aller Welt. Klar: Man kann auch Abitur machen, ohne gestillt worden zu sein. Aber von Vorteil ist es schon. Das stellten Wissenschaftler der Weltgesundheitsorganisation (WHO) fest. Sie hatten sechseinhalb Jahre lang den Werdegang gestillter und nicht gestillter Kinder beobachtet.

Fazit, so Michael Kramer, Epidemiologe an der McGill-Universität im kanadischen Montreal: »In den ersten Lebensjahren gab es viele gesundheitliche Vorteile für die gestillten Kinder. Aber die einzige Langzeitwirkung, die gemessen werden konnte, war ein Unterschied im Intelligenzquotienten.« Kurz nach der Einschulung zeigten diese Kinder einen im Durchschnitt um sechs Punkte höheren Intelligenzquotienten. »Es ist nicht ein Unterschied wie zwischen Einstein und einem geistig Zurückgebliebenen«, sagt Kramer, aber es bedeute ein paar IQ-Punkte. Und das sei, auf die ganze Gesellschaft gesehen, schon viel: »Eine klügere Bevölkerung im Durchschnitt, weniger Kinder mit Schulproblemen, mehr begabte Kinder.«

Und sogar im Alter von 30 Jahren sind es noch 3,8 IQ-Punkte. Das jedenfalls kam bei einer Studie des Mediziners und Epidemiologen Cesar G. Victora von der Universität Pelotas in Brasilien heraus, die 2016 im britischen Medizinjournal *The Lancet* erschien. Und nicht nur das: Wer gestillt wurde, verdient später sogar mehr, so die Studie.

Muttermilch enthält auch Substanzen, die das Kind abends beruhigt einschlafen lassen. Je nach Tageszeit enthält sie unterschiedliche Mengen an sogenannten Nukleotiden, wie eine spanische Studie ergab. Die Muttermilch für Jungs ist außerdem anders zusammengesetzt als die für Mädchen: Sie enthält knapp 200 Kalorien mehr am Tag. Muttermilch liefert auch die richtigen Substanzen für die spätere Figur des Babys. Das Schlankheitshormon Leptin und die anderen zuständigen Botenstoffe wie Ghrelin und Adiponectin werden sogar noch im Tagesverlauf variiert, so eine Studie spanischer Forscher um Yuri Nozhenko von der Universität der Balearen in Palma de Mallorca, die 2015 im Onlinemagazin *Plos One* veröffentlicht wurde.

Also: Am Anfang des Lebens ist es klar besser, wenn das Baby die Milch von Mama kriegt. Mit den ganz persönlichen Botschaften.

Und danach? Nie wieder Milch? Und vor allem: Niemals Kuhmilch? Und wie sieht's aus mit dem Eis, das die Kinder so lieben?

Überraschung, Letzteres gönnt sich sogar Milchkritiker Melnik: »Ich esse auch ein Eis. Aber in Maßen. Ich esse auch gerne Milchprodukte. Die schmecken ja auch gut. Käse ist was Tolles. Wir müssen trotzdem darauf achten, wie viel es sein soll. In der Medizin gibt es ja den Spruch, die Dosis macht das Gift. Eine kleine Portion wird okay sein. Also: alles in Maßen. So wäre es besser.«

Es kommt natürlich auch drauf an, in welchem Zustand die Milch ist. Grundsätzlich gilt nach medizinischer Datenlage: Die Milch ist umso besser, je näher sie am ursprünglichen Produkt der Kuh ist. Das haben die Studien gezeigt, die sich mit den gesundheitlichen Vorzügen der Rohmilch beschäftigten.

Aber es lebt ja nicht jedes Kind auf dem Bauernhof. Und den anderen mag niemand zu Rohmilch raten – wegen gefährlicher Bakterien, die auch drin sein könnten.

Es muss auch nicht gleich Rohmilch sein. Wichtig ist, auch das ergaben Studien: Kinder sind umso gesünder, je weniger erhitzt die Milch wurde, die sie trinken. »Vor allem bei Atemwegsinfekten und Mittelohrentzündung scheinen Inhaltsstoffe, die in Rohmilch vorkommen, aber nicht in erhitzter Milch, eine tragende Rolle zu spielen«, sagt Georg Loss, der Sprecher der Studiengruppe aus München, die sich mit den Bauerskindern beschäftigt hat.

Am schlimmsten ist: H-Milch. Wenn Kinder H-Milch trinken, leiden sie häufiger an den heute üblichen Krankheiten, die oft den halben Kindergarten lahmlegen, von fiebrigen Infekten bis zu Schnupfen und Husten. Das kam bei den Untersuchungen der Bauernhof-Studiengruppen heraus, etwa der sogenannten Pasture-Studie, die im Januar 2015 im *Journal of Allergy and Clinical Immunology* erschienen ist (Titel: »Konsum von unverarbeiteter Kuhmilch schützt Kinder vor verbreiteten Infektionen der Atemwege«).

Auch nicht viel besser: die sogenannte ESL-Milch, die als »Frischmilch« verkauft wird, aber ebenfalls weitgehend keimarm ist und damit schlecht fürs Immunsystem. Erkennbar an dem (kleinen) Hinweis: »Länger haltbar«.

Selbst die normale pasteurisierte Milch ist demnach immer noch gesünder.

Zwischen der Rohmilch und der »Totmilch«, wie Milchkritik-Pionier Max-Otto Bruker die H-Milch nennt, gibt es mithin eine ganze Hierarchie unterschiedlicher Behandlungsstufen:

1. Rohmilch
2. Vorzugsmilch (ebenfalls Rohmilch)
3. Rohmilch von einem üblich bewirtschafteten Bauernhof
4. Pasteurisierte Milch mit dem »Demeter«-Biolabel
5. Pasteurisierte Milch
6. Pasteurisierte und homogenisierte Milch
7. Dosenmilch, Milchpulver
8. H-Milch, ESL-Milch

Wichtig für den Wert der Milch ist offenbar auch der Fettgehalt. Beliebt ist heute vor allem die fettarme Variante – wobei vollfett nach neuesten wissenschaftlichen Erkenntnissen eigentlich die bessere ist.

Das bestätigte auch eine 2016 im renommierten Fachjournal *Circulation* veröffentlichte Studie. Der US-Forscher Dariush Mozaffarian meinte deshalb, es sei an der Zeit, die Empfehlungen zu ändern. Es gebe »überhaupt keinen Beweis«, dass Menschen, die fettarm bevorzugen, besser dran seien als diejenigen, die vollfette Milchprodukte konsumieren.

Und besser für die Figur der Kinder ist es zudem. Das zeigte die polnische Studie Gebahealth. Mädchen sind demnach umso schlanker, je mehr fette Milch und Milchprodukte sie zu sich nehmen. Ähnliches kam bei schwedischen Studien heraus.

Und wie sieht's mit der *Milupino Kindermilch* aus?

Die gehört eigentlich verboten. Ebenso wie die vergleichbaren Produkte, die vor allem gesundheitsbewusste Eltern ihren Sprösslingen gern geben. Das fanden jedenfalls die zuständigen staatlichen Lebensmittelwächter in Deutschland. Sie ist nicht gesund, und dabei verkauft sie sich wie blöde. Obwohl sie grässlich schmeckt, ein bisschen dünn, ein bisschen süß, chemisch-nussig. Optisch erinnert sie, hellbeige, an abgetönte weiße Wandfarbe. Der Geschmack kommt vom chemischen Aroma.

Kindermilch boomt. Im Drogeriemarkt sind ganze Regale voll davon. Nicht nur *Milupino Kindermilch*, auch Hipp *Kindermilch*, Alete *Kindermilch*, Nestlé Beba *Kindermilch*. Die Kunden reißen das den Händlern förmlich aus den Händen: »Die Kindermilchen werden von den Verbrauchern hervorragend angenommen«, sagt ein Milupa-Sprecher. Und auch für den Hipp-Marketingdirektor Rainer Tafferner ist es »ein wichtiger Wachstumsmotor für die nächsten Jahre«.

Und das Schönste: Es bleibt auch einiges hängen. Die Produkte bieten den Handelskonzernen »eine höhere Wertschöpfung«. Also: mehr Profit. Kein Wunder, sie ist ja auch absurd teuer, 2,69 Euro der Liter. Und zwei Drittel der armen Kinder, deren Eltern so etwas kaufen, müssen das täglich oder mehrmals schlucken.

Ihrer Gesundheit ist das allerdings gar nicht besonders zuträglich. Deshalb hatte die zuständige staatliche Stelle der Bundesrepublik, das Bundesamt für Verbraucherschutz (BVL), versucht, die Produkte vom Markt zu nehmen. Begründung: zu viele zugesetzte Vitamine, zu wenig der wichtigen Nährstoffe. Insgesamt ging es um 16 Kindermilchprodukte, die nach Ansicht des Amtes nicht verkauft werden dürften.

Brieflich hatte das BVL die Hersteller Danone-Milupa und Nestlé aufgefordert, ihre Kleinkindmilchgetränke vom Markt zu nehmen oder anders zu bewerben. Eines der inkriminierten Produkte war *Milumil Meine Kindermilch 2+* von Milupa, der Kindermilchtochter des französischen Nahrungsmittelkonzerns Danone. Das andere die *Beba Kleinkind-Milch 2+* des Lebensmittelmultis Nestlé. Für diese Produkte hatte die Behörde »das Inverkehrbringen«, wie das förmlich heißt, »vorläufig untersagt«.

Doch die Kindermilch wurde weiter verkauft. Der behördliche Verbotsversuch wurde erst einmal ausgebremst, dank juristischer Aktivitäten der betroffenen Konzerne. Sie mochten die Bedenken der Behörde nicht teilen. Das war im Jahr 2012.

Zwei Jahre später veröffentlichte das Bundesinstitut für Risikobewertung (BfR) seinen Abschlussbericht zum Thema Kindermilch und blieb bei den Bedenken, dass die Kindermilch »zu unnötigen oder sogar unerwünscht hohen Nährstoffaufnahmen führt« und zudem, durch die zugesetzten industriellen Aromen, »bei Kleinkindern die Geschmacksprägung gestört wird«. Zudem trinken die Kinder weit mehr als von normaler Milch – wohl wegen der zugesetzten chemischen Aromastoffe, vermutet jedenfalls das BfR.

Und es ist ja nicht nur das. Die Zutatenliste der *Milupino Kindermilch* beispielsweise liest sich wie die Inventarliste eines Chemiebaukastens, den das Kind zu Weihnachten bekommt: »Wasser, Magermilch, pflanzliche Öle, Lactose (aus Milch), Milcharoma, Emulgator (Mono- und Diglyceride von Speisefettsäuren), Calciumorthophosphat, Vitamin C, Calciumcitrat, Säureregulator (Citronensäure), Magnesiumorthophosphat, Kaliumcitrat, Calciumhydroxid, Eisen-II-Lactat, Kaliumhydroxid, Vitamin E, Vitamin A, Vitamin D, Niacin, Natriumselenit, Pantothensäure, Biotin, Folsäure, Kaliumjodid, Vitamin B1, Vitamin K, Vitamin B2, Vitamin B6«.

Kein Mensch, der die Datenlage kennt, kann so etwas als gesund einstufen: Die eingesetzte H-Milch kann das Immunsystem schwächen und die Kinder anfälliger für Krankheiten machen; die Zitronensäure kann die Zähne zerstören und die Aufnahme von Aluminium ins Gehirn erleichtern und damit zu Hyperaktivität und langfristig zu Alzheimer beitragen; das Phosphat kann die Knochen schädigen und Verkalkung fördern; die Vitamine, die so gesund erscheinen, können nach neuesten Erkenntnissen die Selbstreparaturkräfte des Körpers behindern; das Vitamin A liegt dabei nach amtlicher Einschätzung in der »höchsten Risikostufe« (siehe Kapitel 11).

Also: ein höchst riskantes Gebräu.

Aber es ist natürlich ein gutes Geschäft. »Der EU-Markt für diese Produkte wächst«, freut sich die Europäische Kommission und kommt richtig ins Schwärmen: »Die EU-Hersteller sind weltweit führend.« Da soll man mal nicht mit kleinlichen Gesundheitsbedenken kommen. Oder gar einem Verbot.

Im Gegenteil, die Kommission findet die profitablen Produkte eigentlich super: Es bestünden »keine Sicherheitsbedenken«, es könnte sogar damit die »Zufuhr bestimmter Nährstoffe«, von denen manche Kinder zu wenig hätten, »erhöht werden«, so der 2016 veröffentlichte »Bericht der Kommission an das Europäische Parlament und den Europäischen Rat über Kleinkindnahrungen«.

Die Kommission konnte sich da auf ganz kompetenten Expertenrat von der europäischen Lebensmittelbehörde Efsa stützen. Die Fachleute, die ihre Urteile einbringen dürfen, sind berühmt nicht nur für ihre wissenschaftlichen Leistungen, sondern auch für ihre Nähe zur Industrie. In diesem Fall, unter anderem, zum *Milupino*-Kindermilch-Mutterkonzern Danone. Das ist so üblich. Die Babyfood-Konzerne pflegen ein ganz enges, freundschaftlich-geschäftliches Verhältnis zu den maßgeblichen Experten, vor allem den Professoren aus den zuständigen Disziplinen.

Jetzt geht es also darum, die Gesetze und Vorschriften im Weltmaßstab an den Geschäftsgang anzupassen. Die zuständigen globalen Gremien sind, auch darauf verwies die EU-Kommission, schon bei der Arbeit. Die deutschen Behörden haben sich mit ihren Bedenken nicht so recht durchsetzen können. Wenn es um die Geschäfte geht, ist die Gesundheit der Kinder natürlich schon ein Gesichtspunkt. Aber es gibt eben auch andere.

Und selbst die Experten, die eigentlich für die Gesundheit der Kinder zuständig sind, sind in die Geschäfte eingebunden: die Kinderärzte. Die müssen sich natürlich an das halten, was die maßgeblichen Professoren ihres Fachs sagen. Da ist es dann schon gut, wenn der wichtigste Gläschenkonzern den wichtigsten Professor für sich arbeiten lässt. Gut fürs Geschäft. Für die Kinder nicht so.

Ratsuchende Eltern und die gekauften Experten

Kapitel 6, in dem ein wichtiger Lobbyist seinen Namen geheim halten möchte

Die Firma Hipp – hurra! – hat den tollsten Professor unter Vertrag/ Die Kinderärzte und ihre Einflüsterer / Wenn es um die Gesetze geht, sitzt der Mann von der Vitaminindustrie mit am Tisch / Ernährung und Bewegung: Die deutsche Bundesregierung beherrscht Coke-Speak / 100 Millionen vom Brausekonzern / Freche Freunde: bestellter Jubel aus dem Mamablog

Es ist ein bisschen wie bei Rumpelstilzchen: Ach wie gut, dass niemand weiß …

Jetzt aber muss er tatsächlich noch mal raus. Er hat seine Unterlagen verwechselt. Kann schon mal passieren, wenn einer so gefragt ist. Hier wird er gleich die neuen Richtlinien verkünden für die Ernährung der Babys, die die Kinderärzte dann an die Eltern weitergeben sollen. Alle warten schon gespannt, der Saal ist überfüllt, viele sitzen sogar auf dem Fußboden. Was er sagt, ist sozusagen amtlich. Denn er ist DER EXPERTE für Kinderernährung.

Nachher hat er gleich noch einen Auftritt, bei der Babygläschenfirma Hipp, in einem viel helleren, viel schöneren, viel größeren Saal. Für die läuft er Reklame, er macht den *Chairman*, das heißt, er leitet das ganze Hipp-Symposion, für das der Breikonzern schon draußen auf großen Tafeln geworben hat.

Es ist der Kongress der Deutschen Gesellschaft für Kinder- und Jugendmedizin (DGKJ) und praktisch ein Pflichttermin für Kinderärzte: Schließlich geht es um die Ernährung ihrer kleinen Patienten. Und weil es da nicht nur um die Interessen der Kinder geht, sondern auch um geschäftliche, wäre es natürlich wichtig zu wissen, auf welcher Seite DER EXPERTE steht. Doch leider ist er in seinem Vortrag schnell darüber hinweggehuscht, als er seine »Interessenkonflikte« offenlegen sollte. Würde wohl auch zu lange dauern, wenn er jetzt das alles aufzählen würde, da bliebe ja gar keine Zeit mehr für den eigentlichen Vortrag. Und außerdem: In den neuen Richtlinien hat er angegeben, dass »kein Interessenkonflikt besteht«. Wäre ja dann sofort aufgefallen, dass das gelogen ist.

Im Hauptberuf ist er Facharzt für Pädiatrie, also Kinderarzt, und Leiter der Abteilung für Stoffwechsel und Ernährung im Dr. von Haunerschen Kinderspital an der Ludwig-Maximilians-Universität München: Univ.-Prof. Prof. h. c. Dr. med. habil. Dr. h.c. Berthold Koletzko.

Professor Koletzko ist der einflussreichste Experte für Kinderernährung im deutschsprachigen Raum. Und darüber hinaus. Er wird von den Medien gefragt, er berät die deutsche Bundesregierung. Er ist auch für die Europäische Union tätig, organisiert millionenschwere Forschungsprojekte. Gern auch gemeinsam mit Firmen, die mit Babynahrung ihre Geschäfte machen.

Seine Industrieverbindungen sind besonders beeindruckend – und das Tollste dabei ist: Kaum einer weiß das.

Er ist so eine Art Rumpelstilzchen seiner Disziplin. Überall dabei. Er kann aus Stroh Gold spinnen. Und das Beste: Ach wie gut, dass niemand weiß, welche Fäden da im Hintergrund geknüpft werden. Für wen DER EXPERTE so alles unterwegs ist.

Für uns Eltern ist das natürlich nicht ideal, wenn der wichtigste wissenschaftliche Ratgeber so eng mit der Industrie verbandelt ist. Gerade wenn wir wissen möchten, was etwa von dem Brei aus dem Gläschen zu halten ist. Von Fast Food für Kinder. Vom Zucker: Teufelszeug oder total übertrieben? Und die Vitamine: lebenswichtig – oder lebensgefährlich? Vieles treibt die Eltern da um.

Wenn wir Eltern unseren Kinderarzt fragen, womit wir unser Kind füttern sollen, dann denken wir natürlich nicht daran, welche Sponsoren und Einflüsterer da im Hintergrund wirken. Wir haben ja keine Ahnung, dass die Lobby praktisch die Feder führt, wenn es um die offiziellen Richtlinien für die Empfehlungen der Kinderärzte geht.

Dass praktisch all die Experten, die Organisationen, die die Empfehlungen formulieren, sich klammheimlich auf die Seite jener Firmen schlagen, die ihre Geschäfte mit uns und unseren Kindern machen. Und wir das nicht einmal erfahren. Es gibt ja leider keine Kennzeichnungspflicht für korrupte Professoren.

Für uns wäre es besser, wenn die Experten die Dinge unvoreingenommen betrachten und bewerten würden, ohne ständig an den Sponsor denken zu müssen und an die nächste Finanzierungsrunde für ihre millionenteuren Projekte. Zumal wir als Steuerzahler diese Professoren ja finanzieren, samt teurer Ausstattung in ihren Laboren, plus Mitarbeiter, plus Pensionsberechtigung. Da wäre es natürlich angemessen, dass solche üppig alimentierten Staatsbediensteten auch im Interesse des Gemeinwohls forschen, lehren und urteilen. Und dass der Staat streng darauf achtet, dass solche Bediensteten nicht nebenbei noch Diener diverser Herren sind.

Aber leider ist das Gegenteil der Fall. Der Staat fördert das sogar. Die Regierung, die Europäische Union. Und sorgt so dafür, dass ein schwer durchschaubares Geflecht von Wirtschaft, Wissenschaft, staatlichen und profitorientierten Institutionen entstanden ist, in dem alle möglichen Interessen dominieren – nur nicht die der Kinder.

Sogar wenn es um die Gesetze und Vorschriften geht, die auf der ganzen Welt gelten sollen bei der Kindernahrung, bei der umstrittenen Kindermilch, auch bei Vorgaben für Nährstoffe, Vitamine, da dürfen die Leute aus den Konzernen gleich mit am Tisch sitzen.

Zum Beispiel er hier. Ein älterer Herr. Er ist auf seinem Platz geblieben, in der deutschen Delegation, in der Verhandlungspause bei dieser Tagung, bei der es unter anderem um Babymilch geht. Es tagt ein Gremium der Vereinten Nationen, das wichtigste, das es gibt auf dem ganzen Globus, wenn es um Kinderernährung geht: der zuständige Unterausschuss beim sogenannten Codex Alimentarius. Was hier beschlossen wird, gilt später überall. In China, in den USA, natürlich auch bei uns in Europa, in Deutschland, Österreich, der Schweiz, in Italien. Was bei uns im Drogeriemarkt verkauft werden darf, was drin sein darf, was draufstehen muss, all das wird hier entschieden.

Die deutsche Delegation sitzt in der Mitte des Saals. Lauter offizielle Vertreter der Bundesrepublik Deutschland in einem der wichtigsten Gremien der Vereinten Nationen.

Und er hier mitten unter ihnen.

Normalerweise geht es dann so: Man stellt sich vor. Tauscht Visitenkarten aus. Und ein paar freundliche Worte.

Doch er will sich leider nicht vorstellen. Er will nicht einmal seinen Namen sagen. Und so richtig freundlich ist er auch nicht.

Auch seine Nachbarn in der Delegation möchten sich zu seiner Identität nicht äußern. Dabei ist er offizielles Mitglied der Delegation der Bundesrepublik Deutschland hier bei der Sitzung des Unterkomitees für besonders gesunde Nahrung und Diäten, bei dem die Abkürzung (CCNFSDU) fast umständlicher ist als der ausführliche Name *(Codex Committee on Nutrition and Foods for Special Dietary Uses*, zu Deutsch: Codex Komitee für Ernährung und Lebensmittel für besondere Ernährungszwecke).

Lange Tischreihen, Teppichboden, links hinten die Kabinen für die Dolmetscher, daneben die Tagungsregie mit ihren Computern und Bildschirmen, die die Beschlussvorlagen per Beamer an die riesigen Leinwände an der Stirnseite und an den Wänden rechts und links projiziert.

Und mittendrin der Mann, der sich so ungewöhnlich verhält. Rotblonde, mittlerweile schon etwas ergraute Haare. Eine Visitenkarte hat er auch nicht.

Plötzlich sagt jemand: »Ist das der Krabichler?«

Es ist der Krabichler. Dr. Gert Krabichler. Seine Funktion: Lobbyist für Vitamine.

Wer im Internet die Stichwörter »Krabichler + Codex« eingibt, findet eine Fülle von Spuren seines Wirkens. Er vertritt die Firma Merck aus Darmstadt, die viele Eltern kennen: Sie produziert die berühmten »Vigantoletten«, jene Vitamin-D-Tabletten, die die Neugeborenen schon im Krankenhaus bekommen mit der Maßgabe an die Eltern, sie auch später zu kaufen. Und »Femibion«, die meistverkaufte Folsäure-Pille in Deutschland (siehe Kapitel 9), die weltweit 41 Millionen Euro Umsatz macht.

Also: Der Mann ist supererfolgreich. Seine Vitamine sind sozusagen Pflicht und ein Millionending.

Früher war er beim Schweizer Vitamin-Weltmarktführer Roche, und als der später vom holländischen DSM-Konzern übernommen wurde, blieb Krabichler dabei, wurde Lobbyist für seine Branche und später *Head of Global Regulatory Affairs* bei der Firma Merck Selbstmedikation GmbH in Darmstadt.

In jenem Unterausschuss des Codex Alimentarius, in dem es um Kindernahrung geht, auch um Vitamine, sitzt er seit 1994. Und so ist er auch diesmal wieder mitgekommen, ins hessische Bad Soden. Tagungsort ist, direkt am Kurpark gelegen, das Ramada Hotel. Deutschland ist das Gastgeberland für dieses Babynahrungs-Gremium der Weltgemeinschaft, daher finden die Zusammenkünfte häufig hier statt, 20 Kilometer vom Frankfurter Flughafen entfernt, günstig zu erreichen für die Teilnehmer aus aller Welt. Ein größerer Gebäudekomplex von einer Architektur, die mal modern war: metallisch braune Fenster, beige Fassadenplatten. Im Gartengeschoss der Ballsaal, der Mendelssohn-Bartholdy-Saal, in dem die Tagung stattfindet.

330 Delegierte sind gekommen. Es geht unter anderem um die umstrittene Kindermilch aus dem Drogeriemarkt, die die deutschen Behörden vergeblich versuchten zu verbieten (siehe Kapitel 5). Jetzt steht sie hier auf der Tagesordnung, und es geht nicht um ein Verbot, sondern um die endgültige, weltweite Legalisierung. Behörden einzelner Länder wie Deutschland, die so etwas vom Markt nehmen wollen, gucken dann in die Röhre: Keine Regierung kann etwas mit einem Bann belegen, was der Codex Alimentarius erlaubt hat. Jedenfalls nicht dann, wenn ihr Land am freien Welthandel teilnehmen will.

Der Codex Alimentarius ist sozusagen die Weltregierung in Sachen Lebensmittel. Die Regeln, die er setzt, sind weit wichtiger als alles, was in Berlin oder Paris, in Wien, Bern oder Brüssel in Sachen Lebensmittel erdacht wird. Denn die Regeln des Codex Alimentarius gelten in 187 Ländern rund um den Globus. Es gibt keine wichtigere Instanz auf der Welt, wenn es um Lebensmittel geht.

Der Codex legt seit 1962 weltweit gültige Normen fest: für Gen-Food und Bio-Waren, aber auch für die Qualität von Obstsäften und Margarine, für Suppen und Geflügel, Cornflakes, Zucker, Schokolade und Käse. Die Codex-Mitglieder erlassen Hygienerichtlinien, setzen Grenzwerte an für Gift im Gemüse und Arzneimittelrückstände im Fleisch, regeln die radioaktive Bestrahlung von Gewürzen und bewerten Gesundheitsgefahren, wie etwa Allergien, die von Lebensmitteln ausgehen können. Und sie treffen Vorgaben für das, was auf dem Etikett zu stehen hat. Dafür gibt es diverse Untergruppen, die sogenannten Codex Komitees, wie dieses hier für Babynahrung.

Was den Laien überrascht: dass in so einem Gremium der Vereinten Nationen die Lobby der Hersteller mit am Tisch sitzt, ganz offiziell. Und der Herr Vitaminlobbyist Krabichler ist ja nicht allein. In der deutschen Delegation hat die Lobby sogar die Mehrheit. Die deutsche Bundesregierung ist, ausweislich der offiziellen Teilnehmerliste, hoffnungslos in der Minderheit, mit nur zwei der neun Delegierten. Daran stört sich indessen niemand, die Regierungsleute nicht, und die anderen erst recht nicht.

Die anderen kommen von der Industrie: von BASF etwa, dem weltgrößten Chemiekonzern, der auch Vitamine herstellt. Mit dabei ist auch der Lobbyverband der deutschen Food-Industrie, der Bund für Lebensmittelrecht und Lebensmittelkunde (BLL). Und natürlich die Lobbytruppe der Babyfood-Branche, der »Diätverband«. Außerdem sitzt Nestlé mit am Tisch der Bundesrepublik Deutschland; der größte Nahrungskonzern der Welt ist auch am Kind interessiert, als Babymilch-Weltmarktführer und mit seinen ganzen Eis-Marken. So ein echter Weltkonzern ist natürlich gleich in mehreren Delegationen präsent, neben der deutschen etwa auch in der australischen, ägyptischen, kenianischen, in jener aus Bangladesh, Neuseeland und Norwegen. Selbstverständlich sitzt Nestlé auch, wie eigentlich immer, in der Delegation der Schweiz, dort gemeinsam mit dem Vitamin-Weltmarktführer DSM.

Der Fruchtzwergekonzern Danone sitzt normalerweise in der französischen Gesandtschaft, heute aber in der thailändischen und russischen, gemeinsam mit Coca-Cola, dem Brausekonzern, der sonst natürlich in der US-Delegation heimisch ist, aber da sitzt dieses Mal die Babyfood-Industrie.

Wie kann es sein, dass die Konzerne direkt mit am Tisch sitzen, wenn es um die Nahrung für unsere Babys geht? Wer hat das erlaubt? Der deutsche Delegationsleiter in Bad Soden zuckt nur mit den Schultern: »Das war schon immer so.« So ist es. Und keiner hat's gemerkt.

Für Laien wirkt dieser Umstand auf den ersten Blick befremdlich. Die Bundesrepublik Deutschland ist eine Demokratie, ebenso wie die Schweiz, wie Frankreich und die USA. Eigentlich sollten da die gewählten Volksvertreter und die Regierung über die Regeln entscheiden. Bei Babynahrung aber, wie überhaupt bei Lebensmitteln, ist das offenbar anders. Wenn die Weltregierung in Sachen Lebensmittel tagt, hat die Demokratie Pause.

Die Systemfrage hat sich erledigt: Kapitalismus oder Kommunismus? Diktatur oder Demokratie? Egal. Jetzt herrscht global der Lobbyismus. Auch in der chinesischen Delegation hat sich, zum Beispiel 2014 in Bali, Nestlé platziert, zusammen mit anderen Babyfood-Multis. Jeder, der Geschäfte mit Kindern machen will, darf dabei sein, wenn es um die Vorschriften geht. Der Kindermilchkonzern Milupa war 2016 in der deutschen Delegation vertreten, da fand die Zusammenkunft in Hamburg statt. 2010, als die Babynahrungs-Codexgruppe sich in Santiago de Chile traf, saßen in der deutschen Delegation, neben dem unvermeidlichen Vitamin-Krabichler, auch Coca-Cola und Südzucker. Gerade die Süßkonzerne sind praktisch immer dabei, auch in anderen Codex-Gremien, etwa wenn es um Zusatzstoffe geht (siehe Hans-Ulrich Grimm: Die Suppe lügt).

Manchmal gibt es in einer Delegation gar keinen offiziellen Regierungsvertreter, dann übernimmt kurzerhand ein Konzern. Auch das ist ganz normal, sagt Tom Heilandt aus Rom, der zuständige Beamte vom Codex Alimentarius.

Ein Konzern vertritt die Regierung?
Heilandt: »Natürlich sollte ein Land ein Interesse daran haben, dass der Chef der Delegation ein Regierungsvertreter ist. Aber andererseits, wenn Sie die deutsche Bundesregierung sind und sagen, okay, der Vertreter von Bayer spricht für Deutschland in dieser Arbeitsgruppe, können wir sehr wenig dagegen machen. Wie in jeder internationalen Organisation entscheiden die Regierungen, wer das Land in einer Sitzung vertritt – und wir von der Weltgesundheitsorganisation (WHO) und Welternährungsorganisation (FAO) haben keinen Einfluss darauf, wer zum Beispiel für Deutschland teilnimmt.«

Aber dass die Industrie in einer Delegation vertreten ist, das ist die Regel.

Heilandt: »Das ist normal, dass die Industrieleute dabei sind. Beim Codex geht es um Gesundheitsfragen, aber natürlich auch um Handelsinteressen.«

Natürlich kommt auch die Geselligkeit nicht zu kurz. Am Abend gab es dann noch ein heiteres Beisammensein in einem Restaurant, beim Büfett mit Hühnchen, Tafelspitz, Lachs, ganz ähnlich wie im Urlaubshotel in Teneriffa. Mit mehreren Bussen wurden die Delegierten dort hintransportiert. Spendiert hat alles der »Diätverband«, der Lobbyverband, in dem sich die deutschen Babynahrungskonzerne formiert haben, wie Nestlé, Milupa, Hipp. Diätverbands-

Geschäftsführer Norbert Pahne hat sich über die Stimmung sehr gefreut: »Das stärkt das Gemeinschaftsgefühl«, sagt er am nächsten Morgen bei der Codex-Sitzung zu einer Kollegin aus der deutschen Delegation.

Das Gemeinschaftsgefühl ist echt super. Natürlich darf bei dieser tollen Gemeinschaft einer nicht fehlen: Professor Koletzko. Hier in Bad Soden steht er für die *Early Nutrition Academy* auf der Teilnehmerliste, jene Vereinigung, die zum Beispiel die *Power of Programming*-Konferenzen wie 2016 in München organisiert, mit freundlicher Unterstützung von Sponsoren wie Nestlé, Bayer und der Südzucker-Tochter Beneo.

Also: Es ist eine harmonische Gemeinschaft, bei der die Firmen und ihre Lobby, die Staatsvertreter und die Wissenschaft in vollkommener Eintracht zusammenwirken.

Die Professoren spielen dabei natürlich eine Sonderrolle. Sie sollten ja eigentlich für die Fakten zuständig sein, manche sagen sogar: die »Wahrheit«. Sie sollen herausfinden, was gesund ist und was nicht. Sie sind die wichtigste Instanz für die Medien, für Eltern, aber auch für die Regierung. Und natürlich für die Babynahrungskonzerne. Für die ganz besonders. Für die sind die Professoren geradezu existenznotwendig. Denn diese Industrie ist ja ganz besonders unnötig. Schließlich braucht das Kind kein Konzern-Essen. Am Anfang braucht das Kind bloß Muttermilch und sonst nichts, und danach braucht es Bananen, Kartoffeln, vielleicht Spinat, kurz gekocht und püriert mit dem Stabmixer. Und wenn es ein Jahr alt ist, braucht das Kind sowieso nur einen Löffel, um das zu essen, was die Eltern auch essen. Also: Irgendwelche industrielle Babynahrung braucht kein Kind. Außer vielleicht in einem absoluten Notfall, wenn das Baby sonst verhungert.

Wenn hier also ein weithin unnötiger Konzern dann

trotzdem Milliardengeschäfte machen will mit Babys und kleinen Kindern, braucht er jemanden, der dafür plädiert, am besten eine Autorität, noch besser, jemanden im weißen Kittel, einen Mediziner, am allerbesten: einen Professor. Damit ihre Produkte sozusagen ein ärztliches Attest bekommen. Sonst würden die Mütter ja einfach machen, was sie wollen, wie Professor Koletzko schon in Hamburg beim Kinderärztekongress gesagt hat: »Am Ende sind die Mütter ganz verzweifelt«, und sagen dann, »ach was, wofür brauch ich einen Kinderarzt, ich mach jetzt doch, was ich will«. Schreckliche Vorstellung!

Nur mithilfe solcher Autoritäten sind die Eltern dazu zu bringen, teure Ersatznahrung zu kaufen, die im Vergleich zu Muttermilch oder echter Nahrung auch noch minderwertig ist. Da braucht es natürlich Experten, die den Eindruck erwecken, das ebenso teure wie fragwürdige Industrieprodukt sei das Allerbeste fürs Kind.

Das kann dann Professor Koletzko sein, der auf dem Kinderärztekongress für Hipp in die Bütt steigt. Und den Gläschen die höheren Weihen verleiht, obwohl die Fakten gegen sie sprechen.

Es kann aber auch das Forschungsinstitut für Kinderernährung (FKE) in Dortmund sein. Auch so eine maßgebliche wissenschaftliche Einrichtung, wenn es um Fütterungsfragen geht. Wenn dieses Institut etwas empfiehlt, hat es sozusagen amtlichen Charakter.

Als die Leute von Milupa zum Beispiel die *Milupino Kindermilch* erfunden haben, jene übel schmeckende und nährwertmäßig höchst fragwürdige Flüssigkeit, die für die Kinder nach amtlicher deutscher Einschätzung nicht besonders gesund ist, da brauchten sie natürlich auch eine Autorität, die verkaufsfördernd wirken könnte: das Forschungsinstitut für Kinderernährung!

Also setzten sie sich hin und schrieben: »Laut den Empfehlungen des Forschungsinstituts für Kinderernährung« sollten Kinder »Milch trinken«, die Kleinen »täglich einen Drittelliter« und die unter Zwölfjährigen »täglich fast einen halben Liter«. Und »deshalb« gebe es jetzt »die gesunde und leckere *Milupino Kindermilch*«. Sie sei, so behauptete es der Hersteller Milupa in bunten Einführungsprospekten, »gesünder als normale Kuhmilch.«

Ist sie natürlich nicht. Das Dortmunder Forschungsinstitut hat das auch nie behauptet. »Wir raten zu den herkömmlichen Lebensmitteln«, sagte Mathilde Kersting vom Kinder-Forschungsinstitut damals auf Befragen, »da brauchen die Kinder keine *Milupino Kindermilch*.«

Von den Milupa-Leuten war das Forschungsinstitut erst gar nicht gefragt worden. Einspruch gegen die Nutzung seines Namens hat es allerdings nicht erhoben. Aber offenbar hat es daraus gelernt. Mittlerweile können die Konzerne nicht mehr so einfach und kostenfrei mit ihm werben. Das Institut hat sich, wie soll man sagen, zeitgemäßer aufgestellt. Jetzt sind sie richtig im Geschäft, etwa mit dem Milupa-Mutterkonzern Danone. Und haben zum Beispiel ein »Gütesiegel« an Danones *Fruchtzwerge* verliehen. Genauer: das »Optimix-Gütesiegel«. Wobei »verliehen« nicht ganz richtig ist, es müsste eher heißen »verkauft«. Und der *Fruchtzwerge*-Konzern Danone hat stolz damit geworben (siehe Hans-Ulrich Grimm: Vom Verzehr wird abgeraten).

Das Forschungsinstitut für Kinderernährung empfiehlt *Fruchtzwerge*? »Nein, der *Fruchtzwerg* hat kein Gütesiegel bekommen«, sagte Mathilde Kersting vom Forschungsinstitut auf Anfrage.

Aber die *Fruchtzwerg*-Werbung hängt es doch ganz groß heraus, das Gütesiegel, und wiederholt es in seiner Reklame immer wieder. Frau Kersting klärt auf: Der *Fruchtzwerg* hat das Gütesiegel nicht allein bekommen, sondern nur als »Teil einer Zwischenmahlzeit«, zusammen mit einem kleinen Roggenbrötchen mit Butter und Gurkenscheibe, einem halben Apfel und einem Glas Wasser. Und das Gütesiegel geht an das ganze »Ensemble«. Also mit Apfel und Gurkenbrötchen. Dass es jetzt so aussieht, als ob der »Fruchtzwerg« ein Gütesiegel habe, liegt daran, dass so ein Gütesiegel Geld kostet.

Es gilt zwar fürs »Ensemble«, aber nur einer läuft damit herum: der *Fruchtzwerg* mit seinen Werbemillionen. Der Apfel und das Gurkenbrötchen könnten natürlich auch Gütesiegel beantragen. Nur: Sie haben kein Geld. Was müsste man denn als gesunder Apfel anlegen für so ein Gütesiegel? Was hat Danone denn bezahlt? Das will sie »nicht nach draußen geben«, sagt Frau Kersting. »Das sind Sachen, die handeln wir mit Danone aus.«

Als die Kritik daran zu laut wurde (»Gütesiegel für Zuckerbomben?«, fragte *Die Welt*), hat das Institut die freundliche Unterstützung der *Fruchtzwerge* aufgegeben.

Während die Medien das Institut immer noch für eine respektable und unabhängige wissenschaftliche Einrichtung halten, ist es ohne großes Aufsehen in eine Gesellschaft mit beschränkter Haftung umgewandelt geworden – weil die kommerziellen Geschäftsanteile immer größer wurden. Die »zunehmende Einwerbung von Drittmitteln«, wie es in der Institutsbeschreibung eines leitenden Mitarbeiters heißt, hat natürlich zur Folge, dass jetzt weniger im Interesse des Kindes geforscht wird und mehr für die Geldgeber aus der Industrie. Dazu gehört der Süßigkeitenkonzern Mars, auch die Kochfabrik Apetito. Und Nestlé verkündet stolz, dass das Forschungsinstitut sogar bei einem »Produktkonzept« mitgemacht habe. »In Zusammenarbeit mit dem Forschungsinstitut für Kinderernährung haben wir eine wissenschaftliche Studie durchgeführt und ein Produktkonzept mit einem nutritionellen Mehrwert für Kleinkinder entwickelt«, sagt eine Nestlé-Sprecherin der *Lebensmittelzeitung*. Es handle sich dabei um die Linie »Kleine Entdecker«. Das sind die Sachen, die dann der Weihnachtsmann den Zweijährigen in der Kita bringt. Ein Ernährungs-Mehrwert? Wo soll denn der liegen, zum Beispiel bei den Quetschbeuteln Marke »Kleine Entdecker«, aus denen ein Brei herausgedrückt wird, der völlig keimfrei ist und damit eine Gefahr fürs Immunsystem?

Frage an Frau Professor Kersting: Haben Sie daran mitgewirkt? Wie viel Honorar gab es denn dafür? Und: Hatten Sie nicht früher zu »natürlichen Nahrungsmitteln« geraten? Haben Sie Ihre Haltung da geändert? Auf all diese Fragen, per Mail übermittelt, kam von Frau Professor Kersting leider keine Antwort.

Aber die Strategie ist ganz offenkundig: mehr Kooperation mit Konzernen. Und jetzt sind sie sogar noch einen Schritt weitergegangen: Sie helfen nicht bloß den Firmen, sie erfinden jetzt selbst tolle Sachen. Ein »Snack-Produkt für Kinder« zum Beispiel. 2015 haben sie das Ergebnis veröffentlicht in der Zeitschrift *Frontiers in Psychology*. Schade nur, dass der tolle Snack niemals den Weg ins Supermarktregal gefunden hat.

Die kommerzielle Ausrichtung des Instituts und die Kooperation mit den Konzernen hat natürlich auch Auswirkungen auf die Forschungsaktivitäten und, wenn man so will, die Wahrheitsfindung. Die steht jetzt nicht mehr so im Vordergrund, klar: »Wir wollen die Forschung an die Realität anpassen«, hat Professorin Kersting der *Welt* gesagt. Deshalb die Sache mit den Snacks und so: »Dass wir uns in diesem Projekt den Fertigprodukten widmen, ist schon ein Zugeständnis an die heutigen Umstände. Allerdings kaufen die Mütter die Fertigprodukte sowieso, dann ist es uns lieber, sie haben dabei kein schlechtes Gewissen. Wir wollen in Kooperation mit der Wirtschaft Fertigprodukte entwickeln, die kein schlechtes Gewissen machen.«

Das Gewissen: Das scheint das neue große Ding zu sein bei den Dortmundern, seit sie auf Konzernkurs umgesteuert haben. Eigentlich ist das Gewissen ja eher ein Thema für Psychologen oder Theologen und nicht für Ernährungswissenschaftler. Andererseits ist das schlechte Gewissen ja sozusagen geschäftsschädigend für Fast-Food-Konzerne, weil es die Eltern davon abhalten könnte, Fertigkost zu kaufen – in der völlig berechtigten Befürchtung, dass dies schädlich ist fürs Kind. Wenn das schlechte Gewissen eliminiert wird, laufen die Geschäfte für Nestlé, Alete, Milupa, Hipp natürlich besser.

Also hat sich das Forschungsinstitut für Kinderernährung jetzt in ein Forschungsinstitut für Gewissensberuhigung verwandelt. So klappt das mit den Sponsoren auch gleich noch besser. Etwa beim »Dortmunder Forum für Prävention und Ernährung«. Da ging es um die Frage »Kinderernährung und Lebenswirklichkeit – Fertigprodukte ohne schlechtes Gewissen?«. Sponsoren waren diesmal: die »Initiative Lebensmitteldose«, Milupa, der Babyfoodproduzent Töpfer und Nestlé.

So geht Forschung heute.

Für den *Fruchtzwerge*-Konzern Danone hatte das Institut auch schon direkt Reklame gemacht in einer Broschüre mit dem Titel: »Blickpunkt Kinderernährung«. Es ging dabei um fettarme Ernährung, um »Gelassenheit bei der Nahrungsauswahl«. Entwickelt von einem »Expertenarbeitskreis Kinderernährung«, ganz vorne mit dabei: Frau Dr. Mathilde Kersting und der unvermeidliche Professor Berthold Koletzko.

DER EXPERTE in Sachen Kinderernährung: Er ist einfach derjenige, der die Maßstäbe setzt in Sachen gewinnbringende »Forschung«. Und er hat das früh geübt, wie man sich damit die richtigen Freunde macht. Schon 1985 hat er von Milupa einen Preis bekommen, 1991 einen von Kraft (»Milka«). Und dann regnete es nur so Sponsorengelder, von BASF, Milupa, Roche, Kellogg's, Nestlé und Danone. Und natürlich gab es auch Millionen von staatlichen Stellen, aus Deutschland und von der Europäischen Union. Die hat die Zusammenführung von Staaten und Konzerninteressen perfektioniert. Natürlich hat er dabei auch mit einer Organisation kollaboriert, die nicht sehr bekannt ist, aber weltweit aktiv und im Hintergrund die Fäden zieht, Verbindungen herstellt zwischen Wirtschaft, Wissenschaft und den Entscheidungsträgern der Politik, und zwar im ganz großen globalen Stil. Es ist DIE ORGANISATION, die die Interessen der globalen Food-Industrie bündelt und in Gesetze und Regeln transformiert, die für alle Menschen auf der Welt gelten. Klar, dass DER EXPERTE hier mit dabei sein muss.

Koletzko ist dabei in einer der Spezialeinheiten der ORGANISATION tätig, in der es um die Kinderernährung geht, einer Taskforce für die frühe Programmierung *(Metabolic Imprinting Task Force)* und die »Effekte der Ernährung während der Schwangerschaft und der Kinderernährung« auf die Mechanismen des späteren Lebens. Natürlich sind in der Taskforce auch die Konzerne dabei, die ihre Geschäfte mit der Zielgruppe Kind machen: Nestlé, aber auch der Mischkonzern Unilever, der mit seinen Eismarken (Langnese, Magnum, Cornetto) auf die Kleinen zielt, und schließlich, wie üblich, ein Vitaminkonzern, der Weltmarktführer DSM. Den Vorsitz hat der *Fruchtzwerge*-Konzern Danone übernommen. Das Ziel, laut Selbstdarstellung: die Grundlagen zu erarbeiten für »Richtlinien zur Ernährung von Müttern und Kindern«. Da haben sie sich natürlich genau den Richtigen ausgesucht: DER EXPERTE ist ja schließlich zuständig für die Richtlinien!

Das ist für die Food-Konzerne sehr wichtig, dass sie die wissenschaftliche Debatte dominieren, sonst könnten sich ja Einsichten durchsetzen, die den Geschäftsinteressen zuwiderlaufen. Oder gar geschäftsschädigende Gesetze, Zulassungsvorschriften oder, schlimmstenfalls, Verbote. Damit so was nicht passiert, dafür ist DIE ORGANISATION da. Ihr Name: Ilsi. Oder offiziell: International Life Sciences Institute (siehe dazu ausführlich Hans-Ulrich Grimm: Vom Verzehr wird abgeraten). Alle großen Weltkonzerne sind Mitglied, Softdrink-Riesen wie Coca-Cola, Pepsi, auch Red Bull, Food-Multis wie Nestlé, Unilever und Danone, Fast-Food-Konzerne wie McDonald's, Süßigkeitenhersteller wie Mars und Mondelez *(Milka, Ritz Crackers, Toblerone)*, außerdem Agrochemie-Giganten wie Syngenta und Monsanto. Das Motto der ORGANISATION lautet: »Globale Partnerschaften für eine gesündere Welt« *(Global Partnerships for a Healthier World)*. Angesichts der Mitglieder ist das natürlich eine ganz eigene Sicht von Gesundheit. Aber gerade dafür sind die Professoren sehr wichtig. Nicht dass sich plötzlich die Meinung durchsetzt, *Coca-Cola* sei ungesund.

Oder gar Zucker: Einmal hatte Ilsi eine besonders lustige Expertengruppe gegründet, für Zahngesundheit (»Expert Group on Oral Health«). Den Vorsitz führte zuständigkeitshalber eine Vertreterin von Südzucker, weitere Mitglieder waren unter anderem Mars, der dänische Zucker- und Zusatzstoffkonzern Danisco, Coca-Cola und ein paar Zahnprofessoren.

Aber das ist natürlich kein Spaß, sondern knallharte Interessenspolitik. Und logisch: Das Kind steht da stets im Mittelpunkt – als Objekt kommerzieller Begierden.

Ilsi ist die einflussreichste Institution der globalen Nahrungs-Lobby, ein weltweit tätiger Verbund, der die Grundlagen schafft für Gesetze und Verordnungen, für Verbote und Empfehlungen, der auch die Standards setzt für das, was die Menschen essen sollen, wie hoch der Bedarf an Vitaminen ist und ab wann sie als gefährlich gelten etc. Das ist für Vitaminkonzerne sehr hilfreich. Für einen Süßstoff- und Geschmacksverstärkerkonzern hingegen ist es wichtig, dass seine Produkte als unbedenklich gelten und nicht etwa verboten werden.

Ilsi ist deshalb auch tätig für jene Instanzen, die für die Überwachung der Nahrungsmittel zuständig sind: zum Beispiel für die Europäische Lebensmittelsicherheitsbehörde Efsa *(European Food Safety Authority)* im italienischen Parma. Ilsi-Professoren sitzen häufig in den Gremien, die über Gesundheitsrisiken von Nahrungsmitteln befinden, dem Süßstoff Aspartam beispielsweise.

Oder als es um die Kindermilch ging, die die deutschen Behörden verbieten wollten. Da waren natürlich auch Ilsi-Leute dabei und andere industrienahe Professoren. Carlo Agostoni beispielsweise, Professor für Kinderheilkunde in Mailand, war beraterisch für Ferrero tätig, bekam aber auch schon Honorare von Kindermilchfirmen wie Danone (Milupa, Aptamil), Hipp und Humana. Die britische Ernährungsforscherin Susan Fairweather-Tait erhielt Forschungsförderung von Unilever, war auch tätig für Pepsi, Kellogg's, Coca-Cola, Unilever und natürlich für Ilsi. Sie fungierte außerdem als *Scientific Governor* bei der British Nutrition Foundation, die getragen wird unter anderem von British Sugar, Tate & Lyle Sugars, der Ketchupfirma Heinz, dem Schokoriegelkonzern Mars, von Coca-Cola, Pepsi-Cola, Kellogg's, Nestlé und Unilever.

Der nordirische Ernährungschemiker Professor Sean (J. J.) Strain, war Mitglied im Aufsichtsrat bei der Industrielobbyvereinigung Ilsi, Berater beim Pringles-Konzern Procter & Gamble, auch bei Danone, und er bekam Forschungsförderung von Nestlé sowie vom holländischen Zusatzstoffkonzern DSM.

Dass die Europäische Union sich so gern auf die Professoren aus der Lobby verlässt, ist natürlich ein besonderes Glück für die Konzerne. Wenn es zum Beispiel darum geht, wie viel Nährstoffe die Kinder brauchen. Auch da koordinierte Ilsi gern das betreffende EU-Projekt (Eurreca). Denn wer wüsste besser, wie viel Vitamine ein Kind braucht, als ein Vitaminkonzern? Mit dabei natürlich auch hier: der umtriebige Professor Koletzko.

Die Taskforce-Mitglieder sind nach eigenem Bekunden ganz stolz, dass sie solche Verbindungen zu Geld machen können, »kapitalisieren«, wie es in einer Stellungnahme der ORGANISATION heißt, oder wörtlich: daraus Kapital schlagen. Dank ihrer »engen Verbindungen« zu »führenden Forschern« auf diesen Gebieten, etwa bei den einschlägigen EU-Projekten wie Eurreca, bei dem es um den Vitaminbedarf ging, oder Early Nutrition, kurz Ena, bei dem es, wie bei der Ilsi-Taskforce, um die Programmierung im frühen Leben geht.

Für die Ilsi-Konzerne ist einer wie DER EXPERTE natürlich ein Glücksfall, und die Kooperation mit ihm verlief geradezu modellhaft, ja ideal.

Er ist die einflussreichste Figur in seiner Disziplin, genießt großes Vertrauen gleichermaßen in der Fachwelt wie bei Regierungen und Medien. Und er ist offen für Kooperationen mit Konzernen.

Besser konnte es also nicht laufen. Erst wird er bei der Industrie eingenordet, eingebunden in die Ilsi-Task Force zur Frühen Programmierung, bei der das »ultimative Ziel« ist, die wissenschaftlichen Grundlagen zu schaffen für Richtlinien *(Guidelines)*. Dann bringt er die Wissenschaft in ganz Europa hinter sich, als Chefkoordinator des passenden EU-

Projektes *Early Nutrition.* Und schließlich ist er auch noch maßgeblich an der Formulierung der Richtlinien für die deutschen Kinderärzte beteiligt – und wirkt da mustergültig im Sinne der Industrie.

Also alles bestens: aus Sicht der Babyfood-Industrie ist die Personalie Koletzko natürlich eine Super-Erfolgsstory. Erfolg: optimal. Kosten: gering. Das meiste übernimmt der Steuerzahler.

Nicht nur die Europäische Union, auch die deutsche Bundesregierung achtet sehr auf ein harmonisches Miteinander mit den großen Konzernen, wenn es um unsere Kleinen geht. Beim Kampf gegen das Übergewicht, beispielsweise bei der Plattform Ernährung und Bewegung. Das ist eine bedeutende Einrichtung der deutschen Bundesregierung im Kampf gegen das Übergewicht.

Im Vorstand sitzt auch hier der unvermeidliche Professor Koletzko, neben Vertretern des Großküchenkonzerns Apetito und Leuten von Mars und Südzucker. Es gibt sogar einen Fachbeirat »Sitzender Lebensstil«. Der »sitzende Lebensstil« ist ein Lieblingsthema der Firma Coca-Cola, die natürlich auch Mitglied ist bei dieser Plattform und insgesamt 25 000 Euro jährlich Mitgliedsbeitrag zahlt. Das ist nicht sehr viel, lohnt sich aber trotzdem. Die Plattform Ernährung und Bewegung, von ihren Freunden »peb« genannt, kämpft jetzt nicht so sehr gegen, sagen wir, dick machende Süßgetränke, sondern lieber gegen den »sitzenden Lebensstil«. Da kann sich Coca-Cola freuen!

Peb hat da sogar extra eine Aktion gestartet, gegen den »sitzenden Lebensstil von Kindern und Jugendlichen« und dem zugehörigen Appell »Aufstehen! Mehr Bewegung und weniger sitzen im Alltag von Kindern und Jugendlichen«.

Die Sache mit der Bewegung: Das ist eigentlich, nüchtern betrachtet, Unsinn, wenn es ums Gewicht geht. Klar, Sport macht Spaß. Nach dem Joggen fühlt man sich wohler, vor allem Kinder haben großen Spaß am Eislaufen, Fußballspielen und Skifahren. Nur: Fürs Gewicht bringt es nicht so viel, weil, wie die *New York Times* mit Verweis auf die Datenlage anmerkte, »Bewegung nur einen minimalen Einfluss auf das Gewicht hat«.

Die Sache mit der Bewegung als Ausgleich für Dickmacher in der Ernährung, das ist das große ideologische Projekt von Coca-Cola. Die verquere *Message* des Konzerns an die Dicken lautet: »Trink Cola. Beweg dich mehr.« Das ist natürlich »wissenschaftlicher Unsinn«, schrieb der Harvard-Professor Walter Willett, der als weltweit einflussreichster Ernährungsforscher gilt, in einem Leserbrief an die *New York Times:* »Leider wollen Coca-Cola und seine akademischen Helfer die sehr gut dokumentierten Beweise nicht akzeptieren, dass die zuckerhaltigen Getränke eine Hauptursache sind für Fettleibigkeit, Herzerkrankungen und Diabetes.«

»Man muss fast fünf Kilometer gehen, um eine einzige Dose Coke auszugleichen«, sagt der Ernährungsprofessor Barry Popkin von der Universität North Carolina.

Mehr Bewegung, um abzunehmen, das ist *Coke-Speak.* Und dass sich das so durchgesetzt hat, bis hin zur deutschen Bundesregierung, das liegt natürlich daran, dass der US-Zuckerbrauseriese sehr viel Geld ausgegeben hat zur Beeinflussung der Wissenschaft und der öffentlichen Meinung, etwa mit einem sogenannten *Global Energy Balance Network.* Das hatte das *British Medical Journal* im Jahre 2015 enthüllt.

Coca-Colas »Energiebalance-Netzwerk« sollte nachweisen, dass Übergewicht entsteht, wenn mehr Kalorien aufgenommen werden als verbraucht. Also genau das, was eigentlich alle sagen, von der AOK bis zur *Süddeutschen Zeitung.* Alles *Coke-Speak.*

Und die Wissenschaftler lieferten brav ab, was gut für Coca-Cola ist.

So etwa Peter Katzmarzyk und seine Kollegen vom Pennington Biomedical Research Center in Louisiana in einer Studie aus dem Jahr 2015. Fazit: »Mangel an Bewegung ist der wichtigste Faktor für Übergewicht.« Katzmarzyk gab sich verwundert über die Ergebnisse: »Wir wissen, dass Ernährung und Bewegung eine bedeutende Rolle spielen für die Gesundheit allgemein und speziell das Gewicht-Management, aber ich war überrascht zu sehen, dass körperliche Aktivität einen noch größeren Einfluss auf das Gewicht der Kinder hat, als wir zuvor dachten.« Wer hätte das gedacht. *Coke-Speak* in Reinform. Immerhin war hier der Sponsor vermerkt: »Diese Forschungsarbeit wurde unterstützt von der Firma Coca-Cola.«

Insgesamt gab Coca-Cola nach einem Bericht der *New York Times* 100 Millionen Dollar für Wissenschaftssponsoring und sogenannte Gesundheitspartnerschaften aus. Allein für Projekte in Deutschland gab es 7,5 Millionen Euro, wie die Organisation Foodwatch enthüllte. So hat nicht nur das Deutsche Kinderhilfswerk Geld bekommen, für Spielplätze, oder das Wochenblatt *Die Zeit,* 50 000 Euro für »Zeit-Gespräche« zum Thema »Sport und Gesellschaft«. Auch die Berliner Charité hat sich über fünf Jahre mit insgesamt einer Million Euro von Coca-Cola sponsern lassen. Etwa für das Projekt »Hör auf dein Herz« mit der Kardiologin Prof. Dr. Vera Regitz-Zagrosek, Direktorin des Charité-Institutes für Geschlechterforschung in der Medizin.

Die Professoren waren dabei mitunter sehr hilfsbereit und willig. Ein Mann namens James Hill beispielsweise, Leiter des Medizinischen Instituts der Universität von Colorado. Der Professor versicherte gleich zu Beginn der Zusammenarbeit, er wolle Forschungsprojekte »spezifisch im Interesse von Coke« angehen. Denn: »Es ist unfair, wenn Coca-Cola als Bösewicht Nummer eins in der Welt der Fettleibigkeit dargestellt wird. Ich will zeigen, dass das Unternehmen den Menschen auch Freude bringt.« Für ihn hat sich sein Entgegenkommen gelohnt. Seine Uni bekam eine Million Dollar von dem Brausekonzern, er selbst für verschiedene Zwecke 550 000 Dollar. Zudem durfte Süßgetränkefreund Hill auf Kosten von Coca-Cola nach Mexiko reisen, auf die Karibikinsel Grenada, nach England. Außerdem nach Australien und Neuseeland; dorthin durfte schließlich auch seine Frau, gesponsert von Coca-Cola. Im Jahr 2013 fragte er noch einen der Coca-Cola-Chefs, ob sie nicht einen Job hätten für seinen jüngsten Sohn.

Für die Coca-Cola-Forschungschefin Rhona Applebaum endete die Affäre nicht so erfreulich: Sie musste gehen, nachdem die Kooperation und der Mailverkehr mit Hill bekannt geworden waren. Professor Hill hingegen durfte bleiben, seine Universität ist weiter sehr stolz auf ihn und rühmt ihn auf ihren Internetseiten als »einen der führenden Experten für Gewichtsmanagement«.

So ist das auch hierzulande. Zwar ist es für Steuerzahler und Öffentlichkeit nicht sehr erfreulich, wenn die Staatsbediensteten für fremde Interessen forschen, und auch unter Kollegen werden sie wenig freundlich als »Mietmäuler« betrachtet. Doch ihre Hochschulen und sogar die Regierungen unterbinden solche Nebenaktivitäten nicht, sondern fördern sie eher.

Auch die Aktivitäten des Münchner Multifunktionsforschers Koletzko werden von seiner Hochschule und dem aufsichtsführenden Freistaat Bayern wohlwollend geduldet. Und der Kinderärzteverband störte sich nicht daran, dass bei seinem Kongress in Hamburg Koletzko kurz nacheinander als oberster offizieller Richtliniengeber und anschließend als Reklamefigur und Symposionsleiter beim Gläschenkonzern Hipp auftrat. Dort präsentierte der geschäftstüchtige Professor unter anderem eine von Hipp unterstützte Studie, die er zusammen mit Kollegen vom Balkan gemacht hatte. Mit ihnen kooperiert er öfter, denn Hipp hat ein eigenes »Studienzentrum« in der serbischen Hauptstadt Belgrad.

Und Hipp war nicht nur in Hamburg präsent, mit jenem »Hipp-Symposion« bei der 112. Jahrestagung der Deutschen Gesellschaft für Kinder- und Jugendmedizin (DGKJ). Sondern auch 2015 bei der Jahrestagung in München. Und auch bei Kongressen der österreichischen Kinderärztevereinigung ÖGKJ, wie etwa 2016 im vorarlbergischen Städtchen Feldkirch, auch hier wieder mit dem allgegenwärtigen Professor Koletzko.

Die Präsenz in den entscheidenden Kreisen scheint sich gelohnt zu haben. Darauf deuten jedenfalls die neuen Richtlinien hin, die Koletzko in Hamburg den Kinderärzten präsentiert hat. Titel: »Ernährung und Bewegung von Säuglingen und stillenden Frauen«, veröffentlicht im September 2016 in der Zeitschrift *Kinderheilkunde*.

»Bewegung von Säuglingen«? Was gibt es an denen denn zu bewegen? Also: Das ist natürlich barer Unsinn, *Coke-Speak* in Reinkultur, inhaltlich völlig absurder Quatsch. Aber Experten wie der rührige Professor Koletzko haben offenbar die korrekte *Coke-Speak* schon so verinnerlicht, dass sie es einfach hinschreiben, ohne auch nur eine Sekunde darüber nachzudenken. Es gibt natürlich auch nichts zu empfehlen bei der Bewegung von Säuglingen, außer dass, Originalton Richtlinie, die »Bewegung im Säuglingsalter nicht eingeschränkt werden sollte«. Also: den Säugling nach Möglichkeit bitte nicht fesseln!

Aber was sagt dann jetzt der Hipp-Geschäftspartner Koletzko in seinen neuen Richtlinien zum Thema Gläschen? Er ist eigentlich eher dafür. Nachteile? Keine. Jedenfalls kommen in der Richtlinie keine vor. Nährstoffverluste durch Erhitzen? Höheres Risiko für Allergien? Geschwächtes Immunsystem? All die wissenschaftlichen Daten, die gegen Gläschen sprechen: Sie werden gar nicht erwähnt.

An manchen Stellen klingt die Richtlinie richtig euphorisch, fast ein bisschen wie Hipp-Werbung: »Beikostfertigprodukte erfüllen hohe gesetzliche Anforderungen, z. B. die Minimierung von Pestizidrückständen.« Genau das, was der alte Herr Hipp immer sagt! Die Reinheit! Und noch so ein Vorteil der Gläschen, liebe Mütter und Väter: »Sie sparen Zeit und Arbeit.«

Hat sich also gelohnt für Hipp, die Partnerschaft mit dem Professor.

Klar: Natürlich dürfen Eltern trotzdem selber kochen. Wir leben ja in einem freien Land: »Sowohl mit selbst zubereiteten als auch mit fertig zu kaufenden Breien kann man Säuglinge gut ernähren.«

Die Mütter dürfen ihren Kindern sogar die Brust geben. Aber, wenn es nach Professor Koletzko und Kollegen geht, nur unter strengen Auflagen!

Die lauten: Jodtabletten.

Jod? Ja. Jod. Das ist jetzt Pflicht. Zum Beispiel für Mütter, die selbst stillen möchten, statt das Fläschchenpulver der Sponsoren zu kaufen.

So schreiben das die Richtlinien vor: »Stillende Mütter sollten Jod supplementieren«, also extra einnehmen. Genauso wie jene, die partout Brei selbst kochen möchten. Auch hier schreiben die Richtlinien vor: dass »Säuglinge, die ausschließlich selbst zubereitete Breie erhalten, etwa 50 Mikrogramm Jod/Tag als Supplement erhalten« müssen.

Jod fürs Baby? Warum um Himmels willen das denn? Warum soll man denn nun zum selbst gemachten Brei Jodtabletten geben? Und der Mutter, wenn sie stillt? Die wurden früher für den Fall eines Atomkrieges empfohlen, zum Schutz der Schilddrüse. Ganz früher gab es auch mal Jodmangelgebiete. Und Kinder mit Kropf. Das sind wulstige Ausbuchtungen am Hals, Zeichen für Jodmangel. Früher, im Allgäu zum Beispiel, wo die Böden jodarm waren und wenig Fisch verzehrt wurde. Aber heute?

Frage an Professor Koletzko und Frau Professorin Kersting: Gibt es denn vergleichende Untersuchungen über Jodmangel bei Kindern, die Fertigbrei oder selbst gekochten Brei bekommen? Oder gar Erkenntnisse über mögliche Folgen, Kropf, geistige Defizite? Von Professor Koletzko kam dazu leider keine Antwort. Von Frau Professorin Kersting: auch nicht.

Der Hipp-Elternservice der Firma Hipp allerdings teilt im Internet mit: »Den Gläschen wird kein Jod zugesetzt.«

Nanu? Also gibt es gar keinen Unterschied zwischen selbst gemachtem Brei und Gläschen? Beim Jod offenbar nicht.

Es gibt auch keinen Jodmangel, nicht in Mitteleuropa im 21. Jahrhundert. »Deutschland ist kein Jodmangelland«, stellt die deutsche Bundesregierung fest, auf der Basis des aktuellen »Jodmonitorings«.

Na also. Es gibt mithin auch keinen Grund, solche Vorgaben in die Richtlinien zu schreiben. Jedenfalls keinen sachlichen.

In der benachbarten Schweiz gibt es übrigens auch keine derartigen Vorgaben. Kein Extra-Jod für stillende Mütter und im selbst gekochten Brei. »In der Schweiz empfehlen wir das nicht«, sagt Professor Roger Lauener, der an den Empfehlungen für die Kinder der Eidgenossen mitgewirkt hat. »Man kann die Breie normal machen, man muss nichts separat dazutun.« Die Schweizer Ernährungsexperten, sagt Lauener, sehen auch keine Nachteile im Hausgemachten:

»Die normal zu Hause zubereitete Ernährung hat keinen Nachteil gegenüber der industriell hergestellten«, sondern »möglicherweise sogar Vorteile«.

Auch die neuen internationalen Empfehlungen sind eher fürs Selbstgekochte. In dem Anfang 2017 erschienenen »Positionspapier« der europäischen Ernährungsexperten von ESPGHAN *(European Society for Paediatric Gastroenterology, Hepatology and Nutrition)* ist auch keine Rede von irgendwelchen Auflagen für Selbstkocher. Im Gegenteil: Auch die europäischen Experten betonen die »Vorteile« der hausgemachten Babynahrung. »Gut zubereitete hausgemachte Lebensmittel« böten die Möglichkeit einer »größeren Auswahl an kulturell angemessenen Geschmacksrichtungen und Texturen«, also gewissermaßen die Alternative zum kommerziellen Einheitsbrei in den Gläschen.

So ist die Datenlage auch in Deutschland: Die Ergebnisse der deutschen »Donald«-Studien, aus dem Forschungsinstitut für Kinderernährung, zeigen, dass ein höherer Anteil an »kommerzieller« Babykost dazu führe, dass die Kinder später weniger Obst und Gemüse essen. Das heißt: Eigentlich wissen es auch die deutschen Experten besser.

Im Übrigen wiesen die ESPGHAN-Ernährungsexperten darauf hin, dass die »relativ begrenzte wissenschaftliche Beweisbasis« sich in einer »beträchtlichen Bandbreite der Empfehlungen und Praktiken« in den unterschiedlichen Ländern und sogar innerhalb der einzelnen Ländern widerspiegle. Also: andere Länder, anderes Füttern. Es gibt mithin keinen Grund, sich sklavisch an irgendwelche willkürlich und fernab der Datenlage ergangenen Empfehlungen zu halten.

Glücklicherweise gibt es das Internet – und damit die Möglichkeit, sich Informationen zu holen zur Frage, wie andere Experten die Dinge sehen, etwa die von ESPGHAN. Und natürlich Brei-Rezepte aus allen möglichen Regionen wie auch die Klassiker aus der eigenen Kultur. Im Internet finden sich auch die Quellen, die wissenschaftlichen Studien, oft mit Nennung der Sponsoren. Auch Koletzkos neue Richtlinien von 2016, inklusive Jodpflicht und den etwas hilflosen Bemerkungen zum Sport bei Säuglingen. So können Eltern selbst einschätzen, wie sie mit so etwas umgehen möchten.

Also: Mehr Möglichkeiten für mündige Mütter und Väter. Auch wenn es darunter viel albernes Zeug gibt. Etwa bei den beliebten Mamablogs. Sie bejubeln etwa die *Frechen Freunde,* die ultrasympathischen Quetschbeutel mit Press-Obst in Plastikummantelung, die so gesund sein sollen. So jauchzt Mamablog Phinabelle: »Fast jede Mama wird sie wohl kennen: *Alfred Apfel* oder *Bibi Blaubeere*, kurz: die *Frechen Freunde.*« Phinabelle bekennt: »Wir sind große Fans, weil sie einfach Spaß am gesunden Essen machen!« Und Phinabelle erläutert noch: »Für alle, die die tollen Produkte noch nicht kennen: die *Frechen Freunde* sind Obst- und Gemüsesorten, verarbeitet zu leckeren und gesunden Kindersnacks.«

Und Sarah schreibt auf mamaskind.de: »*Freche Freunde* kannte ich aus dem Drogeriemarkt. Kaufte ich für Sohn 2.0 dort ein, nahm ich ab und zu auch ein paar Frucht-Quetschies und leckere Flippies mit. Wirklich lecker, denn man kann teilweise einzelne Frucht und Gemüsesorten aus den Snacks herausschmecken. Von Erdbär haben wir ein riesiges Paket zum Testen bekommen, das meine Söhne und ich durchprobiert haben.«

»Erdbär«, das ist, wie wir von Sarah weiter erfahren, ein Unternehmen, das »2010 von einem Elternpaar gegründet wurde, das endlich einen Snack auf den Markt bringen wollte, der gesund ist und nicht vor verstecktem Zucker und Kalorien strotzt. Natacha und Alexander Neumann wollen Kinder frühzeitig mit Obst und Gemüse in Verbindung bringen und ihnen den Weg zur gesunden Ernährung zeigen.«

Viele Eltern glauben das, wenn man mal den Spielplatz so abscannt: Quetschbeutel, so weit das Auge reicht. Fragt sich nur, ob der Weg zur gesunden Ernährung über ultrahocherhitztes Obst aus dem Plastikbeutel führt. Auch die Quetschies aus dem Bio-Supermarkt sind natürlich nicht besser. Die sind ja genauso haltbar gemacht, also genauso tot, da mikrobenlos wie die anderen – und damit eine Gefahr fürs Immunsystem.

Und nicht nur das. Bei manchen Kindern führte das Quetschbeutelobst schon, so krass das klingt, zu Krankheiten, die man sonst nur von zu viel Bier und Schnaps und Wein kennt.

Wie zu viel Süßes den Organismus des Kindes aus dem Konzept bringt

Kapitel 7, in dem ein cooler Junge eine kaputte Leber bekommt wie ein alter Säufer

Die Leber wächst mit ihren Aufgaben – die neuesten heißen: Smoothies, Quetschobst, Fruchtriegel / Erregung im Suchtzentrum: was der Zucker im Gehirn so anstellt / Red Bull und die Frage, warum das Mädchen Therese auf der Tanzfläche plötzlich tot umgefallen ist / Lieber eine Orange als O-Saft / Und zum Trinken: Wasser, pur

Klar waren sie süß, die Dinger, und seine Mutter hat ihn nicht davor gewarnt. Sie hat sogar geglaubt, sie seien besonders gesund. Das denken viele Eltern, sagt Bettina Jagemann: »Die Eltern sind schon versucht, das Richtige zu tun, aber man erkennt oft die Tücken der Lebensmittel nicht.«

Die Tücken der Lebensmittel: Da denkt natürlich keiner dran, bei Produkten wie den Smoothies oder den coolen Quetschbeuteln von Alete, von Hipp oder den superlustigen *Frechen Freunden* der Firma Erdbär, die, laut Werbung, sogar eine »Mission« haben: die »frühe Freundschaft mit Obst und Gemüse«.

Als der Junge dann zu ihr kam, hatte er eine Diagnose, die sich eher nach einer Vorgeschichte mit Schnaps, Bier und ausgiebigen Feierexzessen anhörte: Fettleber. Für so etwas ist sie zuständig. Bettina Jagemann ist groß, norddeutsch kühl, sie spricht schnell. Die Ernährungswissenschaftlerin hat einen Doktortitel, eine eigene Praxis, arbeitet aber auch an der berühmten Universitätsklinik Hamburg Eppendorf (UKE), in einer Abteilung mit Spezialisierung auf Fettleber und ähnliche Erkrankungen. Da traf sie diesen Jungen. »Als er zu uns kam, da war er 17«, sagt Frau Jagemann.

Und, hat er Ihnen erzählt, wie das kam mit der Fettleber?
Dr. Jagemann: »Man hat ihn gefragt, was hast du gemacht, und er hat gesagt, ich hab immer Smoothies getrunken, weil meine Mama dachte, das sei gesund.«

Da hat sich Mama wohl getäuscht.

Dr. Jagemann: »Die Smoothies kamen eher so obendrauf, als vermeintlich gesunder Ausgleich. Das war bei ihm in einer Phase, als er ausgezogen ist von zu Hause, da ernähren sich die jungen Leute ja anders, Fast Food, Pizza, unregelmäßiges Essen, die klassischen Energydrinks, Monster, Red Bull, um durch die Nacht zu kommen. Und die Smoothies dann als flüssiges Obst.«

Aber das ist doch gesund, sagen alle! Pures Obst.

Dr. Jagemann: »Das ist gar kein Obst mehr. Es ist zerschreddert.«

Na und?

Dr. Jagemann: »Der Zucker darin wird durchs Pürieren erst freigelegt – und vom Körper viel schneller aufgenommen, als wenn man einen Apfel, eine Birne oder einen Pfirsich roh isst. Und dazu kommt noch der Fruchtzucker, der vor allem Kinderlebensmitteln als Süßungsstoff zugesetzt wird.«

Fruchtzucker ist doch was Gesundes!

Dr. Jagemann: »Aber nicht in diesen Mengen. Und nicht im Smoothie oder Quetschie. Wenn Sie ein Glas trinken, entspricht das 500 Gramm Orangen. Die Kinder trinken davon also viel mehr, als sie bei echtem Obst essen würden. Das führt in der Regel zur kompletten Fruktose-Überlastung in der Leber. Und dann besteht die Gefahr, dass sich auch aus der Fruktose eine Fettleber entwickelt.«

Man könnte dem Kind statt Fruchtriegel, Quetschie, Smoothie also genauso gut Bier geben.

Dr. Jagemann: »So kann man das ausdrücken. Und im Ernst: Wenn Sie die Mengen sehen, um die es hier geht, kriegen Sie tatsächlich den gleichen Effekt.«

Das ist nun wirklich Pech: Da will Mama ihrem Jungen was Gutes tun und löst das Drama damit erst aus. Der Sohn futtert sich sozusagen krankenhausreif an vermeintlich Gesundem. Verwandeltem Obst. Muss auch erst mal einer drauf kommen, dass das ungesund ist. Ungesund ist es natürlich nur, weil es eine sehr erfolgreiche Geschäftsidee ist. So wird sogar Obst zum Gesundheitsrisiko – weil es durch die industrielle Maschinerie läuft, verwandelt wird und damit für den Körper eine ganz andere Bedeutung bekommt. Auch bei den Smoothies ist die Fabrik mithin eine ganz neue Risikoquelle. Die Früchte werden dort ja zudem sterilisiert – und so, mangels Mikroben, zur Gefahr fürs Immunsystem. Und für die Figur sowieso: weil der Zucker freigelegt wird und den Kinderkörper abrupt überfällt. Schon warnen Experten vor der »Smoothie-Wampe«.

Die allgemeine Versüßung ist vermutlich die verhängnisvollste Entwicklung in der Welt der Kindernahrung, und Smoothies und Quetschies sind der vorläufige Höhepunkt. Verhängnisvoll vor allem deswegen, weil der kindliche Organismus heute durch nichts anderes so geprägt und verformt wird wie durch die Allgegenwart des Süßen.

Dabei weiß eigentlich jeder, dass Zucker ungesund ist.

Und dennoch gibt's an jeder Ecke Süßigkeiten. *Nutella* zum Frühstück. Fertigmüsli, *Fruchtzwerge. Cola, Fanta, Red Bull.* Bei der Party von Freunden, gebildete Leute, natürlich gibt's *Cola*. Oder wenn irgendwo eine Veranstaltung ist, mit Kindern, ein Reitturnier. Alle Mädchen kommen mit ihren Eltern und Geschwistern, dann steht da auf praktisch jedem Tisch: *Cola*. Genauso bei der Eislaufgala. Softdrinks flächendeckend. Und dazu der versteckte Zucker, sogar in der Pizza.

Oder das ewige Eis. Papa, ein Eis! Der Ruf schallt deswegen ständig an Väterohren, weil es Eis an jeder Ecke gibt. Natürlich nützen auch wir selbst gern die Gelegenheit, noch eines zu lutschen. 110 Kugeln Eis isst der Durchschnittsdeutsche pro Jahr, das sind an die acht Liter.

Weltmeister im Eislutschen sind die Neuseeländer mit 28,4 Litern, danach kommen die USA mit 20,8. In Europa führen die Finnen mit 14,5 Litern. Dann Schweden mit zwölf und Norwegen mit jeweils elf Litern. Hinter den Deutschen kommen dann Italiener, Spanier und Franzosen. Und das ist, wenn man so will, nur die Spitze des Eisbergs.

Ein deutsches Kind verzehrt pro Jahr mehr Süßes, als es wiegt: 50,9 Kilo Süßwaren insgesamt. Davon 10,3 Kilo Kuchen, Kekse und Gebäck, 5,7 Kilo Eis, 3,6 Kilo Schokolade, Riegel und Pralinen, 3,3 Kilo Zuckerwaren wie Bonbons, Gummibärchen, Lollis, 3,2 Kilo süße Brotaufstriche wie Nutella. Und 23,3 Kilo süße Softdrinks. Das kam bei der »Donald«-Studie des Dortmunder Forschungsinstitutes für Kinderernährung heraus. Purer Zucker pro Kind und Tag: unglaubliche 114 Gramm.

Weitgehend unbemerkt ist die Zuckerquote immer weiter gestiegen. Vor 30 Jahren naschten 74 Prozent der amerikanischen Kinder regelmäßig Süßgebäck oder Snacks, jetzt sind es so gut wie alle: 98 Prozent.

Hierzulande vergeht bei vielen Kindern ebenfalls kein Tag ohne Süßes. Auch in Österreich geht's steil nach oben: »In den letzten Jahren ist der Zuckerkonsum in Österreich weiter angestiegen«, sagt der Kinderarzt Kurt Widhalm, Präsident des Österreichischen Akademischen Instituts für Ernährungsmedizin in Wien.

Die Hälfte der Jugendlichen in Deutschland trinkt mindestens einmal die Woche Softdrinks, viele sogar täglich: 17 Prozent der Mädchen und sogar 24 Prozent der Jungs. Insgesamt trinken Kinder und Jugendliche zwischen drei und 17 Jahren Tag für Tag durchschnittlich mehr als zwei Gläser zuckerhaltige Getränke. Bei den 14- bis 17-Jährigen sind es sogar drei bis vier Gläser.

In Österreich nehmen Jugendliche im Alter von 13 bis 17 Jahren 20 Prozent der täglich zugeführten Energie allein in Form von gezuckerten Getränken zu sich. Das entspricht etwa 128 Gramm (32 Stück Würfelzucker) – mehr als fünfmal so viel, wie die Weltgesundheitsorganisation (WHO) für akzeptabel hält. Der Zucker aus fester Nahrung ist da noch nicht mitgezählt.

Ein süßer Overkill – mit Folgen. »Der hohe Zuckerkonsum ist unbestritten an der Entstehung vieler ernährungsabhängiger Erkrankungen beteiligt«, sagt der Wiener Kinderarzt Widhalm.

Der Klassiker: Karies. Das äußere Zeichen des Zuckerkonsums. Hässliche schwarze Stellen auf den Zähnen. Eigentlich sind die Kariesprobleme hierzulande rückläufig. Aber manche Kinder haben schon mit weniger als drei Jahren ein komplett zerstörtes Milchzahngebiss. Und vor allem bei Kindern aus ärmeren Haushalten steigen die Kariesquoten schon wieder an.

Praktisch alle Kinder müssen das Gegengift einnehmen: Fluor. Früh schon Fluortabletten, später Fluor-Zahnpasta.

Das Kind wird mit Fluor geflutet. Es herrscht quasi Fluor-Pflicht. Zahnärzte, Kinderärzte mahnen zur Fluoridierung des Kindes.

Dabei braucht kein Kind Fluor. Es ist jedenfalls kein Nährstoff, der extra zugeführt werden muss. Viele Lebensmittel enthalten von Natur aus Fluor: Fische, Walnüsse oder Pilze. Extra-Fluor wird nur gebraucht, um die Folgen des Zuckers zu kaschieren. Damit die Kinder weiter exzessiv Zucker futtern können und die Folgen nicht gleich zu sehen sind.

Dass Karies durch die Überversorgung mit Zuckerzeug entsteht, ist »wissenschaftlich inzwischen sehr gut abgesichert«, schreiben die Zahnmediziner Professor Dr. Dr. Hans Jörg Staehle und Dr. Harald Strippel im Fachblatt *Zahnärztliche Mitteilungen* (siehe Hans-Ulrich Grimm: Garantiert gesundheitsgefährdend). Aber der »früher leicht nachweisbare Zusammenhang zwischen Zucker und Karies« sei »heute durch den zunehmenden Gebrauch von Fluoriden nicht mehr immer in gleicher Weise offensichtlich«.

Fluor ist also eine geschäftserhaltende Maßnahme für die Zucker-, Softdrink- und Süßwarenindustrie, von der Kinderärzte und Pillenproduzenten ebenfalls profitieren. Nur die Kinder nicht.

Bisher hieß es, Fluor sei ungefährlich. Schließlich komme es auch in der Natur vor. Also, versicherte zum Beispiel die Stiftung Warentest: Fluorid sei nicht giftig, jedenfalls »nicht in den Mengen, die wir üblicherweise aufnehmen«. Doch andererseits merken Eltern, dass es so gut dann doch nicht sein kann, und berichten zum Beispiel im Internet auf babyclub.de., so Olli: »Hallo zusammen!!! Meine Zwillinge sind jetzt sechs Wochen alt. Sie sind im Großen und Ganzen sehr liebe und aufgeweckte Jungs. Bis auf den Zeitpunkt, wenn sie ihre D-Fluorette bekommen. Dann ändert sich das Ganze schlagartig. Etwa nach einer halben Stunde, wo sie die Tablette bekommen haben, nimmt das Drama seinen Lauf. Die Köpfe werden rot, und sie schreien und winden sich vor Bauchschmerzen, das einem ganz anders wird.«

So ganz harmlos scheint das also nicht zu sein. Mittlerweile mehren sich auch die Erkenntnisse aus der Forschung über Risiken und Nebenwirkungen. Im Gehirn zum Beispiel. So hatten Forscher der renommierten amerikanischen Harvard-Universität »starke Hinweise« gefunden, dass Fluoride die geistige Entwicklung von Kindern beeinträchtigen könnten«, bis hin zum »Hirnschwund«. Oder wenigstens verminderte Intelligenz, um bis zu sieben Punkte bei Kindern, die hohen Fluormengen ausgesetzt waren, etwa im Trinkwasser. Das ist in manchen Weltgegenden von Natur aus hoch belastet mit Fluor, in anderen wird es eigens zugesetzt, damit die Kinder mehr Zucker an ihren Zähnen vorbeischleusen können, ohne dass es kariös auffällt.

Schon im Jahr 2012 hatten die Harvard-Forscher einen direkten Zusammenhang nachgewiesen zwischen der Aufnahme von Fluoriden und einem reduzierten Intelligenzquotienten, in einer gemeinsamen Studie mit Kollegen der Universität im chinesischen Shenyang für das Fachblatt *Environmental Health Perspectives:* Unter Fluor-Einwirkung sei der IQ der Kinder »signifikant niedriger«.

Dass Fluoride in der Lage sind, »die Gehirn- und Körperfunktionen direkt und indirekt zu stören«, stellte auch der US-amerikanische Nationale Forschungsrat (National Research Council, NRC) in einem 507-Seiten-Report fest.

Fluor zählt zu jenen Hirngiften, die auch zu Autismus und Legasthenie beitragen können. Das ergab eine weitere Untersuchung von Wissenschaftlern aus Harvard und anderen US-Institutionen um Professor Grandjean, die 2014 im britischen *Lancet* veröffentlicht wurde. Es kann auch ADHS auslösen, das Aufmerksamkeitsdefizit-Hyperaktivitäts-

Syndrom. Da gebe es in der Tat einen starken Zusammenhang, meinten die kanadischen Wissenschaftlerinnen Christine Till und Ashley Malin von der York University in Toronto in der Zeitschrift *Environmental Health,* nachdem sie die Fluoridierung des Wassers und die ADHS-Raten in den USA in Beziehung gesetzt hatten.

Sogar die falsche Zahnpasta kann zu akuten Vergiftungen führen, warnte schon die *Deutsche Apotheker Zeitung:* »Erwachsenen-Zahnpasta kann für Kleinkinder giftig sein.« Der Grund: »zu hoher Fluoridgehalt«. Wenn sie ihre eigene Kinderzahnpasta essen, sei das nicht weiter schlimm, das führe »meist nur zu Bauchschmerzen«. Bei der Zahnpasta von Mama und Papa sei schon ein Gramm problematisch. Bei noch mehr Fluor »reagiert der Körper mit Herz-Kreislauf-Symptomen, heftigen Magen-Darm-Beschwerden, Krampfanfällen bis hin zum Koma«.

Überraschenderweise kann eine »chronische Fluoridvergiftung« sogar ihrerseits zu Zahnschäden führen, der sogenannten »Dentalfluorose« mit ihren charakteristischen Verfärbungen an den Zähnen. So eine Fluorose, namentlich an den Schneidezähnen im Oberkiefer, haben vor allem Kinder, die Fluoride in ihren ersten vier Lebensjahren zu sich nehmen, stellte Steven M. Levy fest, Professor für Zahnmedizin an der Universität Iowa. Besonders verhängnisvoll sei die Fluoridaufnahme während des ersten Lebensjahrs. Also genau in der Zeit, in der die Babys in Deutschland Tabletten wie die »Fluor-Vigantoletten« kriegen aus dem Hause Merck.

Zähne kaputt – durch Zahnschutz-Gifte? Das ist natürlich ziemlich absurd, mit einem solch problematischen Stoff die Kinder zu imprägnieren, nur damit sie mehr Zucker in sich hineinstopfen können – zumal es gegen die inneren Folgen des Zuckers gar nichts hilft.

Fast noch absurder ist Zahnpasta, die statt des Fluors den »Birkenzucker« Xylit enthält, weil der angeblich Karies verhindert. Aber natürlich nur, wenn Xylit den Zucker ersetzt. Wenn das Kind aber keinen Zucker isst, kein Süßzeug, dann braucht es weder Fluor noch Xylit.

Das wäre dann nicht nur besser für die Zähne, sondern auch für die Figur und überhaupt fürs Kind. Der Zucker ist ein Dickmacher, er führt zur »Zuckerkrankheit« Diabetes, er kann das Herz schädigen, den Blutdruck erhöhen, und er spielt, unter anderem, womöglich auch bei Krebs eine Rolle.

Die wichtigste Quelle für Zucker vor allem bei Kindern und Jugendlichen sind Softdrinks. Klar: Kinder halten Softdrinks sicher eine Weile ohne sichtbare Folgen aus. Sie sind ja widerstandsfähig. Aber innerlich werden sie natürlich schon programmiert auf genau diese Krankheiten. Und manche kriegen sie, noch bevor sie volljährig sind. Die süßen Drinks erhöhen das Risiko für die Zuckerkrankheit Diabetes, den sogenannten »Alterszucker«, den jetzt schon häufig Kinder haben. Sie erhöhen auch das Risiko für Herzprobleme, für Nierenprobleme, für Bluthochdruck und sogar für Gicht und Arthritis. Also: All das, was später mal kommen kann, kriegen die Kids mit Softdrinks womöglich schon früher.

Nicht nur Krankheiten, sogar die Pubertät. Auch sie wird vorverlegt durch Softdrinks, so eine Studie von Harvard-Forschern um Jenny L. Carwile und den berühmten Ernährungsprofessor Walter Willett aus dem Jahr 2015, die im Fachmagazin *Human Reproduction* erschienen ist. Die Forscher fanden heraus, dass bei Mädchen, die täglich mehr als eineinhalb Portionen süße Softdrinks tranken, die Pubertät im Schnitt 2,7 Monate früher einsetzte als bei jenen, die weniger als zwei solcher Süßgetränke in der Woche konsumierten.

Das hängt zusammen mit den Hormon-Effekten der Süßgetränke. Zucker lässt den Insulinspiegel ansteigen: Insulin aber steigert die Produktion von Geschlechtshormonen, und die wiederum haben verfrühte Pubertät zur Folge.

So wird das Leben, schon im Kindesalter, durch Softdrinks offenbar beschleunigt. Und logisch: Auch das Ende ist dann schneller da. Insgesamt seien Softdrinks weltweit für 180 000 Todesfälle im Jahr verantwortlich, so eine Untersuchung der amerikanischen Tufts Universität, geleitet vom ehemaligen Harvard-Forscher Dariush Mozaffarian, veröffentlicht im maßgeblichen Herzspezialisten-Blatt *Circulation* (»Kreislauf«) im Jahr 2015.

Eine bislang weithin übersehene Rolle spielen dabei die sogenannten Energydrinks. Dabei klingen die so kraftvoll: *Monster, Red Bull.* Und jeder denkt da an Sport, Fußball oder Formel 1 oder sogar an die ganz coolen waghalsigen Risikosportarten. Dabei ist der eigentliche Risikosport das Energydrink-Schlucken.

Manchmal tritt dann der Tod sogar ganz plötzlich und unerwartet ein, im Club, beim Feiern. »Sie fiel einfach neben mir tot um«, erzählt John Andersson. Seine Freundin Therese starb auf der Tanzfläche in einer Stockholmer Disco, nachdem sie zwei Dosen *Red Bull* mit Wodka getrunken hatte, laut Londoner *Times.* Drei solcher mysteriöser Todesfälle in Zusammenhang mit dem Energydrink *Red Bull* hatten die Behörden damals untersucht, berichtete die Zeitung (siehe Hans-Ulrich Grimm: Garantiert gesundheitsgefährdend).

»In Zusammenhang« mit dem Energydrink: Das bedeutet, dass niemals ganz sicher ist, ob der Drink wirklich die Ursache für die Todesfälle war.

Aber: *Red Bull, Monster* und Co. können tatsächlich das Herz aus dem Takt bringen. Schon eine Dose *Red Bull* ohne Zucker könnte das Risiko eines Herzanfalls erhöhen, meint der australische Kardiologe Scott Willoughby vom

Herzforschungszentrum im Royal Adelaide Hospital. Er fürchtet, dass eine Kombination mit anderen Risikofaktoren wie Stress oder hohem Blutdruck »potenziell tödlich« sein könnte.

Und die Vorkommnisse häufen sich. Eindrucksvoll ist die Liste der Todesfälle, die das Bundesinstitut für Risikobewertung (BfR) präsentierte. Darunter der erst 18-jährige Ross Cooney aus der Stadt Limerick im Südwesten Irlands, der während eines Basketballturniers »bis zu drei Dosen eines Energydrinks getrunken« hatte »und plötzlich, vermutlich infolge einer Herzrhythmusstörung, verstarb«.

Als Konsequenz aus solchen Vorfällen forderte der Kinderarzt Steven Lipshultz von der Universität Miami, *Red Bull* und andere Energydrinks sollten gesetzlich reguliert werden wie Tabak, Alkohol und Arzneimittel. »Für die meisten Kinder, Heranwachsenden und Jugendlichen gibt es keine sicheren Verzehrmengen.«

Anfang 2017 verklagten amerikanische Eltern die Hersteller des Energydrinks *Monster.* Sie »haben meinen Sohn getötet«, so der Vorwurf des Vaters des amerikanischen Teenagers Dustin Hood. Dieser konsumierte an einem Tag im Jahr 2015 zwei Liter *Monster-Energy*-Dosen, brach daraufhin beim Basketballspielen zusammen, wurde ins Krankenhaus gebracht und starb kurz danach. Jetzt ist Dustins Vater vor Gericht gezogen. Mit ähnlichen Vorwürfen war der Hersteller des *Monster*-Drinks schon häufiger konfrontiert; Anfang 2017 wies die Firma auch hier einen Zusammenhang zwischen *Monster*-Drink und Todeseintritt zurück.

Auch eine Sprecherin von Red Bull wies Vorwürfe zurück, verwies auf »Sicherheitsbewertungen von Gesundheitsbehörden aus aller Welt«, die keine Bedenken ergeben hätten.

Dabei sieht es eher so aus, als ob die Gesundheitsprobleme in aller Welt durch den Energydrink-Boom zunehmen. Energydrinks gelten schon als ein globales Gesundheitsproblem. Die Problemzonen: Herz und Kreislauf, Gehirn und Psyche, Magen und Darm, Nieren und Zähne.

Sogar ein wissenschaftliches Gutachten der Europäischen Lebensmittelbehörde Efsa zeigte 2015 solche Effekte von *Red Bull* & Co.: »Herz-Kreislauf-Erkrankungen, Auswirkungen auf das zentrale Nervensystem (beispielsweise in Form von Schlafstörungen oder erhöhter Ängstlichkeit) sowie mögliche Gesundheitsrisiken für Föten bei Schwangeren.« Die Efsa-Experten hatten erstmals einen Höchstwert für Koffein ermittelt: drei Milligramm pro Kilogramm Körpergewicht. Ein zwölfjähriger Junge mit einem Gewicht von 50 Kilo liegt mit einer 0,5-Liter-Dose eines Energydrinks schon über dem Limit.

Millionen Jugendliche in Europa aber konsumieren deutlich mehr: In Deutschland gelten bis zu 6,6 Prozent der Jugendlichen als »Hochverzehrer« und überschreiten die Efsa-Höchstmengen.

Auch die Weltgesundheitsorganisation (WHO) hatte schon »Bedenken« formuliert und fordert »Verkaufsbeschränkungen von Energydrinks an Kinder und Jugendliche«. Die Verbraucherorganisation Foodwatch verlangt für sie gar ein völliges Verkaufsverbot.

Warum aber fahren die Kids so auf Süßes ab? Die offizielle Version lautet: Kinder wollen Süßes, weil schon die Muttermilch süß ist. »Den meisten Kindern kann es gar nicht süß genug sein. Das hat die Natur so eingerichtet«, glaubt zum Beispiel die *Süddeutsche Zeitung*. Der Münchner Professor Koletzko behauptet: »Das ist nicht anerzogen, sondern gilt für Kinder aus allen Kulturkreisen.«

Das ist natürlich dummes Zeug. Das wäre ja auch Blödsinn, wenn die Natur allen Kindern die Lust auf Süßes einpflanzen würde und dann aber manche Ecken in der Welt gar nicht mit Süßem versorgt. In Alaska zum Beispiel wächst bekanntlich keine Ananas. Und in Grönland keine Kiwi. Ein Eskimokörper ist deshalb sozusagen taub für Zucker, er kann ihn nicht einmal richtig transportieren, weil ein »Glukosetransporter« namens GLUT-4 unterentwickelt ist. Das hatten Forscher um Torben Hansen von der Universität Kopenhagen herausgefunden in einer Studie, die 2014 in *Nature* erschienen ist. Wozu auch einen Transporter, wenn es nichts zu transportieren gibt? Wenn es jeden Tag Walfischspeck gibt und niemals süße Himbeeren?

Ganz ähnlich ist es in der Südsee. Da wächst zwar Ananas und alles, was das Herz begehrt – aber oft sind die Insulaner monatelang auf See gewesen, und dort, mitten im Pazifik, gibt's auch nur Fische und sonst gar nichts.

Also: Der Körper kann gar nicht so konstruiert sein, dass er gierig ist auf Zucker. Die Natur kennt überhaupt keinen Zucker, keinen puren Zucker. In Wahrheit ist es so: Zucker liefert Energie, die kann der Mensch nutzen. Aber er kann Energie auch anders gewinnen. Die Energie kann, wie bei den Eskimokindern, die heute Inuitkinder heißen, aus Walfischspeck kommen. Oder aus Fischen und Meeresfrüchten. Wie in der Südsee – früher.

Bei uns in Mitteleuropa war Obst früher die Energiequelle. Die aber sprudelte damals nur im Sommer und Herbst, deshalb war es sinnvoll, dass der Körper davon möglichst viel aufnimmt. Und darum war auch eine gesteigerte Sensibilität gegenüber dem Süßen sinnvoll, sagt die Suchtforscherin Magalie Lenoir von der Universität Bordeaux. Sie führt das »suchterzeugende Potenzial des intensiven Süßgeschmacks« auf eine »angeborene Überempfindlichkeit gegenüber süßen Geschmacksrichtungen« zurück. Die Ratten in ihren Versuchen hatten darauf sogar stärker reagiert als auf Kokain.

Die Genussfähigkeit ist im Gehirn angelegt: an jenem Ort, wo die schönen Gefühle entstehen, das Wohlbehagen beim Genießen. Dort wirkt der Zucker, der süße Geschmack. Er stimuliert, ähnlich wie Drogen, dort tief im Inneren des Gehirns, das sogenannte mesolimbische System, im Bereich einer Zone namens *Nucleus accumbens,* den die Forscher das »Belohnungszentrum« nennen.

Solange es nur wenig Süßes gibt, gibt es auch keine Suchtgefahr, so die Studie von Forscherin Lenoir und ihren Kollegen. Erst die »übermäßige Stimulation« der Rezeptoren durch eine zuckerreiche Ernährung infolge des überreichen Angebots an Süßem in modernen Gesellschaften führe zu »übermäßigen« Hirnreaktionen, die die Selbstkontrollmechanismen »überrollen und so zur Sucht führen« könnten.

Und viele Kinder sind tatsächlich süchtig nach Süßem: Bei einer türkischen Studie aus dem Jahr 2015 waren es 71 Prozent von genau 100 dicken Kindern. An der Spitze: Schokolade. Auf den weiteren Plätzen: Eis, Süßgetränke.

Also: Es ist das Angebot, das süchtig macht. Das Angebot in den Supermärkten, die oft nachts noch offen haben, worunter die Betroffenen dann so sehr leiden, dass sie sogar eine Therapie machen müssen, wie jene Literaturstudentin aus Berlin, die noch um Mitternacht oft zum »Spätie« ging, einem der Supermärkte mit verlängerten Öffnungszeiten. Dort holte sie sich ihre Großpackungen: *Kinder Schokolade, Happy Hippo* etc. (siehe Hans-Ulrich Grimm: Garantiert gesundheitsgefährdend).

»Ferrero heißt das böse, böse Wort«, sagt die junge Frau.

Ferrero macht süchtig? Der sympathische *Kinder*-Konzern, der alle mit *Nutella* erfreut, mit seiner *Kinder Schokolade,* der *Kinder Milch-Schnitte?* Natürlich spielt der *Kinder*-Konzern bei der Allgegenwart des Süßen eine Hauptrolle. Er gehört ja zu den größten Werbetreibenden. Ebenso wie die Softdrink-Konzerne Coca-Cola und Red Bull. Und Haribo (»macht Kinder froh«).

Also: Es wird einiges dafür getan, dass die Kindheit eine süße wird. Von sich aus sind die Kleinen gar nicht so gierig auf Süßes. Aber sie stehen heute ganz schön unter Druck. Süßzeug lockt überall. Der Nachbar reicht Brausestangen übern Gartenzaun. Die Oma bringt Schokolade mit. Beim Kindergeburtstag gibt's *Smarties.* Besonders lustig: Beim Zahnarzt steht am Tresen eine Schale mit Gummibärchen, und die Apothekerin gibt der Kleinen lächelnd ein Päckchen mit Traubenzucker. Und sie wissen natürlich, was sie tun. So wird das Kind angefixt.

Und der Zucker steckt nicht nur in den Süßigkeiten. Die Nahrungskonzerne füttern die Kleinen mit Zucker, wo es nur geht. Wahre »Zuckerbomben«, bemängelt die Arbeiterkammer Oberösterreich, sind schon die Produkte für die ganz Kleinen. Selbst der Babybrei enthält horrible Zuckermengen, angeboten für Winzlinge ab vier Monaten. Spitzenreiter war der Nestlé *Milchbrei/Grießbrei* mit 40 Gramm pro 100 Gramm Pulver in der Packung. Sogar im fertigen Brei waren es noch 20 Gramm pro Portion, und beim Hipp *Biomilchbrei-Kindergrieß* war es auch nicht viel besser: 35 Gramm Zucker pro 100 Gramm, und 15,8 Gramm pro Portion im fertigen Brei. Die Baby-Kekse von Milupa *Meine Safaris* enthalten 24 Gramm – fürs Baby im Alter von sechs Monaten. »Zu viel Zucker in Babys erster Kost«, befand die Arbeiterkammer.

Oder die vermeintlich gesunden Frühstückszerealien. Beispiel Kellogg's *Frosties.* In 100 Gramm *Frosties* sind etwa 38 Gramm Zucker, bei einer 375-Gramm-Packung entspricht das laut *Öko-Test* 48 Zuckerwürfeln. Ähnlich bei den anderen sogenannten Frühstückszerealien. Eine wahre »Zuckerbombe« sind, wie die Stiftung Warentest in ihrem *Test*-Heft im Mai 2017 bemängelte, mit 43 Prozent die Kellogg's *Smacks:* »Frühstückt ein Grundschüler 60 Gramm, hat er schon mehr Zucker intus, als ihm die WHO idealerweise maximal für den ganzen Tag empfiehlt.« Dabei »empfiehlt« die Weltgesundheitsorganisation, genau genommen, gar keinen Zucker, sondern setzt eine Obergrenze fest, die möglichst nicht überschritten werden sollte.

Besonders perfide ist natürlich, wie die Food-Konzerne das unschuldige Schweizer Müsli gekapert haben. Jenes ultragesunde Gericht, das der Schweizer Arzt und Ernährungsreformer Maximilian Oskar Bircher-Benner um das Jahr 1900 auf einer Bergwanderung bei einer Sennerin entdeckte. Leider hat er damals den Begriff »Müsli« nicht schützen lassen, und so sind heute in modernen Supermärkten unter dieser Bezeichnung Produkte im Verkauf, die Bircher-Benner wohl schnellstens in die nächste Gletscherspalte geworfen hätte.

Als die Zeitschrift *Öko-Test* Schoko-Müsli untersuchte, fand sie auch hier: die überhöhte Zuckerdosis. 24,2 Prozent bei Aldis *Gletscherkrone Premium Knusper Müsli Triple Choc,* 25,3 Prozent bei Rewes *Beste Wahl Knusper Schoko Müsli,* sogar 28,9 Prozent bei *3 Pauly Schoko Müsli* aus dem Haus Rabenhorst (»Rotbäckchen«). Das *Quality Schoko Müsli* aus dem Real-Markt mit 24,7 Prozent enthielt eine ganze Palette unterschiedlicher Zuckersorten: Zucker, Dextrose, Glukose-Fruktose-Sirup, Rohrzucker, Invertzuckersirup, Karamellsirup, Gerstenmalzextrakt.

Auch die sogenannten Kinderlebensmittel sind reine Zuckerbomben, wie etwa die Verbraucherorganisation Foodwatch regelmäßig anprangert: »Das Angebot an industriellen Kinderlebensmitteln besteht fast ausschließlich aus Süßigkeiten und Snacks.« Ob Limo, *Cola, Fanta,* ob Danones

Fruchtzwerge oder Ferreros ganze Produktfamilie, die auch den Rekordhalter stellt: *Nutella,* mit 55,9 Prozent Zuckeranteil, und dann noch *Nesquik* und *Kaba,* plus die ganzen Süßigkeiten, das Eis – ein Kind wird heute mit Zucker nur so zugedonnert.

Auch die normalen sogenannten Fruchtjoghurts sind pappsüß, selbst die aus dem Bio-Supermarkt. Üblicherweise enthält ein Produkt mit 200 Gramm Fruchtjoghurt üppige 28 Gramm Zucker. In einem Becher *Himbeer-Joghurt* von Bauer stecken sogar 33 Gramm – so viel wie in einer halben Tafel Schokolade. Das haben NDR-Reporter nachgewiesen. Extrem, aber kein Einzelfall. Süß ist heute eigentlich fast alles, was für Kinder angeboten wird. Sogar die Chicken McNuggets und die Pommes, jedenfalls die von McDonald's: Sie enthalten nach Firmenangaben Dextrose, also Traubenzucker. Und in der Pizza, jedenfalls der *Pizza industriale* aus fabrikmäßiger Fertigung, stecken oft mehrere Zuckerarten, zudem entsteht beim Backen noch eine weitere Zuckerart, die auf der Zutatenliste gar nicht genannt ist: Maltose. Insgesamt kann so der Zuckergehalt in der Pizza aufs Doppelte dessen steigen, was auf der Packung steht.

Dazu kommt noch ein Designerzusatz wie das sogenannte Maltodextrin, den es in der Natur gar nicht gibt. Maltodextrin ist ein beliebter Füllstoff, er ist sogar schon in der Kunstmilch für Säuglinge enthalten, etwa in Nestlé *Beba Comfort Spezial-Nahrung von Geburt an* oder in Alete *Abendmahlzeit zum Trinken Mehrkorn-Getreide.*

Obwohl Maltodextrin nicht süß schmeckt, hat es Nebenwirkungen wie Zucker, treibt zum Beispiel den Blutzucker stark in die Höhe, mit einem Rekordwert von 135 beim sogenannten »glykämischen Index«, kurz: Glyx. Das klingt nach Glück und scheint in der Tat schicksalsbestimmend. Der »Glyx« gibt das Tempo an, in dem der Zucker ins Blut geht. Grundsätzlich gilt: je schneller, je schlimmer. Also dann eher: Unglück.

Manche Fachleute glauben, dass Nahrungsmittel mit hohem glykämischem Index das Risiko für diverse Krankheiten erhöhen. Die Zuckerkrankheit Diabetes. Krebs. Herzleiden. Alzheimer. Das ist natürlich verhängnisvoll für die Kleinen.

Das Problem ist nicht nur der Anstieg, sondern auch der anschließende Fall. Wenn der Blutzucker schnell steigt, dann fällt er nach ein paar Stunden wieder steil ab. Verschärfter, »exzessiver« Hunger ist die Folge – und aufgeregte Aktivitäten im *Nucleus accumbens,* dem Suchtzentrum im Gehirn. Wenn der Blutzucker dann wieder in die Höhe getrieben wird, fängt die Suchtspirale an, sich zu drehen. Tragisch vor allem für ein Kind, bei dem das alles ja gerade fürs Leben programmiert und eingestellt wird.

Es fängt dadurch auch früh schon an, mehr zu essen als nötig. Wenn Kinder schon ein Frühstück mit hohem glykämischem Index kriegen, essen sie auch mittags mehr. Das zeigte eine Studie mit neun- bis zwölfjährigen Kindern, die schon 2003 im Fachmagazin *Pediatrics* erschienen war.

Und was gibt es heute zum Frühstück? Die sogenannten Frühstückszerealien zum Beispiel. Klassisch, von Kellogg's, die *Corn Flakes.* Indexwert: 85. *Rice Krispies*: 82. Die *Special K* Frühstücksflocken: 84. Die normalen, klassischen Haferflocken hingegen liegen bei 40.

So ist das in der Regel: Je industrieller die Nahrung, desto höher der glykämische Index. Und desto schneller steigt der Zucker ins Blut. Wenn die Frucht direkt aus der Natur kommt, muss der Körper einiges leisten, um den Zucker freizulegen. Das dauert. Wenn die Industrie den Zucker schon frei feilbietet, geht es im Körper ganz fix. Und: Damit steigt leider das Unglücksrisiko.

Beispiel Mais: Während der ursprüngliche Mais, der Ur-

Mais der Indios, bei einem Glyx-Wert 35 liegt und der normale zeitgenössische Mais bei 65 und die *Cornflakes* bei 85 Index-Punkten, kommt Maissirup, der als industrielles Süßungsmittel Verwendung findet, auf 115. Er wird auch als Glukosesirup bezeichnet, als Glukose-Fruktose-Sirup, Fruktose-Glukose-Sirup oder, in amerikanischen Softdrinks, als *High Fructose Corn Syrup* (HFCS).

Beispiel Kartoffeln: Pellkartoffeln liegen bei 65, selbst gemachtes Kartoffelpüree hat 80, Pulverpüree 90, Pommes frites sowie Kartoffelchips aus der Fabrik bis zu 95.

Und Gummibärchen, die süßen Sympathieträger: Auch sie zählen zu den Rekordhaltern, ihr Indexwert: 114.

Diese Körperreaktionen sind es, die der US-Kinderneurologe Professor Robert Lustig meint, der renommierteste Zuckerkritiker der Welt, wenn er sagt: »Zucker ist Gift.«

»Es geht nicht um die Kalorien«, sagt Lustig. »Es geht um die Rolle im Körper.« Zucker habe dort »einzigartige Konsequenzen«. Professor Lustig war auf diese Mechanismen gekommen, als er sich fragte, warum er es in seiner Praxis mit so vielen dicken Kindern zu tun hat. Er stieß auf den Zucker – und die ganze Kaskade an Folgen, die er im Körper auslöst. Zunächst treibt er das Insulin in die Höhe, das Hormon, das den Zucker im Körper verwertbar macht. Das Insulin aber gilt als »Masthormon«. Zum einen, weil es nach dem steilen Anstieg ebenso steil wieder fällt – und damit eine Hungerattacke auslöst. Zum anderen, weil es das »Sättigungshormon« Leptin blockiert.

Warum das? Weil es ursprünglich sinnvoll war, viel Obst zu essen, ganz ungebremst von Sättigungshormonen, angesichts des nahenden Winters – um Energie und Nährstoffe einzulagern. Heute natürlich sind diese Reaktionen verhängnisvoll, weil sie dazu führen, dass die Kinder immer mehr Zuckerzeug essen.

Viele Eltern wollen jetzt ausweichen, weg vom bösen Zucker, und suchen nach Alternativen. Nur: Gerade die vermeintlich gesunden Alternativen sind auch nicht besser. Denn auch sie sind: süß. Und haben überraschenderweise ganz ähnliche Effekte wie der Zucker.

Süßstoffe zum Beispiel. Etwa das Aspartam in *Cola Light*, in den zuckerfreien Kaugummis, den Milchdrinks in Light-Version.

Solche Süßstoffe sind auch nicht besser für die Blutfettwerte – und damit fürs Herz. Sie machen auch nicht schlank. Das haben diverse Studien gezeigt. »Künstliche Süßstoffe sind nicht die Antwort auf das Übergewicht bei Kindern«, so der Titel einer Studie der Neurowissenschaftlerin Susan Swithers von der amerikanischen Purdue Universität, die 2015 im Magazin *Appetite* erschien. Sie seien »verbunden mit einem erhöhten Risiko für die gleichen chronischen Krankheiten wie der Zuckerkonsum«. Also: für die »Zuckerkrankheit« Diabetes, für Herzleiden, Bluthochdruck und Schlaganfall. So Swithers 2016 im Journal *Current Opinion in Behavioral Sciences.* Das sei »die gegenwärtige wissenschaftliche Beweislage« in Sachen Süßstoff.

Also: nicht wirklich eine Alternative.

Warum? Weil sie ebenfalls das Süßsignal senden, mit dem der Körper auf die Zufuhr von Zuckerhaltigem reagiert. Und: Sie verändern die Bakterienpopulation im Darm. Schließlich führen sie dazu, dass das Verlangen nach Süßem unverändert hoch bleibt. Deshalb können auch sie zu einem suchtartigen Verhalten führen, wie Magalie Lenoir von der Universität Bordeaux herausgefunden hat, ebenso wie der normale Zucker – und Kokain (siehe Hans-Ulrich Grimm: Garantiert gesundheitsgefährdend).

Und wie sieht's mit dem Fruchtzucker aus? Der gilt ja als ganz gesund. »Süße nur aus Früchten«, schreibt zum Beispiel

Hipp auf seinen *Früchte-Freund Banane-Apfel*. Das Regal im Drogeriemarkt ist praktisch voll von solchen Sachen.

Doch leider: Die »Süße aus Früchten« ist auch nicht besser. Auch sie kann dick machen. Auch sie kann das Risiko für Herzkrankheiten erhöhen. Und auch sie kann – zur Fettleber führen. Zur »Nicht Alkoholischen Fettleber Krankheit«, im internationalen Experten-Jargon: *Non Alcoholic Fatty Liver Disease* (NAFLD). Auf Medizinisch: *Steatosis hepatis*.

Denn der Körper reagiert heute noch genau wie damals, als es Früchte nur im Sommer gab. Eigentlich sehr pfiffig und vernünftig: Er hat die Hungerbremse ausgeschaltet, sendet kein Sättigungssignal, kann damit Unmengen Obst aufnehmen und verwandelt den überflüssigen Zucker in Fett, um so die Energie für schlechte Zeiten einzulagern, für den Winter. Dann kann das Fett wieder zurückverwandelt werden in Zucker. *Glukoneogenese* heißt das.

Dazu kommt es heute aber oft gar nicht mehr. Es gibt ja gleich wieder Zuckriges. Nicht nur *Nutella, Cola, Milch-Schnitte*. Auch das, was die Eltern für gesund halten, Orangensaft, zum Beispiel.

Selbst Wissenschaftler werben für Orangensaft, wie Professor Reinhold Carle von der Universität Hohenheim bei Stuttgart. Seine Studenten haben herausgefunden, dass »ungefähr doppelt so viele Carotinoide« aus Orangensaft aufgenommen werden wie aus einer Orange. Die Qualitätspresse jubelte: »Orangensaft ist gesünder als die frische Orange« *(Die Welt)*.

Zu früh gejubelt. Denn nicht nur die tollen Carotinoide werden leichter vom Körper aufgenommen, sondern auch der Zucker. Ganz einfach, weil bei der Herstellung des Saftes die umgebenden Wände, die sogenannten »Ballaststoffe« wie Pektin oder auch Cellulose, »teilweise abgetrennt« werden.

Das Blöde ist nur: Diese Ballaststoffe wären eigentlich das »Gegengift« gegen Zucker, wie der US-Professor Lustig sagt. Wenn aber dieses Gegengift fehlt, hat das »Gift«, der Zucker, freie Bahn, wird leichter vom Körper aufgenommen – genauer: der Fruchtzucker. Die Fruktose.

»Wenn Sie die Wahl haben, Orangensaft zu trinken oder eine Orange zu essen, dann entscheiden Sie sich für die Orange: Die hat weit mehr Ballaststoffe«, empfiehlt deshalb Amanda Henry vom Max-Planck-Institut für evolutionäre Anthroplogie in Leipzig. Sie untersucht die Darmflora von Menschen, unter anderem in entlegenen Gegenden in Afrika. Und für die Darmflora ist es besser, wenn auch Ballaststoffe kommen und nicht so viel Zucker.

Wenn der Körper aber mit Fruchtzucker geflutet wird, überfordert das sogar die Nieren, die als Kläranlage des Körpers gelten. So können Fruchtsäfte überraschenderweise, ebenso wie Softdrinks, das Risiko für chronische Nierenkrankheiten erhöhen, wie etwa eine Studie im Nierenkundler-Fachblatt *Nephrology* ergab, die im Oktober 2015 erschien. Das Risiko ist schon feststellbar, wenn jemand nur viermal pro Woche Saft trinkt, verglichen mit denen, die das weniger als einmal alle zwei Wochen tun. Das muss das Kind nicht gleich treffen – aber das Risiko wird natürlich erhöht, wenn das Kind dauernd Saft trinkt. Der kann, ebenso wie Softdrinks, sogar das Risiko für Gicht erhöhen. Und Apfelsaft kann zu Arthritis führen, wie eine 2016 erschienene Studie im Journal *Nutrition & Diabetes* ergab. Oder auch zu Bronchitis, wie eine Autorengruppe schon ein Jahr zuvor gezeigt hatte. Und zu Asthma, bei Kindern zwischen zwei und neun Jahren, wie diese Forscher in einer weiteren Studie herausgefunden haben. Kinder, die mehr als fünfmal pro Woche Apfelsaft und Ähnliches getrunken hatten, hatten ein doppelt so hohes Risiko wie ihre Altersgenossen, die den Saft weniger als einmal im Monat getrunken hatten. Fazit: Apfelsaft könnte ein bisher »übersehener Faktor bei Asthma unter Kindern« sein.

Die Ursachen sind noch unerforscht, möglicherweise spielt auch hier die Fruktose eine Rolle und Stoffe, die daraus gebildet werden, die dann durch den Körper reisen und Entzündungen fördern.

Das hätte ja auch niemand gedacht, dass der Körper den Saft als Gefahr und als Fall für die Kläranlage betrachtet, während die Eltern glauben, er sei besonders gesund und bei Rewe, Edeka und im Bio-Supermarkt wandlange Regale stehen mit Säften aus aller Welt.

So viel Saft würden die Apfelbäume bei uns niemals abwerfen. So aber gibt es eine wahre Saft-Schwemme aus aller Welt, die auf die Kinder zuschwappt. Dazu kommen noch die coolen Quetschies. Und die Smoothies. Tatsächlich wirken auch »Smoothies als Zuckerbomben«, wie der österreichische *Standard* berichtete, nachdem die Arbeiterkammer Niederösterreich (AKNÖ) mal untersucht hatte, wie viel Zucker da im Spiel ist.

Rekordhalter waren die Smoothies der Fast-Food-Ketten Burger King und McDonald's – mit fast 79 Gramm pro Portion, so viel wie 20 Stück Würfelzucker. Aber selbst bei Bio-Smoothies waren es noch 15,3 Gramm Zucker pro 100 Gramm oder zehn Würfelzucker pro Fläschchen, wie etwa bei der Öko-Marke Voelkel in ihrem *Smoothie Fair to go Traube Ananas Kokos.*

»Inakzeptabel hoch« sei der Zuckergehalt, bemängelten auch britische Wissenschaftler, die sich im Frühjahr 2016 im *British Medical Journal Open* mit den Smoothies befasst haben – und ihnen, verglichen mit Säften, einen erheblich höheren Zuckergehalt bescheinigten.

Auch die Quetschies, die kleinen Plastik-Quetschbeutel, die auf jedem Spielplatz allgegenwärtig sind. Sie sind »etwa so süß wie *Fruchtzwerge*«, moniert *Öko-Test*. Hochkonzentrierte Zuckerbomben, vor denen der Körper des Kindes kapitulieren muss.

So »fehlen die normalen Mechanismen, die den Körper vor Überdosierung schützen«, sagt die Hamburger Ernährungsberaterin Jagemann.

Und was macht der Körper? Er lagert den ganzen Zucker ein, für schlechte Zeiten – in die Leber zum Beispiel. Deshalb stand eines Tages der junge Patient mit der Fettleber vor ihr, weil er sich offenbar eine Überdosis Fruchtzucker zugemutet hatte, ohne es zu merken. Kein Wunder beim Smoothie, meint die Hamburger Spezialistin: »Von einem Apfel oder einer Orange kann das Kind nicht so viel essen, da ist der Bauch ja irgendwann voll.« Denn die Ballaststoffe im echten Obst, in der ganzen Frucht, verursachen ein Sättigungsgefühl. In den Smoothies aber, sagt sie, werden »sehr große Mengen an Obst verarbeitet«, dreimal oder gar viermal so viel, wie das Kind an echtem Obst essen würde.

Und das, sagt Jagemann, »führt in der Regel zum kompletten Fruktose-*Overload* der Leber«, zur Überladung, und schließlich zur Smoothie-Fettleber.

Dabei sind sie doch so sympathisch. Die Alete Quetschies *Rote Früchte* zum Beispiel. Oder Hipps *Früchte-Spaß Apfel-Birne-Banane*. Auch die Quetschbeutel von Babylove, wie *So Fruchtig! Apfel & Pfirsich mit Banane*. Und die ganzen anderen Quetschdinger von Aldi und Netto. Und allen voran: Die *Frechen Freunde*.

Und jetzt sind die plötzlich viel frecher noch als gedacht. Alle denken, sie seien gesund wie sonst was, und jetzt sollen sie die Schlimmsten aller Zuckerbomben sein? Sollen sogar zur Fettleber führen?

Da scheint tatsächlich was dran zu sein. Die Fettleber gilt schon als »neue Volkskrankheit«. Weltweit sollen 20 bis

30 Prozent der Bevölkerung daran leiden. Genauer: an der nichtalkoholischen Fettleber. Bei Kindern sollen es schon 3 bis 11 Prozent sein, bei den dicken unter ihnen sogar bis zu 40 Prozent.

Die Leber ist ja nicht so prominent wie etwa Herz oder Hirn. Sie ist eher für Witze gut: Die Leber wächst mit ihren Aufgaben.

Kein Witz: Genauso ist es. Nur: Sie funktioniert dann nicht mehr so gut. Die Leber ist ein wichtiges Organ zur Verteilung von Nährstoffen, Vitaminen, Mineralstoffen, Zucker. Und wenn sie verfettet oder sich gar entzündet, funktioniert sie nicht mehr richtig. Und wird ihrerseits zur Krankheitsquelle.

Klar: Es sind nicht nur die Smoothies. Quetschies. Ganz allgemein: die Überdosis Fruchtzucker, wie auch eine internationale Studie ergab, die im Februar 2017 im Leberfachblatt *Journal of Hepatology* erschien.

Auch die Softdrinks können ihren Beitrag zur Fettleber leisten. »Nach wie vor stellen die gezuckerten Getränke die Hauptlast von Zuckerzufuhr dar«, sagt Oberarzt Daniel Weghuber von der Universitätsklinik im österreichischen Salzburg: »Das trifft auf Red Bull zu. Genauso wie auf Coca-Cola, Pepsi, Fanta, Sprite. Eistee. Auch Orangensaft.« Auch dort gibt es »regelmäßig« Fälle von Fettleber bei jungen Leuten: »Diese Entwicklung beginnt im Kindesalter. Da muss man gegensteuern.«

Aber was soll das Kind dann trinken?

Wasser, sagt Herr Hu aus Harvard. Die gezuckerten Süßgetränke sollten »durch gesunde Alternativen wie Wasser ersetzt werden«, um das Risiko für Fettleibigkeit und chronische Krankheiten zu reduzieren, meint Frank Hu, Professor für Ernährung und Epidemiologie an der Harvard T. H. Chan School of Public Health in Boston. So sieht das auch Zuckerkritiker Lustig.

Wasser wirkt Wunder. So war das bei einer Clique von Mäusen, die an einem Versuch teilnehmen durfte. Die einen durften *Cola* trinken, entweder die Classic-Variante mit Zucker oder die Light-Variante mit Süßstoff. Und manche ihrer Freunde bekamen nur Wasser – die Armen. Die Trink-Experimente fanden natürlich nicht zum Spaß statt, sondern für eine wissenschaftliche Untersuchung, die im Fachblatt *Cardiovascular Diabetology* veröffentlicht wurde. Das Ergebnis in Kürze: Am besten waren die Mäuse dran, die nur Wasser bekamen. Klingt karg, war aber ein Glücksfall. Sie blieben im Vergleich zu ihren colatrinkenden Artgenossen kerngesund, zeigten nur die für diese stressigen Laborbedingungen und die Versuchsdauer zu erwartenden Veränderungen.

Also weg mit Smoothies, Quetschies, mit der Überdosis an Säften. Damit kann der Kinderkörper nicht umgehen, weil es eben kein echtes Obst ist. Mit echtem Obst hingegen ist der kleine Organismus natürlich vertraut, die Evolution hat die nötigen Programme dafür entwickelt. Also: echte Äpfel, Birnen, Beeren.

»Am gesündesten und günstigsten ist noch immer saisonales Obst und Gemüse«, sagt auch Manfred Neubauer von der niederösterreichischen Arbeiterkammer.

Das echte Obst hat auch noch andere geheime Effekte, an die kein Mensch denkt. Weil es die Entwicklung des Kindes auch noch auf andere Weise fördert. Denn das echte Obst muss das Kind natürlich kauen. Und das schützt überraschenderweise die Zähne, senkt das Risiko für Zahnschäden. Weil beim Kauen Speichel entsteht und dadurch die Säuren aus den Früchten verdünnt werden.

Und noch etwas: Es fördert die deutliche Aussprache. »Kauen fördert die Sprachentwicklung«, sagt Cordula Winterholler vom Bundesverband Logopädie. »Damit die Mundmotorik trainiert werden kann, muss ein Kind alle Konsistenzen im Mund erfahren können. Der Apfel wird gebissen, die Stücke im Mund zerkaut – da wird die Muskulatur beansprucht. Und diese Muskeln werden für die Aussprache gebraucht.«

Überaschende Zusammenhänge. Kräftiges Zubeißen, klare Aussprache.

Natürlich hat das Essen noch mehr Auswirkungen. Nicht nur die Matschepampe aus dem Quetschie, die Softdrinks und das ganze Süßzeug machen was aus. Auch die Würstchen, das Müsli, die Kekse und natürlich die Chemie im Essen.

All das wirkt im Körper. Sogar aufs Gehirn. Auf die Intelligenz. Aufs Wohlbefinden. Aufs Verhalten. Sogar das Glück des Kindes kann damit zusammenhängen, was es zu essen und zu trinken kriegt. Manches ist gut fürs Kind und sein Glück. Anderes führt geradewegs ins Unglück. Während manche Familien lustig und vergnügt sind, streiten andere unablässig und wissen nicht, warum, und wundern sich dann plötzlich, wenn es vorbei ist und alle sich vertragen. Woran das dann gelegen hat?

Was haben die dann plötzlich genommen?

Voll clever: Intelligenz braucht Nahrung

Kapitel 8, in dem vieles zu Bruch geht und Familien wieder Frieden finden

Früher hatten sie sich immer gestritten – doch jetzt ist Friede, Freude, Eierkuchen / Kluge Kinder, aufgepasst: Für jeden Punkt auf der Ernährungs-Skala gibt's auch IQ-Punkte / Wer Cola trinkt, trägt gern auch Waffen / Welche E-Nummern auf den Geist gehen / Lachs und Leinöl, sogar Hering: was Kinder klug und glücklich macht

Bei manchen braucht es bloß ein Würstchen, und sie ticken völlig aus, wenn sie das gegessen haben. Häufig gibt es dann Prügeleien. Stühle werden umgeschmissen oder das Schaukelpferd. Es gab auch schon Fälle, da gingen Fensterscheiben zu Bruch. Oder das Spielhaus vor dem Stationseingang. »Das ist komplett verwüstet, wenn ein ADHS-Kind da war«, sagt Professor Hans-Willi Clement.

Kinder mit ADHS, dem Aufmerksamkeitsdefizit-Hyperaktivitäts-Syndrom, sind unruhig, unkonzentriert und mitunter gewalttätig. Für die Schulkarriere ist das nicht optimal. Es ist nicht nur schwierig, Freunde zu finden. Es wirkt sich auch auf die Leistungen und die Noten aus.

»Die Eltern sind in der Regel am Ende«, sagt Professor Clement. Jeans, graues Hemd, graue Haare. Er leitet das Labor in der Klinik für Psychiatrie, Psychotherapie und Psychosomatik im Kindes- und Jugendalter in der Hauptstraße 8 in Freiburg.

Das Zappelphilipp-Syndrom, wie es auch genannt wird, ist eigentlich ein super Geschäft. Üblicherweise werden Pillen verabreicht, massenhaft. Das freut die Hersteller dieser Pillen und auch die Kinderärzte. Denn die kleinen Zappelphilippe kommen immer wieder. Warum? Weil sie mit diesen Pillen nicht gesund werden. Es weiß auch niemand, wie sie wirken. Sicher ist nur: Besonders gut wirken sie nicht. Für geschäftstüchtige Ärzte sozusagen der Idealfall. Deshalb werden Eltern oft regelrecht bedrängt.

Bei Vreni war das damals so, die in der Schweiz lebt, in der Nähe vom Vierwaldstätter See. Mit ihrem Sohn Simon war es von Anfang an nicht ganz einfach, erinnert sich Vreni: »Es hat immer alles schnell gehen müssen bei ihm, husch, husch. Der Simon hat schnell irgendein Spiel rausgezogen, einen Blick drauf geworfen und wieder weggesteckt. Dann hat er vor lauter Tempo immer andere Kinder angerempelt, und ein Mädchen hat geschrien. Und der Simon ist es dann wieder gewesen. Er war immer der Sündenbock. Er hat deshalb auch keine Freunde gehabt und immer alleine gespielt, niemand hat ihn wollen. Er ist dann traurig zu mir gekommen und hat gesagt: ›Mami, mit mir spielt niemand.‹«

Als er in die Schule kam, drängte die Schulpsychologin darauf, ihm das übliche Medikament zu geben (siehe Hans-Ulrich Grimm: Die Ernährungslüge). Das übliche Medikament: Das heißt in diesem Fall Ritalin.

In Freiburg gehen sie einen ganz anderen Weg. Das Rezept hier heißt: anders essen. Denn tatsächlich kann es ja mit dem Essen zusammenhängen, wenn das Verhalten, sagen wir mal, auffällig ist. Oder auch mit den Getränken, wie jeder weiß, der schon mal ein bisschen zu viel Champagner, Bier oder Wodka-*Red Bull* getrunken hat. Da kommt dann auch schon mal was durcheinander in den Schaltkreisen des Gehirns.

Und so kann es auch ein Würstchen sein oder ein Bestandteil davon, was dazu führt, dass das Kind ausrastet, weil es im Gehirn irgendwelche Schaltkreise stört.

Denn das Essen ist natürlich von existenzieller Bedeutung für die grauen Zellen. Und die Qualität der Nahrung spielt eine ganz besondere Rolle für ihre Funktionsfähigkeit.

Die Nahrung ist für den Denkapparat so wichtig wie der Strom für den Computer. Das Hirn macht zwar nur 2 Prozent der gesamten Körpermasse aus, braucht aber 20 Prozent der Energie – stolze 25 Watt, so viel wie eine kleine Glühbirne. Und bei Kindern ist der Anteil noch größer: bis zu 66 Prozent der Gesamtenergie nehmen sie nur für ihre grauen Zellen auf. Die Nahrung ist bei ihnen auch noch Baumaterial für die grauen Zellen, und sie programmiert sogar deren »Software«. Sie ist also ganz entscheidend für die Intelligenz, auch für das Glück, für Wohlbefinden und Verhalten – also auch für Störungen wie bei den kleinen Zappelphilipps.

Doch viele Eltern wissen das nicht, und die Ärzte interessieren sich oft mehr für Medikamente. Sie machen nicht lange rum und stellen einfach ein Rezept aus. Für Ritalin zum Beispiel. Hersteller: der Schweizer Konzern Novartis. Der Wirkstoff, Methylphenidat, ist auch unter anderen Markennamen erhältlich. Millionen von Kindern in aller Welt wurden damit zu Drogenkonsumenten gemacht. Denn der Stoff fällt in Deutschland unter das Betäubungsmittelgesetz (BtMG). Wenn ein Arzt das Mittel verschreiben möchte, muss er deshalb ein sogenanntes »BtM«-Rezept nehmen, aus einem speziellen, verschlossenen Schrank, dem Giftschrank. Die US-Rauschgiftbehörde DEA hat Ritalin sogar auf eine Stufe mit Kokain gesetzt und beides in die Kategorie 2 der Drogen eingeordnet. Darüber, in Kategorie 1, steht nur noch Heroin.

Merkwürdig, dass eine solche Therapie zum Standard geworden ist bei den überaktiven Kindern. Gut ist das vor allem für die Ärzte und für die Hersteller: Über eine halbe Milliarde Dollar bringt allein Ritalin dem Schweizer Pharmakonzern Novartis ein – jedes Jahr. Weltweit sollen es, nach Berechnungen von Marktforschern, insgesamt bald an die 20 Milliarden sein.

In Freiburg geht es nicht so ums Geld, eher um die Kinder.

Dafür, dass es ein Krankenhaus ist, sieht es hier eigentlich sehr schön aus. Im Frühling blühen im Garten die Magnolien, vom Balkon der Station ist dann ein rosa Blütenmeer zu sehen, neben dem Spielplatz mit den Klettergeräten und dem kleinen, blauen Pool. Im Hintergrund der Wald, der sich den Schlossberg hinaufzieht.

Ein bisschen Klinikatmosphäre herrscht schon. Lange Flure, Besprechungszimmer. Eine geräumige Küche gehört auch dazu, eine Durchreiche zum Esszimmer, in dem eine Ledercouch steht und ein großer Tisch nebst Stühlen.

Die Freiburger Methode ist bei den ADHS-Kindern erstaunlich wirkungsvoll, berichtet die Ernährungsexpertin Christina Clement: »Wir kriegen sehr viele positive Rückmeldungen spätestens 14 Tage nach Beginn der Diät«, sagt die promovierte Ökotrophologin. Blond, anthrazitfarbene Bluse, goldgeränderte Brille. Sie ist die Ehefrau des Professors. Und Partnerin hier im Projekt, zusammen mit Professor Christian Fleischhaker.

Die Diät? Sie ist vom Prinzip her ganz einfach: Es müssen alle Nahrungsmittel weggelassen werden, die irgendeine Art von Allergie auslösen könnten. Dazu gehören natürlich alle modernen, komplexen Produkte, bei denen niemand genau weiß, was eigentlich drin ist.

»Geht alles nicht«, sagt Professor Fleischhaker. Hellblaues Hemd, Jeans, grau melierter Bart, randlose Brille: »Suppenpulver oder *Nutella* oder sonst was, das geht alles überhaupt nicht.« Aber nicht nur das: »Milch- und Eiprodukte sowieso nicht.« Denn alles, was irgendwie Allergien oder Unverträglichkeiten auslösen kann, kann offenbar auch aufs Gehirn, aufs Verhalten wirken.

Das ist am Anfang ziemlich radikal. Danach werden alle Nahrungsmittel wieder einzeln ausprobiert, und schließlich bleiben zwei, drei Lebensmittel übrig, die das Kind nicht verträgt. Nur auf die müssen sie in der Familie dann aufpassen. Wenn es sich herausstellt, dass es etwa das Würstchen ist: Dann wird einfach keines mehr gegessen, und so gibt's auch kein Ausrasten mehr.

Ganz simpel also. Und extrem effektiv. Und vor allem: viel wirkungsvoller als die Medikamente, die praktisch alle Zappelphilipp-Kinder kriegen. »Die Diät wirkt bis zu fünfmal so gut«, sagt Professor Clement. Das bedeutet: Es gibt praktisch nichts, was so gut hilft wie die Methode »Anders essen«.

Ist eigentlich auch logisch. Damit das Hirn richtig funktioniert, darf nichts eindringen, was stört. Wie beim Computer kein Bier in die Tastatur tröpfeln und das Smartphone nicht ins Wasser fallen sollte.

Es gibt sogar eigens eine *Firewall,* eine Schutzmauer, die sogenannte Blut-Hirn-Schranke. Die hirnwichtigen Nährstoffe gehen da natürlich durch, die grauen Zellen müssen schließlich versorgt werden. Aber manchmal können auch Störer mit durchrutschen. Und dann feuern die Neuronen plötzlich wie verrückt. Oder es werden sogar ganze Areale stillgelegt. Oder bestimmte Bezirke funktionieren nicht mehr so richtig.

Wie nach ein paar Gläsern Champagner oder Wodka-*Red Bull.* Da folgen auch nicht immer geistige Glanzleistungen.

Bei einem Kind ist es sogar noch wichtiger, was da eingefüllt wird, denn sein Gehirn muss ja noch wachsen, es befindet sich sozusagen noch im Bau. Da müssen Leitungen gelegt, Verbindungen geknüpft werden. Und wenn ein paar falsche

Elemente eingebaut werden oder beim Zusammenbau geschlampt wird, dann sind womöglich auf Dauer gleichsam ein paar Schrauben locker.

Natürlich spielen für die Entwicklung des Gehirns auch andere Aspekte eine Rolle. Das familiäre Milieu, ob vorgelesen wird, gelobt und getadelt, ob das Kind ernst genommen und, vor allem, ob es geliebt wird. Wichtig sind natürlich auch die Erbanlagen.

Und auch Geld kann helfen. Bei Kindern von armen Eltern nimmt sogar die Hirnmasse ab, wie ein Team um die Hirnforscherin Kimberley Noble von der Columbia Universität in New York herausgefunden hat. In der Zeitschrift *Nature Neuroscience* veröffentlichten sie 2015 ihre Erkenntnisse. Schlagzeile: »Armut lässt Gehirn schrumpfen ab Geburt«. Den Armen fehlen bis zu 120 Quadratzentimeter im Gehirn, also etwa eine postkartengroße Fläche. Denn die Hirnoberfläche ist, dank der walnussartigen Form, überraschend groß: bis zu 0,2 Quadratmeter. Und die Kinder aus Familien mit weniger als 25 000 Dollar Einkommen hatten bis zu 6 Prozent weniger Hirn-Oberfläche als jene aus den Familien mit mehr als 150 000 Dollar. Eine der Ursachen: die Ernährung.

Die gute Nachricht: Selbst ein Schrumpfhirn kann wieder wachsen. So kann das Kind zwar die Weisheit vielleicht nicht gerade mit Löffeln essen, aber die Substanzen, die fürs Gehirn wichtig sind – und damit auch fürs Verhalten.

»Wenn der Körper nicht die richtigen Nährstoffe aufnimmt, hat das Auswirkungen auf die Fähigkeit des Gehirns, Signale weiterzugeben« – und dann »können wir Probleme mit dem Verhalten bekommen«, sagte die britische *Brainfood*-Expertin Alex Richardson bei einer Konferenz im schottischen Glasgow zum Thema »Ernährung, Verhalten und die Junkfood-Generation«.

Es kommt aber auch auf die richtige Dosis an. Beispiel Glukose, umgangssprachlich: Zucker. Wichtig als Treibstoff fürs Gehirn – wirkt in Überdosis aber explosiv. Oder Fette: Baumaterial fürs Gehirn – aber zu viele von den falschen wirken verhängnisvoll, etwa die sogenannten Transfette aus Keksen und Pommes. Oder die Vitamine. Zu wenig Vitamin B3 soll zu Vergesslichkeit führen. Wenn Vitamin B12 fehlt, bei Kindern von Veganern etwa, dann behindert das den Hirnaufbau erheblich. Wie bei jenem zweieinhalbjährigen Jungen, der in die Universitätskinderklinik im thüringischen Jena eingeliefert wurde, weil er unter Atemnot litt; sein Gehirn hatte schon schwere Schäden infolge des Vitaminmangels, eine sogenannte »Wernicke-Enzephalopathie«: Groß- und Kleinhirn waren geschrumpft und wiesen Blutergüsse auf.

Auch ein einjähriger Junge aus der Türkei, über den Ärzte im *Journal of Health, Population and Nutrition* berichteten, zeigte neurologische Störungen, war lethargisch, schlaff – und wollte nicht einmal lächeln. Das Baby war »nicht in der Lage, mit den Augen bewegten Objekten zu folgen«. Diagnose: zerebrale Atrophie. Auch bei ihm war das Gehirn schon geschrumpft. Mit Vitamin B12 erholte er sich wieder und fing mit eineinhalb Jahren dann auch an zu laufen.

Vor allem bei Fast Food kann offenbar die Aktionsfähigkeit der grauen Zellen leiden. Oder überhaupt bei der sogenannten *Western Diet,* mit viel Industrienahrung, vielen Fertiggerichten, viel Wurst und Fleisch, Zucker und Zusatzstoffen und wenig Frischem, kaum echtem Obst und Gemüse. Fürs Gehirn: negativ. »Westliche Ernährungsmuster sind verbunden mit schlechterer schulischer Performance.« So formulierte es eine australische Untersuchung aus dem Jahr 2015. Viele andere bestätigten das.

Je mehr Junkfood, desto weniger IQ. Besonders verhängnisvoll ist das natürlich am Anfang des Lebens, wenn alles im Bau ist, die Denkwege angelegt werden, die grauen Zellen aufgebaut. Das hatte eine Untersuchung von Forschern der Universität im britischen Bristol um Kate Northstone im Jahr 2011 gezeigt: Je mehr Industrieprodukte (»überwiegend verarbeitete Lebensmittel«) mit viel Zucker und schlechten Fetten die Kinder im Alter von drei Jahren gegessen hatten, desto niedriger war ihr Intelligenzquotient im Alter von achteinhalb. Mit jedem Punkt auf der Junkfood-Skala verminderte sich der IQ um 1,67 Punkte. Auf der anderen Seite brachte jeder Plus-Punkt auf der Skala für gesunde Ernährung 1,2 Punkte mehr auf der IQ-Skala. Die Autoren aus Bristol halten es für »möglich, dass eine gute Ernährung während dieser Zeit das optimale Gehirnwachstum fördern kann«. Der Vorsprung der Besser-Esser bleibe deshalb sogar »in der späteren Kindheit bestehen«. Selbst wenn die Fast-Food-Kids später besser essen – die Baumängel in ihrem Oberstübchen aufgrund des Billigmaterials in frühen Jahren bleiben bestehen. Dabei ist es oft nicht einmal billig, sondern eher teuer: der Brei aus dem Gläschen beispielsweise.

Das Gehirn wächst niemals schneller als in den ersten drei Jahren des Lebens. Also spielt es auch eine Rolle, womit das Kind in dieser Zeit gefüttert wird. Auch eher schlecht: der Brei aus dem Gläschen. Kinder, die damit gefüttert wurden, schnitten beim Intelligenztest schlechter ab. Das berichtete jedenfalls Pauline M. Emmett vom Zentrum für Kinder- und Jugendgesundheit an der Universität im britischen Bristol in ihrem Vortrag bei einem Nestlé Workshop in London, der 2016 in der Reihe *Nestlé Nutrition Institute Workshop Series* veröffentlicht wurde.

Sie hatte Berge von Daten daraufhin durchforstet, die aus der klassischen britischen Untersuchung zum Thema stammten, der sogenannten Avon Langzeitstudie über Eltern und

Kinder, kurz ALSPAC *(Avon Longitudinal Study of Parents and Children)*, benannt nach der britischen Grafschaft Avon, 160 Kilometer nordwestlich von London. Die Versuchsmütter der ALSPAC-Kohorte mit insgesamt 14 000 Kindern wurden schon während der Schwangerschaft angeworben. Sie mussten Fragebogen ausfüllen, als ihre Kinder sechs und 15 Monate alt waren, und mit acht Jahren absolvierten ihre Kinder dann einen Intelligenztest.

Und da zeigte sich: Zwischen dem Intelligenzquotienten der Kinder und »fertig gekaufter Babynahrung« bestand, so formulierten es die Forscher, ein »negativer Zusammenhang«. Also, ganz hart gesagt: je Gläschen, desto dümmer.

Dabei ging es auch hier natürlich nicht um einen Unterschied wie zwischen Einstein und einem Minderbegabten. Es geht nur um ein, zwei Prozentpunkte beim Intelligenzquotienten, die zwischen den Gläschenkindern und denen liegen, die selbst gemachten Brei kriegen. Außerdem ist natürlich nicht ganz klar, ob die Intelligenz der Mutter auch eine Rolle spielt. Möglich wäre ja auch, dass die klügere Mutter selbst kocht. Oder lieber stillt, als Fläschchen gibt. Denn höhere IQ-Werte waren nicht nur verbunden mit »mehr Fütterung mit Obst und Gemüse und weniger fertiger Babynahrung«, sondern auch mit »längerer Stillzeit«.

Die Ernährung beeinflusst nicht nur die Intelligenz, die geistige Kapazität, das Verhalten von ADHS-Kindern, sondern spielt sogar bei kriminellem Verhalten eine Rolle. Das hatte schon das legendäre Shipley-Projekt gezeigt, eine Initiative des britischen Polizeipräsidenten Peter Bennett von der West Yorkshire Police in den 1990er-Jahren.

Das Thema: Der Zusammenhang zwischen Ernährung und Jugendkriminalität.

Die Methode: Bennett ließ den neun schlimmsten jungen Delinquenten in seinem Distrikt eine Diät verabreichen, die alle bekannten Allergene und einschlägigen Zusatzstoffe vermied. Das Ergebnis: Nach zwei Jahren waren fünf der neun straffrei geblieben.

Der »Einfluss der Nahrung auf die geistige Gesundheit« war sogar Thema eines Berichts für das britische Parlament. Die Autoren empfahlen Richtlinien für eine bessere Ernährung in Schulen und Gefängnissen als Maßnahme zur Gewaltprävention. Sie forderten ein Verbot von allen Farbstoffen und »nicht wesentlichen« Konservierungsstoffen in Nahrungsmitteln und Softdrinks. Und sie verlangten eine bessere Versorgung mit den besonders hirnrelevanten Omega-3-Fetten, denn ein Mangel daran sei verbunden mit psychischen Problemen, Depressionen, Aggressionen, Verhaltensstörungen wie etwa ADHS. Sie kommen in industrieller Nahrung zu selten vor, weil sie nicht lange genug halten – was in Fabriken und Supermärkten viel wichtiger ist als der Gesundheitswert (siehe Hans-Ulrich Grimm: Die Ernährungslüge).

»Vor allem die Ernährung der Arbeiterklasse« sei heute »schlechter als im Zweiten Weltkrieg« meinte der Neurophysiologie-Professor John Stein von der Oxford-Universität auf der Tagung im schottischen Glasgow zum Thema »Ernährung, Verhalten und die Junkfood-Generation«. Damals hätten »die Leute immerhin Lebertran oder Vitamin C erhalten«. Mittlerweile sei »die Verbrechensrate unaufhaltsam in die Höhe gegangen, und was«, fragte er, »hat sich sonst noch verändert – wenn nicht die Essgewohnheiten?«

Antwort: die Trinkgewohnheiten. Und auch sie sind jetzt schlecht für die Sozialprognose. Besonders schlecht sind: Softdrinks. Das ergaben diverse Studien, etwa im US-amerikanischen Boston im Jahr 2012. Wer mehr als fünf süße Drinks pro Woche zu sich nimmt, trägt auch mit größerer Wahrscheinlichkeit eine Waffe und erlebte Gewalt in seiner Familie, im Freundeskreis, sogar beim Date. Das Team um

Sara Solnick und David Hemenway hatte an der Boston Public High School abgefragt, welche Teenager regelmäßig welche Mengen an Softdrinks trinken, ob sie Waffen tragen oder in Gewalttaten verwickelt seien.

Die Firma Coca-Cola sieht, wie der Branchenverband »Wirtschaftsvereinigung Alkoholfreie Getränke e.V.«, keine »Verbindung von Gewaltbereitschaft zum Softdrink-Konsum«. Insbesondere fehle es an »jedem Beleg, dass Softdrinks für die beobachteten Verhaltensweisen ursächlich« seien. Schließlich stammten die Studienteilnehmer »aus dem Bereich der Innenstadt von Boston, der für seine erhöhte Kriminalitätsrate bekannt« sei.

Natürlich kauft sich nicht jeder Colatrinker gleich einen Colt. Aber einen Zusammenhang zum Verhalten scheint es auch anderswo zu geben. Selbst im friedlichen Norwegen. So ergab eine Studie aus Oslo aus dem Jahr 2006 mit 5000 Jugendlichen von 15 bis 16 Jahren, dass jene, die vier oder mehr Gläser am Tag tranken, überdurchschnittlich häufig hyperaktiv waren.

Einen »Zusammenhang zwischen dem Konsum von Softdrinks und schlechtem Verhalten« gibt es schon bei den Fünfjährigen. Das ergab eine 2013 veröffentlichte Studie von Forschern verschiedener amerikanischer Institute unter Leitung der Epidemiologin Shakira F. Suglia von der Columbia Universität in New York. Dabei ging es um 2929 Kinder aus immerhin 20 amerikanischen Städten. Und auch da zeigte sich: Je mehr Softdrinks, desto aggressiver wurden sie, und hatten erhöhte Aufmerksamkeitsprobleme, verglichen mit jenen, die weniger oder gar keine solchen Süßgetränke schluckten. Vor allem ab vier Softdrinks am Tag waren die Effekte deutlich, aber auch bei Bonbons und anderen Süßigkeiten und sogar bei Fruchtsäften (siehe Kapitel 7).

Die Hinweise auf eine zentrale Rolle der Ernährung beim

Verhalten – und vor allem beim Fehlverhalten – gibt es seit Langem. Der US-Kinderarzt und Allergologe Benjamin Feingold hatte schon in den 1970er-Jahren die Ansicht vertreten, ADHS sei eine Folge des Konsums schlechter Nahrung. Auch der Südtiroler Kinderneurologe Josef Egger, der in London, Aberdeen, München und Meran forschte und lehrte, hatte schon 1985 im britischen Medizinerjournal *The Lancet* diesen Zusammenhang nachgewiesen – und sogar eine sehr effektive Diät entwickelt.

Trotz solch früher wissenschaftlicher Nachweise hat die *Frankfurter Allgemeine Zeitung* etwa eine mögliche Rolle der Ernährung klar »in das Reich des Aberglaubens verwiesen« – wobei *The Lancet* eigentlich keine Postille des Aberglaubens ist, sondern eine der renommiertesten medizinischen Fachzeitschriften.

Und auch Mediziner behaupteten hartnäckig: »In allen größeren Studien hat sich ein Nutzen von Diäten nicht nachweisen lassen.« So heißt es in der »Leitlinie der Arbeitsgemeinschaft ADHS der Kinder- und Jugendärzte e.V.«.

Mediziner bevorzugen in der Regel etwas anderes. Etwas, das für sie erheblich profitabler ist: eine Pille. Der Wirkstoff namens Methylphenidat wurde zum »Goldesel für die Pharmaindustrie«, schrieben schon die Zeitungen.

Die bekannteste Pille ist Ritalin, benannt nach der Gattin des Erfinders Leandro Panizzon. Der hatte als Chemiker beim Schweizer Ciba-Konzern (heute Novartis) den Stoff im Jahr 1944 erstmals synthetisiert. Seine Frau Marguerite, Rufname: Rita, hatte die Psychopille ihres Gatten immer gern vor dem Tennisspielen eingeworfen, wegen ihres anregenden Effektes. 1954 kam sie in der Schweiz und in Deutschland auf den Markt. Später wird der Stoff zunehmend von der harten Drogenszene eingeworfen. Und schließlich von Kindern.

Das ist natürlich erstaunlich, dass Millionen von Eltern

ihren Kindern eine Droge geben, die so gefährlich ist wie Kokain. Vermutlich wissen sie davon nichts, es wird von den Herstellern ja nicht an die große Glocke gehängt. Und es spielt natürlich eine große Rolle, dass ihre wichtigsten Vertrauenspersonen die Droge sehr befürworten: die Kinderärzte. Klingt erst mal erstaunlich, dass sie so etwas empfehlen, hat aber natürlich Gründe.

Die Arbeitsgemeinschaft ADHS der deutschen Kinder- und Jugendärzte zum Beispiel wird finanziell unterstützt vom Hersteller des Zappelphilipp-Arzneimittels *Medikinet* der Firma Medice (Slogan: »Heilen mit Herz und Verstand«).

Diese Arbeitsgemeinschaft hat eine Leitlinie erlassen: »ADHS bei Kindern und Jugendlichen«. Und da steht dann zum Beispiel: »Der Vergleich verschiedener Behandlungsmethoden« habe gezeigt, dass eine »medikamentöse Therapie den größten positiven Effekt« auf ADHS hat.

Das ist natürlich Quatsch. Zwar gibt es verzweifelte Eltern, die begeistert sind, weil das Medikament ihren Kindern hilft. Doch es gibt auch Studien, die erhebliche Zweifel wachsen lassen an der Überlegenheit der Pillen. Die maßgeblichen Leute in der Pädiatrie-Szene stehen trotzdem auf die Droge.

Die ADHS-Pharmakonzerne wissen das zu schätzen. Sie unterstützen solche Fachleute natürlich sehr. Etwa den Kinderarzt Klaus Skrodzki aus dem oberfränkischen Forchheim, Mitverfasser der einschlägigen Richtlinie.

Doktor Skrodzki ist eine zentrale und mächtige Figur im ADHS-Geschäft, sozusagen ein ADHS-Multifunktionär: Er ist Vorstandsmitglied des Verbandes ADHS Deutschland e. V., der größten Selbsthilfeorganisation für betroffene Eltern und Stellvertretender Vorsitzender der Arbeitsgemeinschaft ADHS der Kinder- und Jugendärzte. Außerdem ist er Mitglied der Leitungsgruppe des Zentralen ADHS-Netzes, eines bundesweiten Netzwerkes »zur Verbesserung der Versorgung« von ADHS-Kindern, so die Selbstbeschreibung. Und er ist Mitglied im Arbeitskreis ADHS der Bundesärztekammer. Der Multifunktionär ist auch Dozent bei der europaweiten Initiative ADHD Continuum, einer europaweiten Ausbildungsinitiative für Heilberufler, die gegründet wurde von der britischen Kommunikations- und Ausbildungsagentur PCM Healthcare und finanziert wird vom Pharmahersteller Shire, einem der umsatzstärksten ADHS-Arzneiproduzenten *(Intuniv, Elvanse, Vyvanse)*.

Zugleich ist Skrodzki den Firmen eng verbunden, die ADHS-Medikamente produzieren, er bekommt Honorare als Mitglied der *Advisory Boards* der Firmen Lilly, Medice, Novartis und Shire plc.

Skrodzki sagt dazu: gar nichts. Er dementiert nichts, und er sagt auch nichts zu den Gründen für diese engen Verbindungen zu interessierten Industriekreisen und seinen möglichen Interessenkonflikten. Eine schriftliche Anfrage im Rahmen der Recherchen zu diesem Buch jedenfalls blieb leider unbeantwortet.

Ebenso war es bei dem deutschen ADHS-Papst Manfred Döpfner. Der Psychologieprofessor an der Universitätsklinik Köln ist Mitglied der Leitungsgruppe des Zentralen ADHS-Netzes, außerdem Mitglied der *European Guidelines Group on ADHD*, der Europäischen Richtliniengruppe zu ADHS, die die Behandlungsvorgaben formuliert.

Döpfner war an zahlreichen Studien beteiligt – auf die sich die Leitlinie der Kinder- und Jugendärzte stützte. Und er genießt direkte finanzielle Unterstützung der Firmen, die an ADHS-Medikamenten verdienen: Novartis, Jannssen-Cilag, Lilly Deutschland, Medice, Vifor, Shire Deutschland. Er ist Jurymitglied des ADHS-Förderpreises, der einmal jährlich von Shire verliehen wird. Er hat ebenfalls Richtlinienkompetenz als Mitverfasser der »Leitlinien der Deutschen

Gesellschaft für Kinder- und Jugendpsychiatrie und -psychotherapie«.

Präsident dieser Gesellschaft ist ebenfalls einer der geschäftstüchtigsten Hyperaktivitätsforscher: Professor Dr. Dr. Tobias Banaschewski, Ärztlicher Direktor der Klinik für Psychiatrie und Psychotherapie des Kindes- und Jugendalters und stellvertretender Direktor des Zentralinstituts für Seelische Gesundheit in Mannheim. Also ein ganz respektabler Vertreter seiner Branche. Und er hat natürlich auch eine respektable Sponsorenliste: mit den Pharmakonzernen Shire plc, Lilly, MEDICE Arzneimittel Pütter, Novartis, Hexal Pharma und Vifopharma.

Solche innige Nähe ist ganz normal. In der Pharma-Szene, auch in der Food-Szene. An den Hochschulen überhaupt. Die Politik unterbindet diese Nähe nicht, im Gegenteil, sie fördert sie sogar (siehe Kapitel 6). Für die Eltern ist es nicht hilfreich, wenn sie nach Informationen suchen und an jeder Ecke auf gesponserte Experten, Richtlinien, Selbsthilfegruppen stoßen. Die Risiken und Nebenwirkungen werden nicht in den Vordergrund gestellt, obwohl es sie selbstverständlich gibt. Ritalin etwa kann den Blutdruck erhöhen, was bei bis zu 80 Prozent der Patienten der Fall sei, wie der Göttinger Kinderkardiologe Martin Hulpke-Wette beobachtet hat. Oft nur geringfügig, manchmal aber auch »stark und dauerhaft«, was das »Risiko für spätere Arteriosklerose erhöht«.

Das taucht auch auf dem Novartis-Beipackzettel für Ritalin auf, als Nebenwirkung, die »häufig« auftritt. Außerdem sind da erwähnt: »Schläfrigkeit, Störungen der Bewegungsabläufe (Dyskinesien), Unruhe, Übererregbarkeit, Aggressivität, Herzjagen, Herzklopfen, Herzrhythmusstörungen, Übelkeit, Erbrechen, Mundtrockenheit, Überempfindlichkeitsreaktionen und allergische Hauterscheinungen wie Juckreiz,

Kribbelgefühle, Hautausschläge, Haarausfall, Fieber, Gelenkschmerzen«.

Vor allem Herzprobleme sind immer wieder dokumentiert worden. Im Jahr 2015 beispielsweise berichteten dänische Ärzte in *Case Reports in Pediatrics* über Herzstillstand bei einem Elfjährigen unter Ritalin. Ein Editorial im *British Medical Journal* im Mai 2016 fasste den Erkenntnisstand zusammen. Die erste systematische Untersuchung dazu kam demnach aus Korea. Von 114 647 Kindern und Jugendlichen unter Ritalin und anderen solchen Drogen hatten 1423 Herz-Kreislauf-Probleme unterschiedlicher Art: Bei 864 jungen Patienten waren es Herzrhythmusstörungen, bei 396 Bluthochdruck. 52 von ihnen hatten sogar einen Herzinfarkt, 67 einen Schlaganfall und 44 Herzversagen. Bei über 100 000 Testpersonen klingt es vielleicht nach einer geringen Quote. Zumal einige ohnehin schon zuvor Herzprobleme hatten. Aber gerade bei ihnen hatte sich das Risiko für Herzrhythmusstörungen verdreifacht.

Also: Wer hier die medikamentöse Variante der Behandlung wählt, muss mitunter einiges in Kauf nehmen. Auch wenn insgesamt »kein erhöhtes Risiko« für solche Herzattacken unter Ritalin und anderen Medikamenten bestehe, wie Professor Stuart Berger von der Northwestern University in Evanston im US-Bundesstaat Illinois im Jahr 2016 in einer Bestandsaufnahme schrieb. Immer wieder aber gebe es sogar »Berichte über plötzliche unerwartete Todesfälle« (SUD) unter Patienten, was »zu Bedenken hinsichtlich der Sicherheit« solcher Medikamente geführt habe.

Schon im Jahr 2000 war der 14-jährige Matthew Smith aus Clawson in Oakland County im Bundesstaat Michigan an einem Herzanfall gestorben infolge verstopfter Blutgefäße nach zehnjähriger Ritalinkarriere – er fiel von seinem Skateboard. Auch ein elfjähriges Mädchen starb als Ritalin-

Konsumentin und ein 19-jähriger Highschool-Schüler aus New Orleans im Staate Louisiana.

Im Jahr 2006 waren es schon 25 plötzliche Todesfälle (darunter 19 bei Kindern), die unter Ritalin beobachtet wurden. Ein US-Expertengremium riet der Aufsichtsbehörde FDA damals zu einer Warnung vor solch schwerwiegenden Risiken. Die Behörde allerdings sah »keinen Zusammenhang« zwischen der Droge und Herzproblemen oder gar Todesfällen, so eine ausführliche Bewertung aus dem Jahr 2011.

Für den deutschen Hirnforscher Gerald Hüther ist die ADHS-Diagnose und die Behandlung mit solchen Pillen ein »Verbrechen an den Kindern«.

Aber wie sieht es mit dem Nutzen aus?

Der bewegt sich in sehr engen Grenzen.

Das jedenfalls ergab im Jahr 2015 eine Untersuchung der renommierten Cochrane-Collaboration. Sie gilt als Maß aller Dinge in der Wissenschaft, weil sie mit größtmöglicher Seriosität die Faktenlage prüft. Für diese Untersuchung hatte eine internationale Forschergruppe unter Leitung des dänischen Psychologen Ole Jakob Storebø insgesamt 185 Studien ausgewertet, bei denen die Effekte auf 12 000 Kinder in Europa und Amerika im Alter von drei bis 18 Jahren erhoben worden waren. Immerhin 72 der 185 Studien waren sogar von der Pharmaindustrie gesponsert worden. Und was kam dabei heraus? Eher bescheidene Verbesserungen durch Medikamente wie Ritalin.

»Die Erwartung, die wir an die Behandlung haben, ist vermutlich größer, als es gerechtfertigt wäre«, sagte der Kinder- und Jugendpsychiater Morris Zwi aus London, der an der Studie beteiligt war.

Also: enttäuschende Effekte durch die Drogen. Ganz anders aber sieht es bei der Diät aus. Das ist eigentlich schon seit 1985 bekannt, seit jenem klassischen Artikel im britischen

Medizinerjournal *The Lancet* in der Ausgabe vom 9. März, in dem Professor Josef Egger mit seinen damaligen Kollegen über seine Behandlungserfolge mit einer Diät berichtet: Sie hatte bei 62 von 76 hyperaktiven Kindern Verbesserungen gebracht.

Schon seit damals war also klar, dass die Diät-Methode wirkt. Auch Vreni aus der Schweiz, die Mutter von Simon, hatte sich deshalb dafür entschieden. Und sie konnte es selbst kaum glauben, wie schnell sich die Wirkungen zeigten: »Nach zweieinhalb Wochen saß mein Kind am Tisch, war ruhig, weinte nicht mehr. Das ging einen Tag so, zwei Tage, und es blieb so. Er hat dann auch angefangen, mit Legos zu spielen, mit Malen, mit Schreiben. Und das hat wirklich mit der Ernährung zu tun. Nach zwei Wochen Diät konnte ich mit ihm das erste Mal reden, ohne dass irgendwie zwei Meter Wand dazwischen war. Er hat mir zugehört, zum ersten Mal mit sechseinhalb Jahren. Ich habe geweint vor Freude. Er hat ja jetzt auch Freunde zum ersten Mal. Er geht mit ihnen spielen, oder sie kommen hierher. Das hat schon in den letzten Wochen vom Kindergarten angefangen. Da haben sie angerufen und gefragt, ob der Simon mit ihnen spielen dürfe, ich dachte, wie bitte? Das hat Simon natürlich sehr gefallen.« (Siehe Hans-Ulrich Grimm: Die Ernährungslüge.)

So geht es den meisten. Heute wird immer deutlicher, dass diese Methode sogar erheblich besser wirkt als die umstrittene Droge Ritalin. Bei der Methode »Anders essen«, die sie an der Uniklinik Freiburg entwickelt haben, ließ sich bei bis zu 70 Prozent der Patienten solch ein Effekt nachweisen. Die betroffenen Familien spürten das sofort, sagt die Ernährungswissenschaftlerin des Projekts, Christina Clement: »Die fühlen sich alle besser. Die Eltern berichten von plötzlich völlig normalen Familienverhältnissen. Eine Mutter hat uns berichtet, dass sie, seitdem ihre Kinder auf der Welt sind, das erste normale ruhige Familienwochenende erlebt haben. Dass sie sich davor ständig gestritten haben, dass sie nicht gemeinsam was unternehmen konnten, dass sie keine Zeit miteinander verbringen konnten, ohne dass es zu Konflikten kam.«

Diese Methode wirkt also weitaus besser als Ritalin. Als Maß gilt die sogenannte Effektstärke.

Und wo liegen wir da?

Prof. Clement: »Wir sind momentan etwa bei der Effektstärke 2.«

Und Ritalin?

Prof. Clement: »Ritalin liegt bei 1.«

Die »Anders essen«-Methode ist also doppelt so wirksam wie Ritalin. Manche Studien zeigten auch Effektstärken der Diäten von bis zu 5. Das bedeutet: Die Ernährungsumstellung wirkt fünfmal so gut wie jedes Medikament. Und selbst im Durchschnitt zeigen alle Untersuchungen, dass die Wirksamkeit der Diät weit über der von Ritalin und den anderen Drogen liegt (und die Nebenwirkungen sind bei einer Diät natürlich gleich null).

Das hatte auch eine aufsehenerregende Untersuchung aus dem Jahr 2011 gezeigt: die sogenannte Inca-Studie *(Impact of Nutrition on Children with ADHD*, zu Deutsch: Der Einfluss der Ernährung auf Kinder mit ADHS). Sie erschien ebenfalls im britischen Medizinerblatt *The Lancet.*

Für die Studie durften die Versuchskinder am ADHS-Forschungszentrum im niederländischen Eindhoven fünf Wochen nur ein sehr eingeschränktes Speisenangebot genießen, bestehend aus Lebensmitteln, bei denen keinerlei Allergien oder Unverträglichkeiten zu erwarten waren: zum Beispiel Reis, Birnen, Gemüse, Fleisch und Wasser.

Zugleich bekamen 50 Gleichaltrige, die sogenannte Kontrollgruppe ohne solche Einschränkungen, Essen, das allgemein als gesund gilt, bei dem aber auch Sachen dabei waren, die Unverträglichkeiten auslösen können.

Im zweiten Teil der Studie untersuchten die Wissenschaftler, ob bestimmte Nahrungsmittel zu einer Rückkehr der Symptome führten.

Das Ergebnis: Gebessert hatte sich die Situation bei 78 Prozent der Kinder, die auf Diät gesetzt wurden. Bei 64 Prozent von ihnen waren am Ende der Diät nach Aussagen der Studienleiterin Lidy Pelsser die ADHS-Symptome sogar »vollständig verschwunden«: Sie »verhielten sich wie normale, durchschnittliche Kinder ohne ADHS«.

Eine Sensation. Und vor allem für die Kinder sowie ihre Eltern eine hoch erfreuliche Perspektive.

Mittlerweile wird auch immer deutlicher, welche Substanzen in der modernen Nahrung es sind, die das Gehirn stören – und nicht nur das Verhalten beeinflussen, sondern auch die geistige Leistungsfähigkeit, die Intelligenz, auch das Wohlbefinden.

Die prominentesten unter ihnen sind: die Farbstoffe. Im Verdacht standen sie lange, der definitive Nachweis kam im Jahr 2007, mit der sogenannten Southampton Studie, die wiederum im *Lancet* publiziert wurde. Das Team um Professor Jim Stevenson hatte sechs Farbstoffe identifiziert, die seither als *Southampton Six* bekannt sind (»die Sechs von Southampton«): die Farbstoffe Tartrazin (E102), Chinolingelb (E104), Gelborange-S (E110), Azorubin (E122), Cochenillerot A (E124) und Allurarot AC (E129). Und dazu ein Konservierungsstoff, Natriumbenzoat (E211).

Zu einem Verbot der Zusatzstoffe konnten sich die europäischen Behörden nicht durchringen, aber immerhin müssen die Farbstoffe aufgrund der Erkenntnisse jetzt einen

Warnhinweis tragen: »Kann Aktivität und Aufmerksamkeit von Kindern beeinflussen«. Viele Hersteller musterten sie daraufhin freiwillig aus.

Und die industriellen Nahrungsbestandteile können nicht nur zu Hyperaktivität führen. Sie können zum Beispiel auch die geistige Leistungsfähigkeit insgesamt beeinträchtigen, indem sie die Abläufe im Gehirn stören.

Ein solcher Hirn-Störer ist Aluminium. Das Leichtmetall kann zu Hyperaktivität und Lernstörungen beitragen und langfristig sogar zur Alzheimerkrankheit. Und es ist in der Kinderwelt überraschend häufig präsent. So gibt es beispielsweise sogenannte »Aluminiumfarblacke«, bei denen das Leichtmetall hinzugefügt wird, damit die Farben knalliger wirken. Auf dem Etikett steht davon nichts (siehe Hans-Ulrich Grimm: Chemie im Essen). Zudem gibt es allein neun verschiedene aluminiumhaltige Zusatzstoffe: von Aluminiumsulfat (E520) bis Aluminiumsilicat (E559). Auch die Aluminiumbelastung von industriell hergestellter Säuglingsmilch ruft seit Jahren Besorgnis hervor. Apfelsaft ist mitunter ebenfalls belastet, wenn er in Alu-Tanks gelagert wird. Und schließlich kommt Aluminium auch von Natur aus in der Nahrung vor, etwa in Kakao oder Karotten – ganz einfach, weil es schon im Boden stecken kann. Also: Die Kinder haben häufig Alu im Bauch, ohne es zu wissen.

Das macht auch gar nichts. Eigentlich.

Denn eigentlich ist ihr Gehirn vor solchen störenden Elementen geschützt durch die sogenannte Blut-Hirn-Schranke. Aber sie kann überlistet werden, zum Beispiel mithilfe eines industriellen Zusatzstoffs, der in der Kindernahrung weitverbreitet ist: Zitronensäure (E330). Weil Zitronensäure eigentlich ein Naturstoff ist, der auch im Organismus eine Rolle spielt, kann das problematische Leichtmetall überhaupt erst ins Hirn transportiert werden; die Säure dient da sozusagen als »Trojanisches Pferd«. Durch die industrielle Herstellung ist die Säuremenge aber explodiert, vor allem in der modernen Kindernahrung ist sie allgegenwärtig: in Softdrinks beispielsweise, aber auch in Haribo-Gummibärchen und in ungezählten Fertiggerichten aus dem Supermarkt, aber auch schon in der Kita, beim Mittagessen, wenn es etwa von einem Catering-Unternehmen wie der Firma Apetito geliefert wird.

Der wohl wichtigste Hirnstörer aber ist: Zucker. Der ist einerseits der Gehirntreibstoff Nummer eins. Doch zu viel davon macht dumm, zappelig, vergesslich. Studien haben gezeigt, dass Kinder, die viel Zucker aßen, bei Intelligenztests schlechter abschnitten, schlechtere Noten bekamen und launischer waren. Der amerikanische Psychologe Larry Christensen von der Universität South Alabama fand heraus, dass eine Ernährung mit hohem Zuckeranteil über einen längeren Zeitraum ständige Müdigkeit und Depressionen fördern kann.

Vor allem das ständige Auf und Ab beim Blutzucker scheint das Verhalten zu beeinflussen, meint der US-Autor Kenneth Giuffre: »Der abrupte Anstieg des Blutzuckerspiegels führt erst einmal zu aufmerksamem, wachsamem und klarem Denken. Aber wenn der Riegel oder Cracker weg ist, wird das Insulin den Blutzucker absenken, was im Hirn zu verminderter Effizienz und auch dazu führt, dass es die Aufmerksamkeit weniger stark fokussieren kann.«

Im Zentrum des Geschehens scheint auch hier Fruktose zu stehen, der Fruchtzucker. Der kann, so eine Untersuchung von Wissenschaftlern der Universität Kalifornien, veröffentlicht im *Journal of Physiology* im Jahre 2012, die Gehirntätigkeit verlangsamen und das Erinnerungsvermögen schwächen. Deshalb warnte der Studienleiter, Neurochirurg Fernando Gomez-Pinilla, seine Studenten: »Der Konsum von Süßigkeiten und Limo sechs Wochen vor den Prüfungen können euch dumm machen.«

Schon seit Langem standen auch Phosphate bei Hyperaktivität im Verdacht. Doch Experten, Mediziner und Medien wiesen den Verdacht stets zurück. Neue Untersuchungen aber bestätigen den Verdacht. So zeigte eine Studie der kanadischen Neuroepidemiologin Maryse F. Bouchard und ihrer Kollegen von der renommierten Harvard School of Public Health im amerikanischen Boston, die 2010 im Magazin *Pediatrics* erschienen ist: Kinder, die höher belastet waren, hatten doppelt so hohe ADHS-Raten wie diejenigen, die keine Phosphate im Körper hatten.

Viele weitere Elemente der industriellen Nahrung schaden dem Gehirn und können das Verhalten stören. Etwa die in Fast-Food-Produkten häufig eingesetzten sogenannten Transfette aus industrieller Produktion. Diese Fette gibt es in der Natur nicht, sie wurden eigens für die Bedürfnisse der Food-Industrie erfunden und werden auf dem Etikett der Supermarktprodukte als »gehärtete Fette« oder »Fette, teilweise gehärtet« bezeichnet. Sie finden sich in industriell produzierten Pommes, aber auch in Keksen und eingeschweißten Fertigkuchen. Auch in Süßigkeiten, wie Ritter Sport *Rum Knusperstück,* dem Nippon Puffreis, auch in Rama *Culinesse* und *Biskin Spezial,* in den Tortellini von Mirácoli, der *Für Genießer Rindfleischsuppe* von Maggi sowie dem Hühner Nudel Topf aus der 5-Minuten-Terrine.

Die darin enthaltenen Transfette verändern die Gehirnstrukturen, fördern Aggressivität und Hyperaktivität, so eine brasilianische Studie an Ratten aus dem Jahr 2015, die in der Zeitschrift *Neuroscience* erschienen ist. »Unsere Studie ist eine Warnung über generationsübergreifenden Konsum von industriell verarbeiteten Lebensmitteln«, so die Forscher. Zu viel Transfett könne »die Entwicklung von neuropsychiatrischen Störungen« fördern, bis hin zu manisch-depressiven Störungen.

Besser sind die sogenannten Omega-3-Fette, fürs Gehirn, für den Intellekt und vor allem für die Psyche. Sie führen zu einem ausgeglicheneren Verhalten und verbessern das allgemeine Wohlbefinden. Denn wenn das Kind unglücklich und traurig ist, dann liegt es oft nicht nur daran, dass die Noten schlecht waren oder die Sitznachbarin blöd. Das Glück des Kindes hängt natürlich auch davon ab, dass es das Glück sozusagen herstellen kann. Denn der Körper muss ja alle Gefühle erst mal, psychodrogenartig, erzeugen. Und dafür sind die Omega-3-Fette besonders wichtig.

Diese Omega-3-Fette sollen auch bei Zappelphilipp-Kindern helfen, wie diverse Studien zeigten.

In der industriell produzierten Nahrung sind sie weniger enthalten, weil sie sehr empfindlich sind und deshalb, obwohl sehr gesund, bei den Food-Fabriken nicht so beliebt.

Sie sind aber zum Beispiel in Fischen enthalten, in Lachs und Hering, aber auch in vielen anderen Nahrungsmitteln, in Milch und Fleisch von glücklichen Kühen etwa, die Gras fressen durften, auch in Eiern von glücklichen Hühnern. Und vor allem in Leinöl.

Was deshalb schon mal ganz falsch ist: fettarm essen. Nach einer Studie, die im *British Journal of Nutrition* veröffentlicht wurde, zeigten Menschen, die ihren Fettkonsum von 40 auf 25 Prozent verringerten, ein erhöhtes Aggressionspotenzial und entwickelten zum Teil sogar Depressionen.

Es scheint auch hier nicht nur um einzelne Nährstoffe zu gehen, sondern ums Ganze, um ein allgemein höheres kulinarisches Niveau, um weniger Fast Food und weniger Chemie im Essen.

So hatte es auch Vreni aus der Schweiz gehalten, die Mutter von Simon, und so wurde ihr Sohn binnen Kurzem zu einem ganz normalen, ausgeglichenen, sympathischen Kind.

»Zuerst habe ich die Süßigkeiten weggelassen. Und Nüsse, Milchprodukte. Einen Monat dann strikt nach Plan. Danach konnte man ausprobieren, was er verträgt. Heute gab es zum Beispiel für das Kind Salat, grünen Salat. Fisch gab es auch, Fischfilet. Ach ja, und Frühlingsrolle, selbst gemacht. Tomatensalat gibt's nicht, Tomate ist nicht gut für Simon. Schoki gibt es auch nicht und keine Gummibärchen. Nur so Dinkelplätzli aus dem Bio-Laden. Viel frisches Gemüse und Salat. Brokkoli mindestens dreimal in der Woche. Wegen des Kalziums. Kartoffeln auch, aber nichts aus der Tüte, kein Fertigpüree. Fleisch darf er, aber kein Schweinefleisch. Jetzt lasse ich die ganzen E-Nummern weg, Konservierungsstoffe, Zitronensäure, Farbstoffe, Geschmacksverstärker, Bindemittel. Weglassen muss ich auch Weizenmehl und Kuhmilch. Butter von der Kuh darf er essen. Oder Sahne in Maßen, aber alles Bio. Keine Süßigkeiten, keine Chips, keine Milch-Schnitte. Da ist zu viel Zucker drin. Cola, Fanta sind auch verboten. Jetzt hat er sich schon sehr verändert, seit ich die Ernährung umgestellt habe. Und ich muss ehrlich sagen, ich würde es schon lange nicht mehr machen, wenn ich den Beweis nicht hätte, dass es ihm besser geht.«

Auch die Noten werden oft besser mit besserem Essen, überhaupt die ganze intellektuelle Performance. Das jedenfalls ergab eine Studie der Ernährungsforscherin Anett Nyaradi von der University of Western Australia in Perth, die 2016 im Fachjourmal *Acta Pediatrica* erschienen ist. Wenn die Eltern früh mit dem Performance-Programm bei der Ernährung anfangen, im Alter von einem Jahr, werden in Klasse 7 die Leistungen in Mathematik besser. Und die Rechtschreibung auch noch.

Die Klassiker beim Brain Food sind: Hafer. Äpfel. Nüsse.

Leinöl. Also spricht alles für ein klassisches Müsli aus diesen Zutaten, plus Joghurt und Sahne. Vielleicht noch mit ein bisschen Zimt. Damit haben jedenfalls jene Versuchsmäuse des US-Forschers Kalipada Pahan aus Chicago erheblich ihre Performance verbessert, über die er im Sommer 2016 im *Journal of Neuroimmune Pharmacology* berichtet hatte. Unter Zimt waren die Mäuse, die sich ein Versteck suchen mussten, »signifikant« schneller, brauchten nur 60 Sekunden, ohne Zimt hingegen 150.

Auch gut fürs Kinderhirn: die sogenannte mediterrane, also am Mittelmeer gepflegte Form der Ernährung, mit wenig Fast Food und Fertiggerichten, dafür aber mit viel frischem Obst und Gemüse. Es gibt sie nicht nur rund ums Mittelmeer, es ist im Grunde eine regionale Ernährung, die auf Frische setzt – die nordische, chinesische, brasilianische Ernährungsweise.

Eine Studie spanischer Forscher vom Februar 2017 im Fachjournal *Pediatrics* ergab: Je weniger die Kinder eine mediterrane Ernährung pflegen, mit viel frischem Obst und Gemüse, wenig Fleisch, wenig Zucker und Fertiggerichten, desto eher entwickelten sie ADHS.

Und: Man kann nicht früh genug damit anfangen, das Kind damit zu versorgen. Am besten bereits im Mutterleib. Schon hier kann die Ernährung aufs Gehirn wirken – und zum Beispiel der Hyperaktivität vorbeugen. Das hatte eine Studie gezeigt, die 2016 im *Journal of Child Psychology and Psychiatry* erschienen ist.

»Diese Ergebnisse«, sagte Studienleiter Edward Barker vom King's College in London, »deuten darauf hin, dass die Förderung einer gesunden Ernährung während der Schwangerschaft die ADHS-Symptome senken« kann.

Die Forscher konnten sogar zusehen, wie die Ernährung der Mutter die Gene des Kindes verändert. Etwa ein Gen namens IGF2, das die Entwicklung des Gehirns in jenen Bereichen beeinflussen soll, die bei den kleinen Zappelphilippen eine Rolle spielt.

Ganz besonders kritisch wird es dann ab dem sechsten Monat, also zwischen der 24. und der 44. Woche. In dieser Zeit wird das Gehirn zusammengebaut, sagt der amerikanische Professor für Pädiatrie und Kinderpsychologie Michael K. Georgieff von der Universität Minnesota, und sei deshalb »besonders empfindlich« für die Einflüsse der Nahrung. Das Gehirn als solches wächst, die Hirnzellen werden eingebaut, die Verbindungen werden gelegt, die Hör- und Sehrinden angelegt, Spezial-Zonen für Sprachverständnis und höhere geistige Funktionen eingerichtet. Also, muntere Bautätigkeit im Oberstübchen des Kindes.

Umso wichtiger, dass es in dieser Zeit auch das ganze Material auf die Baustelle geliefert kriegt, was es braucht.

Manche möchten sich deshalb gerade jetzt besonders gesund ernähren. Viele nehmen sogar extragesunde Zusätze, Vitamine zum Beispiel. So wird das ja auch nachdrücklich empfohlen. Damit das Baby gesund auf die Welt kommt und ein Prachtkind wird.

Fragt sich nur, ob das wirklich gut ist fürs Baby.

Wie im Mutterleib die Programme fürs Leben vorinstalliert werden

Kapitel 9, in dem ein Baby gebaut wird und was es dafür braucht

Die Pille, die Pflicht ist für Frauen – aber vielen womöglich mehr schadet als nützt / Spannende Tage und warum Warnhinweise wichtig wären: Vorsicht mit Süßstoff in der Schwangerschaft! / Sensible Zeit: Wenn das Gehirn im Bau ist / Ziemlich heftig: was Cola im Mutterleib anstellt / Alles easy: Echtes Essen, keine Chemie – so wird's ein Prachtkind

Auf den Etiketten sind Babybäuche zu sehen, Blumen, eine aufgehende Sonne. Das gibt ein positives Gefühl. Es ist sozusagen eine Beruhigungspille für schwangere Frauen. Sie wollen sicher sein, dass das Baby gesund ist, wenn es auf die Welt kommt, und tun alles dafür.

Alle nehmen sie, weil sie alle empfehlen. All die Heftchen bei der Frauenärztin im Wartezimmer. Alle Doktoren, alle Professoren, überhaupt alle Experten. Wobei sie mittlerweile ein bisschen vorsichtiger geworden sind, wegen der Risiken und Nebenwirkungen. Trotzdem: Es gibt praktisch niemanden, der davon abraten würde. Ein Welterfolg, für *Femibion, Babyforte, Femmoal, Natalis,* wie die Tabletten heißen. Kurz: für Folsäure. Manche sind ganz schön teuer, 100 Gramm für über 80 Euro. Eine Tagesdosis kostet 80 Cent. Aber was soll's: Geld soll da ja keine Rolle spielen.

Folsäure ist praktisch Pflicht für die werdende Mutter. Es ist ja auch verständlich: Alle Eltern wollen, dass das Kind gesund auf die Welt kommt.

»Unterstützen Sie mit Elevit®1 schon vor der Schwangerschaft die gesunde Entwicklung Ihres Babys.« So wirbt zum Beispiel der deutsche Pharmariese Bayer. »Wenn sich ein neues Leben ankündigt, beginnt mit der Schwangerschaft eine Zeit erwartungsvoller Vorfreude.« Aber zugleich auch »die Sorge um das Wohlergehen der werdenden Mutter und des ungeborenen Kindes«. Was da passiert im Verlauf der »embryonalen Entwicklung« sei »wissenschaftlich gut erforscht«. Und »Elevit®1 geht gezielt auf die Anforderungen des embryonalen Reifungsfortschritts ein«.

Na also, denkt die werdende Mutter. Dann kann ja nichts schiefgehen.

Mittlerweile stellt sich allerdings heraus: So ganz ist das leider noch nicht erforscht, was da passiert. Gerade bei Folsäure gibt es immer wieder überraschende Erkenntnisse, und mit jedem Mal werden die Experten noch ein bisschen vorsichtiger. Denn mit jeder Marketingmaßnahme steigt der Konsum – und damit auch das Risiko für eine Überdosierung.

Es geht ja nicht nur den Eltern so, die vor den verschwommenen Bildern vom Ultraschall etwas ratlos sind. Den Wissenschaftlern geht es ganz ähnlich, auch wenn sie die Bilder besser deuten können. Aber was da im Einzelnen vonstattengeht, wenn ein Baby gebaut wird, das ist auch für die Experten ein Wunder, bei dem sie nur nach und nach ein bisschen mehr verstehen, was da geschieht – und sich dann auch wundern über die Irrtümer von gestern, die doch als sichere Erkenntnis galten.

Da ist die Sache mit den Genen. Die alles bestimmen, die das »Buch des Lebens« bilden, in dem das Schicksal festgelegt ist. Die Figur etwa, ob das Kind dick wird oder dünn. Das Risiko für Krankheiten. Und natürlich die Intelligenz.

Alles genetisch vorgegeben. Jedenfalls zum großen Teil. Das sagten sie noch vor ein paar Jahren.

Und jetzt? Vergesst die Gene, sagen die Forscher heute. Das »Buch des Lebens« kann umgeschrieben werden. Nicht einmal bei sogenannten Erbkrankheiten spielen die Gene die entscheidende Rolle. Durch Ernährung kann da vieles beeinflusst werden.

Und zwar schon früh, noch während das Baby gebaut wird, im Mutterleib.

Pränatale Programmierung nennen das die Forscher: die Prägung vor der Geburt. Sie entscheidet über vieles. Die Gewichtsregulation. Das Geschmacksempfinden. Natürlich auch über die Leistungsfähigkeit des Gehirns, Intelligenz, Speicherfähigkeit, sogar über das Verhalten. Und die Anfälligkeit für Störungen, Krankheiten, ob das Kind widerstandsfähig ist und resistent gegen Stress.

Es geht um die »fötale Basis für Krankheiten im Erwachsenenalter«, wie das die zuständigen Forscher nennen.

Bei Alkohol und Nikotin ist die Sache ja auch klar: Sie können das Baby schwer belasten. Auch Schadstoffe aus der Umwelt. Schwermetalle wie Blei, Arsen und Quecksilber gehen über den sogenannten Mutterkuchen (Plazenta) in den kindlichen Körper über und können die Gehirnentwicklung stören. Ähnlich ist es bei Feinstaub, etwa aus Autoabgasen. Kinder, deren Mütter solchen Belastungen ausgesetzt sind, entwickeln häufiger Allergien oder Asthma. Oder Chrystal Meth, die Modedroge, durch die immer mehr Kinder schon *high* auf die Welt kommen. Unruhig. Zappelig. Und manche sogar richtig aggressiv. Auf jeden Fall: süchtig.

Es wirken natürlich viele Stoffe auf das im Bau befindliche Baby. Und viele können die Entwicklung stören. Vor allem jene, die es in der Natur nicht gibt, die zu den Neuschöpfungen der Industrie gehören. Zusatzstoffe. Oder manche Kunststoffe, die ebenfalls ins Essen geraten. Oder sogar manche Stoffe, die es in der Natur, in der Nahrung zwar gibt, aber niemals pur. Vitamine zum Beispiel, wie die Folsäure. Das gab es bisher in der Evolution nicht: Folsäure pur.

Eigentlich herrscht an Folsäure kein Mangel. In den natürlichen Lebensmitteln ist genügend drin. Durch die industrielle Verarbeitung allerdings geht einiges verloren. Als Gegenmaßnahme propagiert wird die Folsäure aus den Fabriken der Pharmaindustrie. In manchen Ländern wird sogar das Mehl gefolsäuert. Dazu viele andere Produkte, wie etwa die Cornflakes und diverse andere Frühstückszerealien von Kellogg's, auch die glutenfreie Variante von Nestlé und zahlreiche ähnliche Erzeugnisse.

Viele setzen dann noch Extra-Folsäure obendrauf. Die Folge: Folsäure im Überfluss.

Eigentlich soll sie die Kinder vor einem sogenannten Neuralrohrdefekt bewahren, dem »offenen Rücken«. Folsäure soll aber auch verhindern, dass das Baby zu früh auf die Welt kommt. Zeitweilig galt sie auch als hoffnungsvolle Kandidatin zur Vorbeugung etwa gegen die Alzheimerkrankheit.

Denn auch das Gehirn braucht Folsäure, zur Produktion der Botenstoffe Dopamin, Serotonin und Noradrenalin. Folsäure ist wichtig für die Produktion der roten Blutkörperchen und fürs Immunsystem, zudem beim Schutz vor Arteriosklerose, Schlaganfall, sogar zur Verbesserung der Spermaqualität. Vielleicht kann sie auch Darmkrebs verhindern. So dachten jedenfalls viele Experten.

Klar, dass alle Frauen brav Folsäure schluckten. Spätestens, wenn sich das Kind ankündigt. Besser noch, sagen die Experten, vor der Zeugung. So wurde Folsäure zu den Top-Hits unter den Gesundheitsstoffen.

Muttermilch enthält interessanterweise wenig Folsäure. Daraus könnte man jetzt den Schluss ziehen, dass das Kind wenig davon braucht. Schließlich wäre die Menschheit längst ausgestorben, wenn der liebe Gott oder Mutter Natur den kleinen Menschenkindern zu wenig Nährstoffe gegeben hätte.

Die Experten zogen allerdings den Schluss, dass Mutter und Kind dringend Extra-Folsäure brauchen. Der Tagesbedarf wurde auf 400 Mikrogramm festgesetzt, für Schwangere und Stillende auf 600 Mikrogramm. Bis dann die Wende kam. Die empfohlene Tagesration wurde gesenkt, auf 300 Mikrogramm, für Schwangere auf 550, Stillende nur noch 450.

Das war im Jahr 2013. Eine Vorsichtsmaßnahme.

Warum?

Die Experten hatten gemerkt, dass sie ein wenig zu optimistisch gewesen waren. Dass die versprochenen Effekte gar nicht eintrafen wie gedacht. Beim »offenen Rücken« zum Beispiel, dem Haupt-Verkaufsargument. Zudem hatten sich Risiken und Nebenwirkungen bemerkbar gemacht. Also: Die Datenlage hatte sich verändert, sie sprach nun nicht mehr ganz so eindeutig für die Pflicht-Pille. Vielleicht hat sich, durch die ganze globale Folsäure-Kampagne, auch die Versorgungslage geändert, und viele kriegen jetzt schon, ohne es zu merken, zu viel davon ab.

In Sachen Folsäure habe sich so viel Neues ergeben, dass man »vermutlich umdenken« müsse, sagte schon im Jahr 2009 der Bonner Professor Peter Stehle, damals Präsident der Deutschen Gesellschaft für Ernährung (DGE). Seine Gesellschaft gehört zu den eifrigsten Propagandisten der Folsäure.

Zuerst waren es nur die Zwillingsgeburten, die häufiger auftraten. Das hatte eine schwedische Studie ergeben. Dann kamen immer neue Verdachtsmomente: sogar ein höheres Risiko für Lungenkrebs und Darmkrebs, für Brustkrebs. Bewiesen ist da noch gar nichts, aber zumindest eines scheint klar: Die richtige Dosis kann bei Risiken und Nebenwirkungen entscheidend sein. Viele Pillen aber enthalten statt der empfohlenen 300 Mikrogramm am Tag üppige 800 oder gar 1000 Mikrogramm. Also gleich eine Überdosis ab Apotheke oder Amazon. Davor hatte die Frauenärztin nicht gewarnt. Und auch nicht davor, die Pille zu lange zu nehmen. Dabei sind drei Monate eigentlich das Maximum.

Wer eine Überdosis nimmt, kann unter Schlafstörungen leiden, unter dauerhafter Erregung. Blähungen zählen eher noch zu den harmlosen Nebenwirkungen. Auch Hyperaktivität gehört dazu. Und das Risiko für Allergien steigt. Sogar das Geschmacksempfinden kann sich verändern, so das deutsche Bundesinstitut für Risikobewertung (BfR).

Viel hilft viel – bei Folsäure stimmt das schon mal nicht. Offenbar überrascht es selbst die Experten, was so ein kleines Vitamin im Körper alles anrichten kann. Und noch überraschender: was es nicht anrichten kann. Nämlich das, wofür es eigentlich verkauft wird.

Es ist gar nicht sicher, ob die ganzen Folsäure-Pillen, die die Frauen nehmen, wirklich etwas dazu beitragen, das eigentliche Ziel zu erreichen: den Neuralrohrdefekt zu verhindern (Fachwort: *Spina bifida*), der übrigens gar nicht in allen Fällen als »Offener Rücken« erscheint *(Spina bifida aperta)*, sondern zumeist als äußerlich gar nicht zu erkennende und mithin weitgehend unproblematische versteckte Form *(Spina bifida occulta)*.

Immerhin: Die Neuralrohrdefekt-Raten sind erfreulicherweise tatsächlich stark gesunken. Fragt sich nur, ob das der Folsäure zu verdanken ist. Mittlerweile ist klar: eher nicht. Oder besser: nicht in jedem Fall.

Schließlich ist es eine Krankheit, die »multifaktoriell bedingt« ist, wie das deutsche BfR sagt. Also: Vieles kann da eine Rolle spielen. Welche Rolle die Folsäure genau spielt, sagt das Institut, »konnte bislang noch nicht geklärt werden«.

Bei genauerem Hinsehen zeigte sich: Der Rückgang begann schon vor der allgemeinen flächendeckenden Folsäure-Verabreichung. Es lag also gar nicht an der Extra-Folsäure. Dann stellte sich heraus, dass manche Frauen, bei denen ein Mangel festgestellt wird, die Folsäure aufgrund bestimmter genetischer Umstände aus der Nahrung gar nicht aufnehmen können. Man kann ihnen also Folsäure verabreichen, so viel man will, und es hilft nichts.

Also: Folsäure hilft nicht in jedem Fall beim Haupteinsatzzweck. Das kam schon bei der Studie einer Arbeitsgruppe amerikanischer Wissenschaftler unter der Leitung der Epidemiologin Bridget S. Mosley im Jahr 2009 heraus, die im American *Journal of Epidemiology* erschienen ist. In manchen Fällen kann Extra-Folsäure helfen. Aber nicht in jedem. Und da, beispielsweise in den USA, auch das Mehl schon folsäureverstärkt ist, helfen womöglich die zusätzlichen Pillen auch nicht weiter. Die Forscher hatten auf Grundlage der US-amerikanischen »Nationalen Studie zur Vorbeugung von Geburtsschäden« *(National Birth Defects Prevention Study)* ihre Daten ermittelt. Ergebnis: Zusätzliche Folsäure in der Schwangerschaft »reduzierte nicht das Risiko für einen Neuralrohrdefekt«. Insgesamt fanden die Autoren »wenig Beweise für einen Zusammenhang zwischen Neuralrohrdefekten und Folsäure-Aufnahme durch die Mutter«.

Das wurde bestätigt in einer Bestandsaufnahme im Januar 2017 im renommierten *Journal of the American Medical Association (Jama)*. Eine »schützende Wirkung« der Folsäure in der Schwangerschaft hätte in mehreren Studien »nicht gezeigt« werden können. Zwar gab es ältere Untersuchungen aus der Zeit vor der flächendeckenden Folsäure-Verstärkung etwa des Mehls, die durchaus verheißungsvoll waren. Bei neueren Untersuchungen sah es nicht mehr ganz so eindeutig aus. Eher im Gegenteil.

Aber immerhin: Bei einigen Babys könnte die Einnahme von Folsäure-Tabletten das Risiko reduzieren. Die Empfehlung wurde also beibehalten. Besser, wenigen Frauen und Kindern helfen als niemandem. Dann aber wurde zunehmend die Frage laut, ob das für die vielen anderen überhaupt so eine große Hilfe ist, wenn dafür schwere Nebenwirkungen auftreten. Sogar beim Kind, bei dem eigentlich Schäden verhindert werden sollten.

Denn mit der Dosierung ist es so eine Sache. Es wird ja völlig unkontrolliert Folsäure über viele industrielle Nahrungsprodukte verteilt. Bei Frühstückszerealien enthalten 100 Gramm mancher Kellogg's-Produkte schon 440 Mikrogramm, die Cornflakes des norddeutschen Herstellers Hahne sogar 800, wie das BfR ermittelt hatte. Wenn dann noch Pillen dazukommen, hat natürlich erst recht niemand mehr die Verzehrmengen unter Kontrolle.

Und vor allem kann es dann zu den Risiken und Nebenwirkungen kommen, über die jetzt vermehrt berichtet wird. Zum Beispiel ein erhöhtes Risiko für Asthma und Allergien bei Kindern von Folsäure-Müttern. Amerikanische Forscher entdeckten, dass »übermäßige Mengen« Folsäure im Blut von Müttern nach der Geburt sogar das Risiko erhöhen kann, dass ihr Kind eine Form von Autismus entwickelt. Bei Kindern von Frauen, die erhöhte Folsäure-Levels hatten, und auch zu viel Vitamin B12 im Blut, war das Autismus-Risiko um das 17,6-Fache angestiegen.

Folsäure hat offenbar viele Auswirkungen im Körper, die für Experten völlig überraschend kommen. Zu viel davon kann auch die Körperfunktionen stören, so eine Studie, die im Jahr 2015 im *Journal of Endocrinology* veröffentlicht wurde.

Manche Ratten mit der hohen Dosis waren übergewichtig, manche hatten Probleme bei der Zuckerverwertung, mal waren die Insulinwerte gestiegen, auch der Leptin-Level, und die Adiponectin-Werte gefallen. Alles Botenstoffe, die für die Gewichtsregulierung, für die Energieverwertung, für die Voreinstellungen bei Hunger und Sättigung zuständig sind. Da waren zwar extrem hohe Folsäuremengen im Spiel. Aber die Effekte können offenbar ähnlich auch bei üblichen Verzehrmengen auftreten. Das könnte jedenfalls erklären, warum Folsäure auch die Zuckerkrankheit Diabetes bei Kindern fördern kann. So eine Studie aus dem Jahr 2014. Die Autoren führen das auf »Störungen« in der »Programmierung« im Mutterleib zurück. Und 2016 kam dann noch eine Überraschung: Wenn Frauen Folsäure nehmen, erhöht das auch das Risiko für die gefürchtete Zuckerkrankheit in der Schwangerschaft (Fachbegriff: Gestationsdiabetes). Der Mechanismus, der dahintersteckt, sei »unklar«, räumten die (chinesischen) Forscher im Fachjournal *Diabetes Care* ein, die dafür 3474 Frauen in der Provinz Anhui, westlich von Shanghai, beobachtet hatten. Es könnte daran liegen, dass chinesische Frauen ohnehin anfälliger sind für Schwangerschaftsdiabetes, weil ihr Körper auf Zucker anders reagiert.

Es könnte aber auch daran liegen, wie sich offenbar erst jetzt herausstellt, dass die Folsäure ganz zentrale Aufgaben bei der Programmierung im Körper, bei der Aktivierung von Genen (der sogenannten Methylierung) hat. Und vieles ist noch gar nicht in Gänze erforscht. Das BfR jedenfalls stellte fest, dass es »noch viele Wissenslücken gibt« und dass die Supplementierung mit Folsäure sicher nicht für jede Frau von Vorteil sei.

Für Laien ist das natürlich überraschend, dass ein Vitaminzusatz praktisch für alle Frauen zur Pflicht gemacht wurde, obwohl niemand genau weiß, was diese Pillen nützen und ob sie schaden. Offenbar wurden alle Frauen und ihre Kinder sozusagen zu Versuchskaninchen gemacht.

Sie müssen Folsäure nehmen, weil die Hersteller es mit geschicktem Marketing geschafft haben, praktisch alle Experten und auch Behörden, alle Fachgesellschaften und Institutionen für sich einzuspannen (siehe Hans-Ulrich Grimm: Vom Verzehr wird abgeraten).

Es war eine groß angelegte Aktion, die zur allgemeinen Verbreitung der Folsäure führte. Überall auf der Welt wird sie empfohlen, in Ländern wie den USA, Chile, Kanada, Australien und Costa Rica wurde sie sogar zwangsweise verabreicht, über das Mehl. So bekamen die Frauen flächendeckend Folsäure. Und die Männer auch. Sogar Kinder.

Das Fundament der Verkaufsförderungsaktionen bei Vitaminen ist immer der Normwert, der Vitaminbedarf. Bei Folsäure war die Festsetzung des Normwerts sehr gut fürs Geschäft. Immerhin erreichen 86 Prozent der Frauen und 79 Prozent der Männer in Deutschland den Normwert nicht. Angeblich. Was dabei aber noch gar nicht berücksichtigt ist: all die Pillen, auch die Packungen mit gefolsäuerten Cornflakes. Das BfR weiß, dass bei der Proklamation des Mangels der »Verzehr von angereicherten Lebensmitteln« und die »Einnahme von Nahrungsergänzungsmitteln« interessanterweise »nicht ausreichend berücksichtigt« worden ist. Also: Eigentlich weiß gar niemand, ob überhaupt ein Mangel herrscht. Vielleicht liegen wir schon längst überm Limit. Aber egal: Alarm wird trotzdem gegeben.

Wichtig ist dabei immer die vertrauensvolle Zusammenarbeit zwischen den Firmen, die ihren Absatz steigern wollen, und den führenden Forschern an den staatlichen Universitäten. Im Fall der Folsäure war es zunächst ein britischer Medizinprofessor namens Richard Smithells, der erstmals verkündete, dass 360 Mikrogramm Folsäure am Tag die Neuralrohrdefekt-Rate dramatisch reduzieren könne. Die britische Fachgesellschaft für Fehlbildungen (Teratology Society) propagierte das Anliegen weiter, auch nach Smithells' Tod im Jahr 2002. Die Teratology Society ihrerseits wurde freundlich unterstützt vom Industrienetzwerk Ilsi (International Life Sciences Institute, siehe Kapitel 6) und den Konzernen Merck, Pfizer, Abbott, DuPont, Glaxo und Hoffmann-La Roche.

Die Folsäure-Kampagnen in den verschiedenen Ländern folgten einem ausgeklügelten Muster. Als besonders modellhaftes Lehrbeispiel gilt eine Kampagne auf den Philippinen, deren Erfolg in einer Studie ausgewertet wurde. Dort gab es unter anderem Werbung im Fernsehen und Radio. Die Einbindung staatlicher Stellen sei auch sehr erfolgversprechend, so die Marketingstudie: »Ministerien für Gesundheit, Bildung, örtliche Regierungen können helfen, die Programme zu implementieren.« Fazit: Kampagne geglückt, Kaufbereitschaft erzeugt. »Die aggressive Marketingunterstützung über ein Jahr war sehr erfolgreich für die Entwicklung eines Problembewusstseins unter den Zielfrauen.«

Nach dem klassischen Muster funktioniert auch die Vermarktung hierzulande. Im Zentrum steht in Deutschland der »Arbeitskreis Folsäure & Gesundheit«.

Mitglieder sind bedeutende Fachverbände, darunter unter anderem der Berufsverband der Kinder- und Jugendärzte, die Deutsche Gesellschaft für Ernährungsmedizin und viele andere, sogar das für Seuchenbekämpfung zuständige staatliche Robert Koch-Institut, für die Schweiz die Eidgenössische Ernährungskommission. Aber natürlich auch Lobbyorganisationen wie die Gesellschaft für angewandte Vitaminforschung e.V., in der sich Vertreter von Vitaminfirmen vereinen, vom holländischen Vitamin-Weltmarktführer DSM über Orthomol bis zu den Pharmagiganten Pfizer und BASF. Das ist der Arbeitskreis Folsäure.

Auch diverse Folsäure-Lieferanten gehören zu den »Förderern«: der weltgrößte Vitaminkonzern DSM, der Pharmariese Sanofi, Hevert Arzneimittel (»Von Natur aus wirksam«) und Steripharm (»Ihr Folsäurespezialist«). Fürs Redaktionelle ist beim Arbeitskreis Folsäure eine professionelle PR-Firma verantwortlich, die heißt Dorothea Küsters Life Science Communications GmbH, und in ihren Büroräumen Leimenrode 29 in 60322 Frankfurt ist zufällig auch der Arbeitskreis Folsäure zu Hause.

Für wen sie sonst noch arbeitet? Für den Nahrungskonzern Nestlé, auch für die Folsäure-Förderer Sanofi und Hevert Arzneimittel. Und für den Arbeitskreis Jodmangel, der von führenden Jodlieferanten unterstützt wird (SteriPharm, Sanofi).

Jodmangel, das ist ja auch so ein großes Thema, gerade bei Schwangeren und Stillenden. Und die Firma Küsters Life Sciences Communications hat da offenbar ganz erfolgreich im Hintergrund gewirkt. Neuerdings gilt ja in Deutschland, anders als in der Schweiz und anderen Ländern, sozusagen die Jodpflicht für Frauen, die stillen, und Familien, die ihren Babybrei selbst kochen. Das hat der führende Kinderernährungs-Experte, Professor Berthold Koletzko, bei der Bekanntgabe der neuen Richtlinien dekretiert (siehe Kapitel 6).

Und wer war jetzt noch der Sprecher des Arbeitskreises Folsäure?

Genau: ein gewisser Professor Berthold Koletzko. Der darf nirgends fehlen, wenn es um die Verbrüderung von Wirtschaft und Wissenschaft geht.

Das ist natürlich ein gewisses Problem, wenn die Experten und ihre Empfehlungen sich eher nach den Bedürfnissen der großen Konzerne richten als nach den Bedürfnissen der Mütter und ihrer Babys. Da wäre es besser, wenn unvoreingenommen geforscht werden würde. Es ist ja eine sehr sensible Zeit da drin im Mutterleib, wenn das Baby heranwächst. Wenn ein neuer Mensch entsteht, in einem Prozess, der immer noch ziemlich spektakulär erscheint, auch wenn er schon milliardenfach abgelaufen ist.

Da ist ein Wesen, das wachsen muss, mit Armen und Beinen, einem kleinen Herzen, das schon ein paar Wochen nach der Befruchtung der Eizelle sichtbar rhythmisch schlägt. Die ganzen Organe, das Gehirn. Es muss da ja auch alles zusammenpassen, es muss zum Beispiel genug Haut da sein, um das ganze Wesen einzupacken – aber auch nicht zu viel. Das Herz muss angemessen groß sein, das Gehirn ebenso, es muss auch in den Kopf passen und vor allem: Das Kind muss irgendwann durch die schmale Gasse kommen, die Geburtskanal genannt wird. Also: Zu dick darf es auch nicht sein. Zu dünn ist aber auch nicht gut.

Das alles wird geregelt durch verschiedene Steuerungselemente. Manche geben Gas, andere bremsen eher. In vorderster Front: die Wachstumsfaktoren. Das Zuckerverarbeitungshormon Insulin zum Beispiel oder der sogenannte insulinartige Wachstumsfaktor (*Insuline-like Growth Factor*, kurz IGF). Die treiben das Wachstum an. Und dann gibt es noch die sogenannten Glucocorticoide: Das sind gewissermaßen die Wachstumsbremsen. Sie sind wichtig, denn sie sorgen dafür, dass das Baby aus dem Mutterleib rauskommen kann. Sie bremsen die Nährstoffversorgung und den Hormonausstoß. Auch da muss das Verhältnis stimmen, damit alles passt.

Das ganze Zusammenspiel der Organe, Herzfunktion, die Aktivitäten von Lunge und Nieren, die Regulierung des Blutdrucks – für all das sind natürlich die entsprechenden Stoffe nötig, die das komplizierte Konzert dirigieren und organisieren. Kalzium zum Beispiel spielt bei der Regulierung des Blutdrucks eine Rolle, Magnesium und Zink bei der Zuckerverarbeitung. Vitamin A unter anderem fürs Auge.

Wie aber soll die Mama all das besorgen für das Baby, das in ihr wächst, und alles in den richtigen Mengen? Dafür hat der Körper einen genialen Mechanismus: Er identifiziert die Stoffe, die er braucht, über den Geschmack. Er hat sozusagen eine geheime Datenbank, in der die Nährstoffgehalte abgespeichert sind von, sagen wir, Erdbeeren, Champignons, Hühnerleber, Mangos. Und wenn er Kalzium braucht, dann weiß er, das ist in Milch und Käse zu finden, aber auch in Grünkohl, Fenchel, Brokkoli. Und Vitamin A zum Beispiel in Spinat, Karotten, Eiern, aber auch in Leber. Wenn das Baby was Bestimmtes braucht, dann hat die Mama Lust auf das, zum Beispiel Karotten oder Grünkohl, sie isst das, und das Baby kann im Mutterleib schon mal seine Ordner anlegen, auf denen »Kalzium« steht oder »Vitamin A«.

Es identifiziert nicht nur die Nährstoffe, die über die Nabelschnur ankommen. Es kann auch schon schmecken, es schwimmt sozusagen in einem Meer von Geschmack. Das Kind lernt, lange bevor es eine Karotte sieht, wie Karotten schmecken – weil sie Mama gegessen hat und sie deshalb »den Geschmack des Fruchtwassers prägen«, schreibt Julie Mennella in einem gemeinsamen Aufsatz mit ihrem Kollegen Gary K. Beauchamp vom Monell Chemical Senses Center in Philadelphia im US-Staat Pennsylvania über »Frühes Geschmackslernen und seine Bedeutung für späteres Fütterungsverhalten«.

Die Zeit im Mutterbauch ist so etwas wie ein Trainingscamp. Das Baby wird vorbereitet auf das Leben da draußen. In Grönland beispielsweise wächst kein Getreide, kein Obst. Also braucht der Eskimo auch keinen Apparat, mit dem er sich Kohlenhydrate aus Pizza und Pasta einverleiben kann. Der kleine Italiener hingegen schon.

Der Mensch kam durch die Jahrtausende der Evolution, weil er sich ziemlich erfolgreich in seiner Umgebung bewegt, von ihr profitiert und an der Natur bedient hat. Darum lernt das Baby schon vor der Geburt, was es draußen erwartet und wie es damit umzugehen hat.

Die »entwicklungsbiologische Plastizität« ist noch sehr hoch, sagt der Münchner Programmierungsexperte Koletzko, in dieser Phase, in der »die Struktur des Organismus und seine physiologischen Funktionen« gebildet werden.

Die Grundeinstellungen werden jetzt schon im Mutterleib vorgenommen. Beim Programm für Hunger und Sättigung zum Beispiel. Das ist ja von ganz grundlegender Bedeutung, schon ab Stunde null.

Das Baby muss ja wissen, wann es wieder aufhören soll zu nuckeln. Es kann ja nicht ewig an der Brust hängen oder am Fläschchen. Es muss aufhören, dann aber ein paar Stunden später schon wieder damit anfangen wollen. Hunger haben, satt sein, Hunger haben. So ist das im Leben, das ist das Elementarste. Wenn aber bereits im Mutterleib der Regler verschoben wird, ist das fatal. Dann bekommt das Kind später einen Hang zum Mehrverzehr und damit zur Moppeligkeit.

Und genau hier, bei diesem Regler, können die völlig neuen Substanzen aus der industriellen Parallelwelt, die bisher in der Natur absolut unbekannt waren und dem Babyorganismus also auch fremd, offenbar eingreifen. Dadurch kann sich die Programmierung verändern.

Wenn die Mama zum Beispiel voll auf *Coca-Cola* steht und überhaupt auf Süßes, dann wird auch das Kind so programmiert, dann kommt es schon mit Zucker-Gier zur Welt und mithin auch mit einem Moppel-Programm.

Und manche werden sogar schon auf Fettleber programmiert. So war das jedenfalls bei den 144 Rattenkindern, die Stéphanie A. Bayol und ihre Kollegen vom Royal Veterinary

College in London untersucht hatten. Nach der Empfängnis bekamen ihre Mütter entweder ein ausgewogenes artgerechtes Rattenmenü – oder aber Junkfood, Kekse, Kartoffelchips, Süßigkeiten, Käse.

Ergebnis: Die Junk-Rattenkids entwickelten unter anderem die auch bei Menschenkindern häufig vorkommende Fettleber. Sie waren darauf programmiert, massenhaft unnötige Energie irgendwo unterzubringen. Aber wohin damit? Ab in die Leber, ins Speicherorgan. Interessanterweise hatten die Kinder der Junk-Mütter das so fest einprogrammiert, dass sie, selbst wenn sie das Glück hatten, nach der Geburt alsbald in eine Gruppe mit dem Gesundfutter wechseln zu dürfen, alles Überschüssige in die Leber schafften, anstatt es auszuscheiden. Die Folge: Fettleber trotz gesunder Kost. Wegen falscher Programmierung im Mutterleib.

Oder der Fruchtzucker. Fruktose. In Früchten okay, nicht aber in Softdrinks wie *Cola, Fanta, Eistee,* Apfelschorle. Oder in Smoothies (siehe Kapitel 7). Mama mag das für gesund halten, das Baby im Bauch eher nicht: Bei ihm führt viel Fruktose nicht nur zur »Programmierung von Fettleibigkeit, Bluthochdruck«, den »Risikofaktoren für Herz-Kreislauf-Erkrankungen«, sondern kann sogar die »Gehirnentwicklung verändern« und womöglich zur Entstehung von Autismus beitragen.

Das fanden Forscher der Universität Texas in Galveston heraus, indem sie schwangere Mäuse und Ratten mit Fruktosedrinks traktierten. 2016 veröffentlichten sie ihre Erkenntnisse im Gynäkologenfachblatt *American Journal of Obstetrics and Gynecology* und im *American Journal of Perinatology.* Ihre Empfehlung: »die Begrenzung der Aufnahme von Fruktose in der Ernährung während der Schwangerschaft«.

Problematisch ist nicht nur der Fruchtzucker, sondern der Zucker überhaupt.

Der Zucker spielt insofern eine Schlüsselrolle, als er in vielen natürlichen Nahrungsmitteln von Natur aus enthalten ist. Der Körper kennt ihn also. Was er aber nicht kennt, ist Zucker pur. Den gibt es ja nicht in der Natur. Und er hat ganz neue Eigenschaften, Eigenschaften, die der Körper nicht kannte, weil er während der Evolution darauf nicht vorbereitet wurde. Er treibt zum Beispiel den Insulinspiegel schlagartig in die Höhe. Auch das ist gut fürs Wachstum im Mutterleib. Nur: Verhängnisvoll ist, wenn zu viel Insulin kommt, weil der Körper von Mutter und Kind im Übermaß von Zucker überflutet wird. Wenn die Mutter etwa einen sogenannten Schwangerschaftsdiabetes hat (siehe Hans-Ulrich Grimm: Garantiert gesundheitsgefährdend). »Diese Kinder werden im Mutterleib regelrecht gemästet«, sagt Professor Andreas Plagemann von der Berliner Charité – und das »in einer entscheidenden Prägungsphase, wenn alle wichtigen Steuersysteme im Gehirn heranreifen und geeicht werden«.

Es geht nicht nur um Zucker, es geht um alle Lebensmittel mit hohem »glykämischem Index« in der Schwangerschaft, die den Blutzucker und damit das Insulin in die Höhe treiben. Also: Chips, Cornflakes, die ganzen industriellen Nahrungsmittel.

Das hatte eine Untersuchung unter Leitung von Forschern der Universität Southampton im Jahr 2014 gezeigt, die im *American Journal of Clinical Nutrition* publiziert wurde. Und das wirkt sich aus auf die Figur des Kindes, wenn das schon in der Grundschule ist: Je höher der glykämische Index bei der Nahrung der Mutter in der frühen Schwangerschaft, desto fetter ihr Kind im Alter von vier bis sechs Jahren.

Besonders problematisch scheinen Softdrinks wie *Cola* oder *Red Bull* in der Schwangerschaft zu sein. Während Kaffee offenbar diesbezüglich unauffällig ist, können mehrere koffeinhaltige Softdrinks am Tag das Risiko verdoppeln für die sogenannte Zerebralparese (von lateinisch *cerebrum*, Gehirn, und dem griechischen *parese*, Lähmung). Das kam bei einer norwegischen Studie heraus, die im August 2016 im *Journal of Nutrition* erschien. Diese Schädigung im Gehirn führt dazu, dass das Kind sich nicht normal bewegen kann, verlangsamt agiert, möglicherweise spastische Zuckungen zeigt, Gleichgewichtsprobleme hat oder Schwierigkeiten, den Kopf gerade zu halten.

Eigentlich ein Skandal, dass diese Risiken nicht bekannter sind. Oder dass nicht wenigstens Warnhinweise auf *Cola*-Flaschen und *Red-Bull*-Dosen angebracht sind. Oder auch bei *Cola Light* und anderen Produkten, die den Süßstoff Aspartam (E951) enthalten, Milchdrinks etwa und zuckerfreie Kaugummis, oder den Packungen, aus denen manche das Aspartam-Pulver pur in ihren Kaffee kippen.

Wenn die Mütter in der Schwangerschaft Süßstoff zu sich nehmen, werden die Kinder überraschenderweise dicker, wie eine Studie kanadischer Forscher ergab, die im Juli 2016 in *JAMA Pediatrics* vorgestellt wurden. Sie können auch früher auf die Welt kommen, so eine dänische Studie von 2010. Schon eine Light-Limonade pro Tag erhöht die Wahrscheinlichkeit für eine Frühgeburt um 38 Prozent. Auf 80 Prozent stieg die Wahrscheinlichkeit für jene Schwangeren, die täglich mindestens vier Diätbrausen tranken. Die europäische Lebensmittelbehörde sah da gleichwohl »keinen Beweis« für erhöhtes Frühgeburtsrisiko. Also: keine Warnpflicht.

Eine Studie aus dem schönheitsverrückten Brasilien, 2015 in der Zeitschrift *Appetite* publiziert, hat ergeben, dass die Rattenkinder, deren Mütter in der Schwangerschaft Aspartam zu sich genommen hatten, später im Erwachsenenleben mehr

Süßes bevorzugten – und ein höheres Risiko für Herzkrankheiten hatten. Das bedeutet: Der Süßstoff programmiert die Kinder auf süß.

Am gravierendsten aber ist ein Verdacht, der gegen Aspartam schon lange ins Feld geführt wird. Womöglich kann der Süßstoff die geistige und körperliche Entwicklung behindern, ja sogar das Risiko für geistige Störungen beim Kind erhöhen.

Auf diese Gefahr wies Louis J. Elsas, mittlerweile emeritierter Professor für Kinderheilkunde in Atlanta, bei einer Anhörung des US-Senats hin. Es geht vor allem um einen Aspartam-Bestandteil: das sogenannte Phenylalanin. Denn »hohe Levels von Phenylalanin« könnten in einem frühen Entwicklungsstadium des Gehirns »irreversible Schäden anrichten«. Bei Neugeborenen könnte dadurch eine sogenannte »Mikroenzephalie« auftreten, eine Fehlentwicklung, bei der das Hirn zu klein bleibt, die Kinder zeitlebens geistig zurückbleiben oder an anderen Geburtsdefekten leiden. Und: »Niemand weiß, ab welcher Konzentration Hirnschäden beim Fötus auftreten können«, sagt Professor Elsas.

Nach seinen Berechnungen kann eine Frau, die regelmäßig Light-Getränke oder Süßstoffe zu sich nimmt, ihre Phenylalaninkonzentration im Blut von normalerweise 50 auf 150 Mikromol erhöhen. In der Plazenta verdoppelt sich die Konzentration, und das Gehirn des Fötus wird es noch einmal um das Doppelte bis Vierfache anreichern – auf bis zu 1200 Mikromol also. »Diese Konzentration tötet Nervenzellen«, sagt Elsas, jedenfalls bei Laborversuchen.

Mittlerweile weisen auch andere Forscher auf solche Gefahren hin. Brasilianische Wissenschaftler warnten deshalb in einer 2007 erschienenen Studie: »Die Verwendung von Aspartam während der Schwangerschaft kann von Nachteil sein für den Fötus.« Die Forscher um Professor

Reinaldo Azoubel, dem mittlerweile emeritierten Medizinprofessor von der Universität in São Paulo, rieten daher den werdenden Müttern von Süßstoffverzehr ab: »Während der Schwangerschaft sollte der Konsum von aspartamhaltigen Produkten vermieden werden.« Und auch sie forderten Warnhinweise, die auf Risiken während der Schwangerschaft aufmerksam machen.

Die wären dann wohl auch bei dem chemisch verwandten Lebensmittelzusatz Glutamat (E620–625) nötig. Schon in den 1990er-Jahren hatten Studien in den USA und China ergeben, dass der Geschmacksverstärker in die Plazenta geraten und dort die Hirnentwicklung stören kann. Tatsächlich hatte sich auch hier die Aufnahme im Kinderhirn aufgeschaukelt, auf mehr als das Doppelte im Vergleich zum mütterlichen Hirn.

Eine chinesische Forschergruppe hatte im Jahr 1997 nachgewiesen, dass Kinder von Rattenmüttern, die Glutamat zu sich genommen hatten, deutliche Probleme bei der Orientierung hatten, jedenfalls im Alter von 60 Tagen, in einem typischen Test-Labyrinth, und auch beim Klettern an einem Seil stellten sie sich offenbar dämlicher an. Eine frühere Studie chinesischer Forscher von der Universität Nanjing hatte schon 1994 Lernschwierigkeiten und Gedächtnisprobleme bei Mäusekindern festgestellt, deren Mütter in der Schwangerschaft Glutamat gegessen hatten.

Der umstrittene Geschmacksverstärker wird heute oft ersetzt durch den sogenannten Hefeextrakt – der als »Naturprodukt« gilt und deshalb nie auf seine gesundheitlichen Folgen, auch in der Schwangerschaft, geprüft werden musste. Manche Wirkungen indessen scheinen ganz ähnliche zu sein wie bei Glutamat (siehe Hans-Ulrich Grimm: Die Suppe lügt).

Die Liste zeigt: Es ist eigentlich ganz einfach, das Kind vor schädlichen Einflüssen zu bewahren. Man muss nur die ganzen Störer weglassen. Und dem Kind die richtigen Programme überspielen. Mit echtem Essen, dem evolutionär bewährten: Äpfel, Birnen, Brokkoli. Schnitzel, Geflügelleber, am besten Bio, da diese Produkte weniger Schadstoffe enthalten. Quark und Joghurt, natur, natürlich. Je weniger Chemie, desto besser kann der kleine Körper, der da heranwächst, alles einbauen.

Das Kind kann sogar auch auf glücklich programmiert werden. Oder genauer: Es kann die Stoffe bekommen, aus dem das Glück gemacht ist. Auf die Liste der wichtigen Baumaterialien gehören ganz oben hin: Omega-3-Fette, die in Fisch enthalten sind, in Milch, Käse, Sahne, Fleisch von glücklichen, grasfressenden Kühen und vor allem in Leinöl. Je mehr von diesen sogenannten mehrfach ungesättigten Fettsäuren (Pufas) die Mutter im Leib hat, desto mehr können auch auf das Kind übertragen werden. Das ungeborene Baby ist hier also vollkommen auf die Lieferungen von Mama angewiesen. Allerdings: Die Pillen aus dem Drogeriemarkt helfen da nicht. Das zeigten diverse Untersuchungen.

Und es braucht nicht nur diese Fette, wenn das Kind auf Glück programmiert werden soll. Gerade das Gehirn braucht auch Eiweiß und Eisen und Zink, auch Kupfer und dazu Jod und Selen und Vitamin A, und einen vitaminähnlichen Stoff wie Cholin. Und all das genau in der richtigen Menge, und zwar genau für unser Kind.

Mittlerweile merken einige Forscher selbstkritisch an, dass es vielleicht ein Fehler ist, sich auf einzelne Nährstoffe zu kaprizieren. Die Versorgung klappt besser, wenn die Nährstoffe mit echter Nahrung aufgenommen werden. Also: Eiweiß in Form von Quark beispielsweise. Eisen im Steak. Zink in Nüssen, Kupfer und Jod in Krabben, Cholin und Vitamin A in Leber. So sind Mutter und Kind auch automatisch vor

Überdosierung geschützt. Kein Mensch isst kiloweise Rinderleber. Oder tagelang Rosenkohl.

Mit dieser Art von Nahrung, den echten Lebensmitteln, ist den Bedürfnissen des Babys, das da heranwächst, am besten gedient. Das zeigt mittlerweile auch die medizinische Forschung.

Auch das Verhalten kann damit offenbar beeinflusst werden. Das Risiko für Hyperaktivität zum Beispiel sinkt durch die sogenannte mediterrane Ernährung: viel Frisches, wenig Fertigkost, wenig Fleisch, null Chemie. Die »Generation R«-Studiengruppe um Jolien Steenweg-de Graaff vom Erasmus Medical Centre in Rotterdam hat das gezeigt: Je mehr die Mütter das mediterrane Prinzip beherzigten, desto ausgeglichener waren ihre Kinder.

Die Lebensmittel in der Schwangerschaft können auch das Allergierisiko des Kindes beeinflussen. Darauf deutet eine Untersuchung aus dem New Yorker Mount Sinai Hospital hin, die 2016 im Magazin *The Journal of Allergy and Clinical Immunology* erschien. »Unsere Studie zeigt, dass es wichtig ist, die Quelle von Nährstoffen bei der Ernährung der Mutter zu betrachten«, sagte Assistant Professor Supinda Bunyavanich. Das Forschungsteam hatte bei 1248 Müttern und ihren Kindern herausgefunden, dass Heuschnupfen um 20 Prozent seltener vorkam, wenn die Mütter mehr Vitamin D aus echten Lebensmitteln zu sich genommen hatten, etwa aus einem Viertelliter Milch pro Tag. Aber: Es gab »keine Risikominderung« bei Vitamin-D-Aufnahme durch Pillen. Noch krasser war es bei einer finnischen Untersuchung von 2016: Da erhöhten Vitamin-D-Pillen sogar das Risiko für eine Kuhmilchallergie, Vitamin D aus echter Nahrung aber senkte es.

Besonders überraschend: Die Qualität der Nahrung in der Schwangerschaft beeinflusst offenbar sogar das Risiko für sogenannte Geburtsfehler beim Baby. Wenn Mütter gesünder essen, dann haben ihre Kinder zum Beispiel weniger angeborene Herzfehler. So eine Studie unter 19 000 Frauen, die 2015 im Journal *Archives of Disease in Childhood* veröffentlicht wurde.

Ganz ähnlich ist es sogar bei anderen Geburtsfehlern – bis hin zum berühmten Neuralrohrdefekt, den alle Frauen verhindern wollen, indem sie Folsäurepillen schlucken. Vielleicht wäre es klüger, einfach besser zu essen – und dem Körper dadurch die Chance zu geben, sich aus den Lebensmitteln das zu holen, was er braucht. Schon seit 1980 ist eigentlich bekannt, dass Neuralrohrdefekte bei *poor diet*, also schlechter Ernährung, häufiger vorkommen als bei »angemessener Ernährung«. Die Erkenntnis von damals, im *British Medical Journal* veröffentlicht, ist vor lauter Marketinggeschrei aus der Folsäure-Lobby leider irgendwie untergegangen.

Aber jetzt, da die Zweifel in Sachen Folsäurepillen wachsen, gibt es immer neue Hinweise, dass die Nahrung insgesamt eine viel wichtigere Rolle spielt. So sinkt das Risiko für einen Neuralrohrdefekt beim Kind auch, wenn die schwangeren Frauen weniger Zucker essen oder überhaupt weniger Nahrungsmittel mit hohem »glykämischem Index« (Chips, Weißbrot, Cola, Cornflakes). Das berichteten amerikanische Forscher schon 2003 im *American Journal of Clinical Nutrition*.

»Die gesamte Ernährungsqualität« sei »wichtiger für die Verminderung des Risikos von Geburtsfehlern als die Aufnahme von einzelnen Nährstoffen«, so formulierten es Forscher um Suzan Carmichael von der Stanford Universität im Jahr 2012 im Fachblatt *Archives of Pediatrics and Adolescent Medicine*. Auch Folsäure und andere Nährstoffe waren nicht so hilfreich wie echtes Essen im Ganzen – sogar wenn es um die Vorbeugung gegen die schwerste Form des Neuralrohrdefekts geht, der sogenannten Anenzephalie, bei der das Gehirn komplett fehlt.

Wenn die Mutter mehr Folsäure braucht, nimmt sie einfach mehr über die Nahrung auf. Die Aufnahme an Folsäure steigt offenbar parallel zum Verbrauch deutlich an, um anschließend, wenn der Bedarf nicht mehr so hoch ist, wieder auf seinen Normalwert abzusinken. Das macht der Organismus ganz von alleine – und in echten Lebensmitteln ist sie in Fülle vorhanden.

Das Wort Folsäure kommt aus dem Lateinischen. *Folium* bedeutet: das Blatt. Tatsächlich enthalten die berühmten grünen Blattgemüse Folsäure, allerdings nicht sehr viel. Chinakohl kommt auf 65 Mikrogramm pro 100 Gramm, Endiviensalat auf 109, Spinat immerhin auf 145. Mehr ist in Rosenkohl und Mungobohnen drin. Eigelb enthält 160 Mikrogramm. Der beste Folsäure-Lieferant aber ist Leber: Kalbsleber mit 240, Rinderleber mit bis zu 590 Mikrogramm.

Und da gibt es nicht nur keine Überdosierung. Da gibt es überhaupt keine Risiken und Nebenwirkungen. Durch die Folsäure »aus der üblichen Nahrung sind bisher keine unerwünschten Effekte beobachtet worden«, notierte das Berliner Risiko-Institut.

Echte Nahrung ist auch weitgehend frei von Problemsubstanzen aus Plastik, aus Verpackungen etwa, die ebenfalls schon das Baby im Mutterleib treffen können. Bio-Äpfel vom Markt beispielsweise, unverpackt, haben kaum eine Chance, mit Chemie in Berührung zu kommen. In der industriellen Nahrung hingegen sind sie allgegenwärtig. 1000 verschiedene dieser Stoffe soll es insgesamt geben, sie wirken im Körper als Hormonstörer (in der internationalen Expertensprache: *Endocrine disruptors*) – was natürlich beim heranwachsenden Baby im Bauch besonders problematisch sein kann. Sie sind in Pestiziden enthalten, in Lebensmittelzusatzstoffen, vor allem aber: in Plastik. Eigentlich müssten sie deshalb Plastikhormone heißen (siehe Hans-Ulrich Grimm: Die Kalorienlüge). Das berühmteste: Bisphenol A (BPA).

Das findet sich beispielsweise in den Innenbeschichtungen von Getränkedosen etwa von *Red Bull* oder *Sprite*, in Milchtüten und Konservendosen. Wer viel industrielle Nahrung zu sich nimmt, kriegt natürlich auch mehr Plastikhormone ab. Diejenigen, die mehr Pizza, Hamburger, Softdrinks zu sich nehmen, haben bis zu 40 Prozent mehr davon im Urin als die Freunde natürlicher Nahrung, wie Ami Zota von der George Washington Universität herausgefunden hat bei 8877 Testpersonen, die sie gefragt hat, was sie in den letzten 24 Stunden gegessen hatten. Das Ergebnis wurde 2016 veröffentlicht, im Fachjournal *Environmental Health Perspectives.* Es sind natürlich nur winzige Mengen dieser hormonaktiven Substanzen aus den Kunststoffen. Ein paar Milliardstel Gramm. Aber sie können weitreichende Wirkungen entfalten. Daran denkt natürlich kein Mensch, keine Mutter und auch kein Vater. Auch die Evolution hat dafür keinen Plan entwickelt, denn in der Evolution gab es kein Plastik. Sie sind nicht direkt giftig, auch die Behörden halten sie deshalb eher für harmlos.

Aber das Verhängnisvolle ist: Solche Plastikhormone wirken wie Geschlechtshormone, und die kennt der Körper, und sie können somit natürlich das Geschehen im Mutterleib nachhaltig beeinflussen. Das Baby »schwimmt« in diesen Stoffen, sagt die Pariser Biologin Barbara Demeneix. Sie stehen unter Verdacht in mehreren Problemzonen: Plastikhormone können womöglich dazu führen, dass das Kind später dicker wird. Oder hyperaktiv. Und Asthma kriegt. Und: Bisphenol A im Mutterleib beeinflusst sogar noch die Art, wie das Kind später im Leben mit Stress umgeht.

Denn auch beim Stress spielt die Nahrung eine ganz elementare Rolle. Bei der Nahrung geht es für den Körper natürlich immer um die Existenz. Wenn Nahrung fehlt, wenn Hunger herrscht, dann ist das für den Körper auch eine Form von lebensbedrohlichem Stress.

Stress, das ist nicht nur die alltägliche Hektik zwischen Job, Windelwechseln, Kita und Schule. Für den Organismus, auch für den eines Kindes, gibt es noch ganz andere, bislang gar nicht beachtete Stressquellen. Selbst wenn es an Nährstoffen fehlt, wenn da plötzlich eine Schieflage herrscht, ist das Stress. Und das gibt es bei Kindern heute häufiger, als man denkt.

Da kriegt der Körper die Krise. Und das wiederum kann ganz entscheidend sein für das Schicksal des Kindes im Leben, sogar für sein Wohlbefinden, für die Gesundheit, ob es Freunde findet, wie es in der Schule zurechtkommt, ja sogar für die Intelligenz und damit für die Karriere.

Warum der Körper des Kindes bei falschem Essen die Krise kriegt

Kapitel 10, in dem Eltern zu Detektiven werden – auf der Suche nach dem verborgenen Stress

Äußerlich entspannt – aber tief drinnen unter Strom / Der Stress im frühen Leben und seine späten Folgen / Wie Stresshormone Erinnerungen auslöschen / Fast Food so schlimm wie Misshandlung? / Ein Tag in der Krippe ist für Einjährige stressiger als dem Papa sein Job / Das Kind bleibt cool – mit Elternliebe und echtem Essen

Eigentlich klingt es ja eher lustig, wenn jetzt einer sagt, Eltern müssten »Stressdetektive« sein: Stuart Shanker war das, Professor für Psychologie und Philosophie im kanadischen Toronto.

Da brauchen wir keine Lupe und keine Geheimtinte, werden die Eltern rufen, wie Stress aussieht, das wissen wir: hochroter Kopf, Puls auf 180, Adrenalin am Anschlag. Wenn das Kind auf die Straße rennt. Oder der Weckerlärm jeden Morgen, Frühstück machen, Kind anziehen, einkaufen, sauber machen … Der Freizeitstress und Notenstress für die Kinder, der »Burnout im Kinderzimmer«, über den die Medien groß berichten. Väter, die im Müttergenesungswerk landen, mit Angstzuständen, Depressionen.

Das meint Professor Shanker aber nicht. Das ist womöglich gar nicht der problematische Stress. Darunter leidet ohnehin nur eine Minderheit, wie Umfragen zeigen. Die meisten erleben ihr Familienleben als entspannend, als eher erholsames Kontrastprogramm zur Welt draußen.

Aber Stuart Shanker meint einen ganz anderen Stress, der nicht so offensichtlich ist. Der nicht einmal zu spüren ist, der gar nicht wahrnehmbar ist. Und gerade deswegen umso gefährlicher.

Es ist ein weithin unbekanntes Phänomen, dem die Forscher neuerdings auf der Spur sind: der unterschwellige Stress. Der Stress unter der Oberfläche. Der Undercover-Stress, der völlig unbemerkt stattfindet. Subkutan sozusagen. Unter der Haut, im wahrsten Sinne des Wortes. In den Tiefen des Körpers. Der nicht nur uns Eltern befällt, sondern mehr noch: die Kinder. Ganz früh schon, und mit nachhaltigen Folgen. Weil er völlig unbemerkt die Mechanismen verändert, die Anfälligkeit für Krankheiten erhöht, sogar spät im Leben noch, weil er die intellektuellen Fähigkeiten beeinträchtigen kann und die sozialen erst recht.

»Die Welt der Kinder und Jugendlichen heutzutage ist voll von versteckten Stressfaktoren«, sagt Professor Shanker. Und das sind eben nicht nur Noten, Schlafmangel, Streit mit den Eltern. Stress ist auch: das Essen. Fast Food. Für den Körper jedenfalls.

Auf all die Stoffe, die Chemikalien, die veränderte Substanz der Lebensmittel in ihrer industriellen Erscheinungsform, ist der Körper ja nicht vorbereitet. Er fühlt sich ungenügend versorgt. Und geht daher in den Notfallmodus. Ist auch logisch: Beim Essen geht es schließlich um die Existenz. Und für solche Fälle sind die Stressprogramme des Körpers ausgelegt.

Denn eigentlich ist Stress für den Körper eine lebenserhaltende Reaktion. Anspannung bis in alle Körperfasern. Adrenalinausstoß. Herzrasen. Roter Kopf. Volle Konzentration aufs Wesentliche. Stress kann gut sein.

Stress kann aber auch Gift sein. Wenn er zum Dauerzustand wird, sogar völlig unbemerkt, dann ist der Stress nicht die Lösung oder der Weg zur Lösung, sondern das Problem. Vor allem der »Stress im frühen Leben«, im internationalen Wissenschaftsjargon: *Early Life Stress* (*ELS*). Dieser Stress löst neurobiologische Reaktionen im Körper aus, die für Notfälle gedacht sind – und die aber, wenn sie auf Dauer ablaufen, zu grundlegenden Veränderungen im Organismus führen. Vor allem im Gehirn. Das Reaktionsprogramm im Körper ist dabei immer das gleiche, ob der Säbelzahntiger vor der Höhle steht oder sonst eine Gefahr droht, Misshandlung, Hunger – oder eben eine Schieflage bei den Nährstoffen.

Diese Nährstoffkrise ist bisher sträflich vernachlässigt und in der öffentlichen Wahrnehmung überlagert worden durch den offenkundigen Stress, unter dem viele stehen. Manche Familien fühlen sich ohnehin im Dauerstress, glaubt man den Umfragen. Vor allem die Eltern. Wir sollen alles können. Arbeiten gehen. Für die Familie da sein. Für die Freunde natürlich auch noch. Cool bleiben, nicht spießig werden. Und dann auch noch glücklich sein.

Vor allem die Mütter stehen unter Stress. Zum einen einfach wegen des Pensums: Haushalt und Job. Und dazu kommen die Unzulänglichkeitsgefühle. Wenn sie arbeiten, fühlen sie sich oft als schlechte Mütter, haben ein schlechtes Gewissen, weil ihre Kinder womöglich zu kurz kommen. Wenn sie nicht arbeiten, fühlen sie sich als unzulänglich, weil sie der herrschenden Norm nicht entsprechen.

Die Männer stehen auch mehr unter Druck als früher. Den Job machen müssen sie ohnehin. Aber jetzt wollen sie auch noch bessere Väter sein. Vom Haushalt mal ganz zu schweigen. Kochen, bügeln, saugen. Auch da steigt der Druck, sich mehr einzubringen.

Dabei sind die meisten Eltern überraschenderweise sogar

relativ entspannt. Eigentlich ist es ja unglaublich lustig mit Kindern. Sie machen Quatsch, sie entschleunigen das Leben, halten plötzlich auf der Treppe an, sehen eine Schnecke, gucken nach einer Blume. Unter den Eltern klagt ohnehin nur eine Minderheit über Stress. Ein Drittel von ihnen, um genau zu sein, und zwar vor allem, laut Gesundheitsreport 2016 der Techniker Krankenkasse, wegen »Termindichte in der Freizeit«. Auch bei den Kindern und Jugendlichen sind die meisten ganz lässig drauf. Nur jeder Fünfte klagt über erhöhten Stress: 18 Prozent der Kinder und 19 Prozent der Jugendlichen. Zu viele Termine, zu viele Pflichten im Haushalt, zu wenig Autonomie.

Dazu kommt allerdings: der unterschwellige Stress. Der einem nicht bewusst wird. Vor allem, wenn er ganz früh im Leben stattfindet. Der *Early Life Stress* kann dazu führen, dass die betroffenen Kinder sozusagen auf Krankheit programmiert werden. Da geht es natürlich in erster Linie um extremen Stress. Misshandlung. Vernachlässigung. Scheidung. Armut. Die Katastrophen der größeren Art.

Chronischer, »toxischer« Stress im frühen Leben kann sogar bei Kindern das Hirn schrumpfen lassen und bestimmte Regionen nachhaltig verändern, die verantwortlich sind für Lernen, Gedächtnis und die Verarbeitung von Stress und Emotionen.

»Stress im frühen Leben kann nachhaltige Auswirkungen auf das Gehirn haben«, so die University of Wisconsin-Madison in einem Bericht über Forschungsergebnisse aus den Jahren 2014 und 2015. Der Stress im frühen Leben könne zu Depressionen führen, zu Angstzuständen, Herzerkrankungen und Krebs sowie einem geringeren Bildungs- und Beschäftigungserfolg, sagt Co-Studienautor Professor Seth Pollak, Direktor am Forschungslabor für Kindliche Emotionen am Waisman Center an der University of

Wisconsin-Madison. Der Grund: Der *Early Life Stress* führt durch Dauerfeuer bei den Stresshormonen zu nachhaltigen und dauerhaften Veränderungen in bestimmten Hirnregionen.

Er könne dadurch sogar bestimmte Bereiche schrumpfen lassen, die sogenannte Amygdala (Mandelkern), das Zentrum für Emotionsspeicherung tief im Gehirn, und den Hippocampus ganz in der Nähe, der wie ein Seepferdchen aussieht, und vor allem für die Speicherung von Gedächtnisinhalten, aber auch für Verhalten und Beziehungen zuständig sein soll. Die Veränderungen in diesen Bereichen, so die Forscher aus Wisconsin, könnten zu »größeren Verhaltensproblemen«, ja sogar »Verhaltensstörungen« führen. Die Stressbelastung hier bei diesen Kindern war allerdings, so die Autoren, verbunden mit Armut sowie Misshandlung.

Dass das ganz normale moderne Essen die Kinder unter Stress setzen kann, und sogar in ähnlicher Weise, ist kaum vorstellbar. Dabei ist es ja naheliegend, aus der Sicht des Körpers. Wenn es an die Existenz geht, startet er die entsprechenden Notfallprogramme. Extreme Misshandlung ist so ein Fall, bei dem es um Bedrohung geht, schlimmstenfalls: um Leben und Tod. Klar, dass der Körper da seine Alarmabläufe einleitet. Auch Hunger gehört natürlich dazu, schließlich geht es dabei gleichfalls ums Überleben, und das Stressprogramm dient als eine Art »Notfalleinsatzsystem bei leerem Tank«, wie der kanadische Stressforscher Shanker sagt.

Doch dann gibt es eine Art von Bedrohung, die wir so bewusst gar nicht wahrnehmen, und das Kind natürlich erst recht nicht. Aber der Körper, sogar schon der des Kindes. Er registriert offenbar ganz sensibel, wie es um seine Versorgung bestellt ist, mit Energie, mit lebenswichtigen Nährstoffen. Die müssen ja, damit die Maschinerie läuft, alle in den erforderlichen Mengen vorhanden sein. So wie beim Auto:

Wenn der Tank voll und genügend Öl da ist, auch ausreichend Bremsflüssigkeit, dann leuchtet trotzdem das rote Lämpchen, wenn die Lichtmaschine kaputt ist, also der Stromgenerator.

Und der Organismus ist natürlich eine noch weitaus komplexere Einrichtung, bei der viele Elemente zusammenspielen, und wenn eines fehlt oder mehrere, dann gerät das ganze Gefüge in Gefahr. Zumal die Kinder ja auch noch wachsen müssen.

Und wenn da eine Schieflage eintritt, kriegt der Körper offenbar die Krise. Nur dass da leider kein rotes Lämpchen leuchtet. Aber der Körper merkt trotzdem, dass etwas nicht stimmt, auch wenn die Kinder jetzt nicht unbedingt hungern, aber etwas anderes bekommen als das, was der Organismus verlangt, oder wenn plötzlich viel zu viel von irgendwas reinschwappt. Er hat da offenbar Sensoren, die signalisieren, ob die verschiedenen Substanzen, die für das geordnete Funktionieren der Organe gebraucht werden, auch alle da sind: Energie, Schmierstoffe, Botenstoffe, Transporter. Und wenn da etwas in Schieflage ist, wird der Alarm ausgelöst.

Und offenbar hat auch so ein hoch entwickeltes Wesen wie der Mensch ein Kontrollzentrum, das die Versorgung überwacht. »Ein System tief im Gehirn«, sagt der kanadische Stress-Experte Shanker, stellt sicher, dass die unterschiedlichen Substanzen im Körper in angemessenem Verhältnis vorhanden sind. Zucker, Salz, Mineralstoffe, Säure, all das, was der Körper jeden Tag braucht, um den Betrieb aufrechtzuerhalten.

Jetzt wird der Körper aber, sagen wir, mit Säure überschüttet. Bei der modernen Nahrung ist Säure allgegenwärtig. Sogar Phosphorsäure (E338) oder Zitronensäure (E330). In Rama-Margarine, selbst in Haribo-Gummibärchen (Slogan: Unheimlich gut). Wahre Säurebomben aber sind vor allem

Softdrinks. *Cola, Fanta, Red Bull* (siehe Kapitel 3). Mehr als zwei Gläser solcher Getränke trinken ja Kinder und Jugendliche zwischen drei und 17 Jahren durchschnittlich pro Tag, die Jungs von 14 bis 17 Jahren sogar bis zu 4,3 Gläser. Also fast einen Liter, manche sogar noch mehr.

Ausgleich könnten die Mineralstoffe aus Obst und Gemüse bringen. Aber: Der »Obst- und Gemüseverzehr« ist »bei der Mehrzahl der Kinder eher gering«, hat das Berliner Robert Koch-Institut ermittelt in seiner sogenannten KiGGS-Studie *(Studie zur Gesundheit von Kindern und Jugendlichen in Deutschland)*.

Dabei denken die Eltern oft, sie geben ihren Kindern Obst: Es steht ja »Erdbeere« drauf, auf dem *Bauer-Fruchtjoghurt,* auf dem *Fruchtzwerg* von Danone. Und es schmeckt auch wie Erdbeere. Aber der Geschmack kommt ja nicht von Erdbeeren, sondern vor allem aus der Chemiefabrik: vom industriellen »Aroma«. Von echten Erdbeeren kaum eine Spur. Nicht einmal die rote Farbe kommt von Erdbeeren. *Fake Food,* sozusagen. Und weil die Früchte großteils durch industrielles »Aroma« ersetzt werden, fehlen natürlich auch die Mineralstoffe aus den Früchten.

Wer Erdbeeren pur isst, bekommt die Nährstoffe in ganzer Fülle. Und wer sich selbst einen Erdbeerjoghurt macht, mit 60 Gramm Erdbeeren und 100 Gramm Joghurt, der kriegt natürlich auch die Originalnährstoffe daraus. Wer hingegen *Fruchtzwerge* nimmt oder einen industriell hergestellten Erdbeerjoghurt, bekommt nur einen Bruchteil der Nährstoffe.

So enthält der selbst gemachte Erdbeerjoghurt mit 0,12 Milligramm pro 100 Gramm sechsmal so viel vom »Supermineral« Mangan wie der Landliebe *Fruchtjoghurt Erdbeere* (0,02 Milligramm). Das ergaben eigens in Auftrag gegebene Messungen eines Lebensmittellabors (siehe Hans-Ulrich Grimm: Tödliche Hamburger). Ähnlich verhält es sich beim

Vitamin C. Um die gleiche Menge an Vitamin C zu bekommen wie aus 500 Gramm selbst gemachtem Erdbeerjoghurt, müsste das Kind acht Gläser vom »Frucht«-Joghurt Marke Landliebe verdrücken.

Dabei ist Vitamin C bei solchen Untersuchungen das Leit-Vitamin: Wenn es fehlt, ist es für Experten ein Hinweis, dass es auch an anderen Vitaminen und Nährstoffen mangelt. Und die fabrikmäßige Produktion entfernt tatsächlich regelmäßig Vitamine und Nährstoffe aus der Nahrung. Die Messungen des Hamburger Labors ergaben auch, dass hausgemachtes Kartoffelpüree doppelt so viel Vitamin C enthält (sechs Milligramm pro 100 Gramm) wie das Püree von Pfanni oder auch das Bio-Püree aus dem Ökoladen (jeweils drei Milligramm).

Das Verhängnisvolle ist: Durch Geschmackstricksereien, mit dem industriellen »Aroma«, wird über den Mangel hinweggetäuscht. Aber der Körper merkt offenbar, dass ihm etwas fehlt, dass er im Ungleichgewicht ist. Das Kontrollzentrum im Kind registriert das und meldet: Versorgungsnotstand.

Und wenn Kinder schon im Babyalter mit Obst aus dem Gläschen gefüttert werden, fängt der Nährstoffmangel womöglich schon nach ein paar Monaten Lebenszeit auf dieser schönen Welt an.

Diana hat sich genau aus diesem Grund an den Hipp Elternservice gewandt, als ihr Sohn 14 Monate alt war. Sie war in Sorge, weil der Kleine »mittags meistens« die Hipp-Gläschen kriegt, morgens oft auch und zum Nachtisch noch »Obstmus aus dem Gläschen«, und nun wisse sie nicht, ob er auch wirklich gut versorgt sei, nährstoffmäßig. Denn: »Jetzt sagte mir eine Hebamme, die auch auf Kinderernährung spezialisiert ist, dass in den Gläschen überhaupt gar keine Vitamine enthalten seien. Da diese so oft vorher gekocht werden.«

Da war Diana natürlich verunsichert. »Ist das wirklich richtig?«, fragte sie den Hipp Elternservice: »Ich kann es mir eigentlich kaum vorstellen. Über Ihre Antwort würde ich mich sehr freuen. Lg Diana«

Glücklicherweise konnte der Hipp Elternservice die »liebe Diana« da beruhigen: »Die Verarbeitung unserer Gläschen erfolgt so schonend wie möglich und mit modernsten Methoden.« Und weil »die Verarbeitung eben sehr schonend erfolgt, bleiben die Vitamine weitgehend erhalten«. Das heißt, es seien eigentlich genauso viele vorhanden wie vor der Verarbeitung, so der Hipp Elternservice: »Vitamine sind in der Menge enthalten, wie sie natürlicherweise in den Rohstoffen vorkommen.«

Das ist jetzt aber ein echtes Wunder. Davon ist in der Wissenschaft noch niemals berichtet worden. Dass irgendwo auf der Welt eine Fabrik existiert, die Konserven herstellt, diese bei hohen Temperaturen haltbar macht – und dennoch überleben alle Nährstoffe diese Torturen, und es sind hinterher so viele drin wie vorher. Und von diesem Wunder kündet im Hipp Elternservice nicht eine entrückte Seherin, sondern eine ausgebildete Fachkraft, eine Diplom-Ökotrophologin, also eine studierte Ernährungswissenschaftlerin, Doris Plath ihr Name.

Ob es für dieses Wunder auch einen Beweis gibt? Exakte Messungen, in einem Labor zum Beispiel? Da kommt aus der Hipp-Firmenzentrale auf eine diesbezügliche Anfrage eine eher enttäuschende Antwort. Von Vitaminen dabei kein Wort. Nur ganz allgemein die Beteuerung, die Produkte und Verfahren entsprächen »vollumfänglich« den Gesetzen.

Wahrscheinlich also auch den Naturgesetzen. Und denen zufolge gehen bei Erhitzung Nährstoffe natürlich kaputt. Darüber gibt es in der Tat wissenschaftliche Untersuchungen. Die haben aber das Gegenteil dessen ergeben, was Frau

Ökotrophologin Plath vom Hipp Elternservice der Mutter Diana erzählt hat.

Alles über den Vitaminverlust beim Sterilisieren ist nachzulesen in den einschlägigen Handbüchern und Fachzeitschriften. Ergebnis: Bei Karotten geht im industriellen Herstellungsprozess etwa 90 Prozent des Vitamin C verloren. Manchmal auch 95 Prozent. Und das ausgerechnet bei Karotten, dem Lieblingsgemüse der Gläschenfabriken.

Aber vielleicht hat Hipp ja eigene Untersuchungen angestellt, die ganz andere Ergebnisse gebracht haben?

Kann schon sein. Vielleicht. Aber erzählen wollen sie davon nichts, und auch nichts zu speziellen Methoden zur Vitaminschonung: »Bitte haben Sie Verständnis, dass wir zu unseren produktionseigenen Verfahren, die die Basis für die besondere Qualität unserer Produkte bilden, keine weitere Auskunft geben.«

»Die besondere Qualität« der Produkte: Die Wahrheit ist wohl, dass sie nicht gerade das sind, was »vollwertig« genannt werden könnte. Sie sind, unterm Strich, eher minderwertig. Das jedenfalls ergaben unabhängige Untersuchungen, beispielsweise von der Stiftung Warentest. Ergebnis: zu wenig Vitamin C im Gläschen.

Es fehlt ja nicht nur an Vitamin C. Es fehlt auch an Eisen und anderen Nährstoffen. »Babynahrung aus dem Laden nur halb so nahrhaft wie hausgemachte Mahlzeiten«, titelte der britische *Guardian*, als eine Forschergruppe um Ada L. Garcia von der Universität Glasgow ihre Untersuchungsergebnisse vorgelegt hatte: Die Analyse umfasste 479 Proben, darunter auch Produkte von Hipp. Und tatsächlich hatten die Gläschen oft gerade mal halb so viele Nährstoffe wie ein hausgemachter Brei. Nachzulesen im Fachjournal *Archives of Disease in Childhood* vom Oktober 2013, Seite 793 bis 797. »Nützliche Informationen«, lobte der staatliche britische Gesundheitsdienst National Health Service.

Dieses Ergebnis deckt sich auch mit anderen Untersuchungen (siehe Kapitel 2). Die industrielle Produktion der Nahrungsmittel hat natürlich ihren Preis. Und der lautet: Nährstoffverlust. Vorübergehend ist das natürlich kein Problem. Man kann ja sogar kurzfristig ganz ohne Nahrung auskommen. Zum Problem wird es, wenn der Nährstoffmangel zum Dauerzustand wird.

Im Körper entsteht eine substanzielle Schieflage. Logisch, dass dann die Alarmglocken schrillen und das Stressprogramm angeworfen wird. Ein evolutionär bewährtes Programm. Und dann folgen automatisch die Reaktionen, die chemischen Kaskaden im Körper, die geplant sind für lebensbedrohliche Versorgungsengpässe. Dann wird das Stresshormon Cortisol ausgestoßen.

Das ist die gute Nachricht. Der Körper reagiert korrekt, nach evolutionärem Plan. Die schlechte: Solange sich an der Unterversorgung nichts ändert, bleibt der Körper im Dauerstressmodus.

Und das ist nicht gut für ihn. Dann macht der Stress krank. Und genau das droht auch den Kindern. Die Stresshormone, sagt der Bonner Wissenschaftler Professor Thomas Remer, spielen »eine wichtige Rolle bei der Vermittlung von langfristigen ungünstigen Ernährungseinflüssen«. Die Folgen: Bluthochdruck. Nierenschäden. Knochenschwäche.

Er hatte zusammen mit Kollegen nachgewiesen, wie die falsche Nahrung den Körper unter Stress setzt – und so langfristig für Schäden sorgen kann. Sogar bei ganz normalen Kindern. »Die Mädchen und Jungen waren völlig gesund und weder zu dünn noch zu dick«, sagt Studienleiter Remer.

Völlig unbemerkt, tief unter der Haut: der pure Stress.

Dauerstress. Der kann tatsächlich ganz subtil, aber tief greifend und nachhaltig wirken, aufs Leben der Kinder, auf ihre Gesundheit, aufs Gehirn, auf ihr Verhalten, den IQ und auch das Gefühlsleben.

Die Veränderungen in den verschiedenen Gehirnzonen, die die Forscher der University of Wisconsin-Madison in ihren Studien 2014 und 2015 festgestellt hatten, waren direkt auf den dauerhaft überhöhten Ausstoß von Stresshormonen zurückzuführen. Das bedeutet, »dass der Stress im frühen Lebensalter die Entwicklung von Hirnarealen formt, die für die Verarbeitung und Regulierung von Gefühlen zuständig sind«. Die Folge: »Verhaltensprobleme«.

Der Stress in früher Kindheit kann darüber hinaus sogar die Aktivitäten der Gene beeinflussen – und mithin den Plan des Lebens. Wissenschaftler vom Münchner Max-Planck-Institut für Psychiatrie wiesen detailliert nach, wie der Dauerbeschuss mit Stresshormonen im Gehirn zu Veränderungen an den Genen führen kann. Die Details sind natürlich nur für Fachleute wirklich spannend (es geht da unter anderem um das verstärkt ausgeschüttete Hormon Arginin-Vasopressin, kurz AVP, oder das Methyl-CpG-Bindungsprotein 2, abgekürzt MeCP2).

Das Ergebnis aber geht alle an, vor allem die Eltern und ihre Kinder. Durch die Genveränderungen im Gehirn wird das Buch des Lebens sozusagen umgeschrieben. »Negative Ereignisse im frühen Leben« könnten mithin »dauerhafte Veränderungen im Körper und im Verhalten bewirken«, so die Autorengruppe in ihrer Studie, die 2009 in der Fachzeitschrift *Nature Neuroscience* erschienen ist.

Der Charakter der handelnden Personen, ihr Gefühlsleben, das Verhalten ändern sich – und zwar fürs ganze Leben.

Da spielt es dann keine wesentliche Rolle mehr, wie Papa

und Mama so sind, vom Typ her, vom Charakter, von ihrer Art, mit Problemen umzugehen. Die Erbanlagen, die die beiden weitergegeben haben, werden sozusagen teilweise überschrieben – durch den Stress.

Der wichtigste Akteur dabei: das Stresshormon Cortisol. Der wichtigste Kämpfer im Krisenprogramm des Körpers für Notfälle.

Eine Art Wunderdroge für Stresssituationen. Sie sorgt schnell für Energie, ein besseres Konzentrationsvermögen und geringere Schmerzempfindlichkeit. Aber: Unter Dauerausstoß des Stresshormons werden Kinder auch anfälliger für Krankheiten. Denn dann kann die Immunantwort des Körpers unterdrückt werden. Am wichtigsten aber sind sicher die Folgen fürs Gehirn: Die geistige Leistungsfähigkeit kann stark beeinträchtigt werden. Kinder mit extremen Stresserfahrungen haben ein schlechteres Gedächtnis. Und wenn ein Kind dauerhaft unter Stresshormonen steht, fällt es ihm schwer, die Aufmerksamkeit den banalen Dingen des Alltags zuzuwenden. Oft kann es sein Verhalten auch nicht regulieren.

Eigentlich haben Kinder praktischerweise einen eingebauten Schutz vor schlimmen Stressfolgen, eine *Firewall* sozusagen gegen ein Überschreiben der Programme im Gehirn. Die *Firewall* heißt: Eltern. Die Anwesenheit von Eltern schützt vor Stress. Und zwar ganz direkt, messbar im Gehirn: Mama und Papa sorgen dafür, dass sich die Auswirkungen von Cortisol in Grenzen halten. Mit Mama und Papa ist so ziemlich alles egal. Das Kind bleibt cool und tiefenentspannt. Wenn Kinder in einer liebevollen Umgebung aufwachsen, können sie auch längeren Stress aushalten.

Was aber, wenn die Eltern nicht da sind? Oder die sonstigen vertrauten Bezugspersonen, wie Opa oder Oma? Dann schlagen die Stresshormone voll durch. Klar: Es geht auch ohne Mama, ohne Papa. Das Kind verkümmert da nicht. Wäre ja auch fahrlässig, vom lieben Gott oder Mutter Natur, wenn das Kind so konstruiert wäre, dass es nur im Beisein seiner Erzeuger heranwachsen könnte. Es geht auch ohne. Es geht auch mit anderen Bezugspersonen. Auch mit ganz neuen, unbekannten. Wenn's sein muss. Im Notfall. Glücklich sind sie dann aber nicht so richtig.

Das ist den Kleinen schon anzusehen, den Einjährigen, oft sogar noch jüngeren Kindern, wenn sie in der Winzlingsbetreuung in einer Reihe auf Hochstühlen sitzen, um gefüttert zu werden. Heiter und entspannt sehen sie da nicht aus. Oder wenn sie morgens in der Kita abgeliefert werden und herzzerreißend weinen, wenn die Mama oder der Papa geht.

Und innen drin sieht es auch nicht besser aus.

Dabei sind die Kinder im Krippenalter eigentlich eher cool. Wenn sie erst mal aus dem Säuglingsstadium raus sind, ist das Stresssystem deutlich weniger empfindlich. Was bei den Allerkleinsten noch einen sprunghaften Cortisolanstieg hervorruft, lässt Kinder völlig kalt, wenn sie ein bisschen älter sind.

Diese Zeit gilt als eine mit geringerer Stressreaktion (»Stress-hyporesponsive Periode«). Forscher vermuten, dass das schnell wachsende Gehirn in dieser Phase vor zu starker Cortisolbelastung geschützt werden soll. Umso schlimmer natürlich, wenn genau in diesem empfindlichen Alter das Gehirn dann unter Cortisoldauerbeschuss steht. Dann wird sogar die eigentlich sehr hohe Toleranzschwelle in diesem Alter überschritten. Dann sind die Kinder im permanenten Krisenmodus.

In der Kita zum Beispiel.

Das zeigte die berühmteste Untersuchung zum Thema, die Studie des amerikanischen Nationalen Instituts für Kindergesundheit und menschliche Entwicklung (National Institute of

Child Health and Human Development, kurz: NICHD). Sie gilt als die Mutter aller Krippenstudien. Die NICHD-Studie heißt offiziell eigentlich *Studie zur frühen Kinderbetreuung und der Entwicklung in der Jugend*, kurz SECCYD *(Study of Early Child Care and Youth Development)*. Und das Institut mit Hauptquartier in Rockville im US-Staat Maryland heißt seit 2007 Eunice Kennedy Shriver National Institute of Child Health and Human Development.

Die NICHD-Forscher beobachteten von 1991 an das Schicksal von mehr als 1100 Kindern und ihren Familien aus unterschiedlichen Bevölkerungsgruppen in zehn Regionen der USA, von der Geburt der Kinder bis zu ihrem 15. Geburtstag. Jedes vierte Kind wurde schon als Baby außer Haus betreut, im Alter von drei Jahren waren es mehr als 90 Prozent der Mädchen und Jungen. Die Ergebnisse wurden in über 100 wissenschaftlichen Artikeln und Aufsätzen vorgestellt.

Die Tendenz: So richtig erfreulich war die frühe Fremdbetreuung nicht. Die Kinder zeigten in Krippe wie Kindergarten größere Verhaltensprobleme, je länger sie im Alter von ein paar Monaten bis drei Jahren fremdbetreut worden waren. Und: Je länger die Kinder fremdbetreut wurden, desto aggressiver waren sie später. Logischerweise litt auch die Beziehung zwischen Mutter und Kind: Sie waren sich fremder, wenn die Kinder früher auf Abstand gehen mussten. Die Mütter verhielten sich distanzierter, weniger sensibel, häufig sogar negativ, und die Kinder zeigten folglich mit zwei sowie drei Jahren weniger Zuneigung.

Eine besondere Rolle spielt offenbar das Stresshormon Cortisol, das die Kinder durchströmt, wenn sie allzu früh in eine fremde Umgebung kommen. Die Kleinen haben in der Krippe offenbar mehr Stress als die Eltern in ihrem Job: Die

Stressbelastung für ein ganztags betreutes Krippenkind lag im Durchschnitt messbar höher als bei berufstätigen Erwachsenen. Und während der Stress bei diesen gegen Feierabend hin nachlässt, war es bei den Kleinen umgekehrt: Bei der Mehrheit der Kinder stieg der Cortisolpegel im Tagesverlauf noch an.

Das scheint die Regel zu sein, wenn die Kinder früh in die Kita kommen. Jedenfalls zeigten das auch andere Untersuchungen.

70 bis 90 Prozent der ganztägig betreuten Kinder, auch in Kitas von guter bis sehr guter Qualität, zeigten einen Cortisolanstieg im Tagesverlauf, wie 2006 eine Auswertung von mehreren Studien durch die Professorin Harriet J. Vermeer ergab, Chefin der Abteilung für Kinder- und Familienstudien an der holländischen Universität Leiden, und ihrem Kollegen Professor Marinus H. van Ijzendoorn. Sie vermuten, dass die erhöhten Cortisolspiegel »durch die stressigen Interaktionen in einer Gruppe« zu erklären seien.

Kinder sind ja überraschenderweise nicht von der ersten Sekunde ihres Lebens an soziale Wesen. Sie brauchen wider Erwarten lange, um ihre Nächsten überhaupt wahrzunehmen, mit anderen Kindern Kontakt aufzunehmen, zu diesen einigermaßen nett zu sein oder gar mit ihnen zu spielen. Es dauert bei Kindern offenbar ziemlich lange, bis sie ganz simple soziale Kompetenzen erworben haben. Und wenn sie also zu früh mit diesen ganzen kleinen Fremdwesen zusammengesteckt werden, dann finden sie das nicht lustig, sondern stressig. Genauer: Ihr Körper tut es. Das Kind selbst hat dazu ja noch keine dezidierte eigene Meinung. Aber der Körper betrachtet die Kita als Notfall und reagiert programmgemäß: mit Stresshormonausstoß. Das wiederum hat die einschlägigen Folgen im Gehirn – und fürs Verhalten.

Das zeigte NICHD. Vor allem im sozialen Bereich hatte

die frühe Stressbelastung nachhaltige Folgen. Noch als Teenager neigten die früh Fremdbetreuten häufiger zu Prahlerei, Randalieren oder Alkoholkonsum. Unwesentlich positiver war es in den Kitas von besserer Qualität – aber das sind höchstens 2 Prozent von allen, jedenfalls in Deutschland.

Der Gründer der NICHD-Forschungsgruppe, Professor Jay Belsky von der University of California in Davis, eine Autostunde östlich von San Francisco, sieht die Fremdbetreuung bei Kindern unter drei Jahren daher skeptisch. Zumal im Hinblick auf die Langzeitfolgen: »Was geschieht in Schulen und auf Spielplätzen, wenn immer mehr und immer jüngere Kinder immer mehr Zeit in Krippen verbringen, von denen viele unstreitig von begrenzter Qualität sind?« Belsky sieht unter diesen Umständen in der frühen und extensiven Krippenbetreuung ein »Risiko für kleine Kinder und vielleicht die ganze Gesellschaft«. Denn schließlich werden die Kleinen mal größer, und da geben die Untersuchungen über Spätfolgen früher Stresserfahrung nicht unbedingt Anlass zu Optimismus: erhöhte Aggressivität oder auch mehr Depressionen und ganz generell erhöhte Gesundheitsrisiken. Das könnte dann natürlich unerfreulich werden für die Betroffenen und dazu teuer für alle miteinander in der Gesellschaft.

Diese Diagnose rief bei den Freunden früher Fremdbetreuung keine große Begeisterung hervor. Die herrschende Meinung sieht ja vor, dass Eltern nicht zu Hause mit Lego spielen, sondern gefälligst außer Haus arbeiten sollen, um das Bruttosozialprodukt zu steigern.

Die Kinder sollen demzufolge so früh wie möglich in die Krippe und ihre Eltern nicht von der Arbeit abhalten. Und vielen Eltern bleibt auch gar nichts anderes übrig, weil sie zwar das Bruttosozialprodukt gesteigert haben in den letzten Jahren, aber nicht ihr Gehalt. Das ist eher geschrumpft. Mittlerweile braucht es in vielen Berufen zwei Leute, um das Geld heranzuschaffen, das früher ein Einziger gekriegt hat. Das gestiegene Bruttosozialprodukt ist irgendwo anders gelandet.

Vielen Eltern bleibt also gar nichts anderes übrig, als das Kind irgendwo aufbewahren zu lassen. Und erst recht jene, die sowieso allein sind mit ihrem Kind und arbeiten müssen. Bei ihnen ist die Kita praktisch alternativlos. Kein Wunder, dass manche von ihnen geschockt sind über die nicht ganz so euphorische Bewertung der frühen Fremdbetreuung im Gefolge der NICHD-Studie.

Ein »Schlag ins Gesicht jeder/-s Alleinerziehenden ...«, schrieb zum Beispiel eine Nutzerin namens »Frascita« in einem Internetforum und fragte: »Was meint ihr dazu?« Dann setzte sie gleich noch hinzu: »Ich muss los, mein Kind der dunklen Seite aussetzen und es in die ach so furchtbare Krippe bringen.«

»Frl. Keksberg« entgegnete: »Ich stimme dir zu, das ist ein schlag ins gesicht jeder alleinerziehenden ... auch mir bleibt keine andere möglichkeit als mein kind fremdbetreuen zu lassen.«

Die Ergebnisse der NICHD-Studie bestätigt »Frl. Keksberg« aber durchaus: »allerdings muss ich auch sagen, dass in der krippe meiner tochter so einiges schiefgelaufen ist und meine maus WAR gestresst und da sie noch nicht sprechen kann, hab ich ewig gebraucht, um rauszukriegen, warum. teilweise wurden die kids zu 4 stunden bettruhe verdonnert, statt wie angegeben 28 plätze, haben die aus reiner geldgier (war ne private krippe) insgesamt 70 kinder aufgenommen ... pro erzieherin kamen da tw. 20 kinder ... informationsaustausch mit eltern = null ... inzwischen streiken da wohl sämtliche erzieherinnen und das jugendamt ermittelt.«

Also: Die Krippe von »Frl. Keksbergs« Tochter gehört wohl zu jenen 98 Prozent Nicht-so-guten.

Und offenbar sieht es mit der Stressbelastung überall ganz ähnlich aus, wie diverse Studien mittlerweile dokumentiert haben.

Anfang 2017 kam die Nachricht aus dem hohen Norden: »Erhöhte Cortisolspiegel bei norwegischen Kleinkindern in Tagesstätten«. Das hatte eine Untersuchung von Wissenschaftlern verschiedener Forschungseinrichtungen im Land der Fjorde ergeben. Zu Hause, so die im Journal *Early Child Development and Care* veröffentlichte Studie, hatten die Kleinen offenbar keinen Stress, jedenfalls keine auffälligen Level beim zuständigen Hormon.

Ganz ähnlich sieht es in der geruhsamen Schweiz aus, wie die Zürcher Wissenschaftlerin Margit Averdijk von der Eidgenössischen Technischen Hochschule schon 2011 herausgefunden hatte. Auch hier erhöhte frühe Fremdbetreuung das Risiko für Aggressionen und Hyperaktivität, aber auch Ängstlichkeit und Depressionen, wie sie in ihrer Arbeit nachgewiesen hatte, die im *European Journal of Developmental Psychology* erschienen ist unter dem Titel: »Die Beziehung zwischen Quantität, Art und Zeitpunkt der externen Kinderbetreuung und kindlichem Problemverhalten in der Schweiz«.

Ganz ähnlich war es auch schon beim Projekt »5 Dollar pro Tag für Kindesbetreuung« im kanadischen Bundesstaat Quebec gewesen. Dort war im Jahr 1997 ein ehrgeiziges Betreuungsprogramm eingeführt worden, um zum einen die Berufstätigkeit der Mütter zu fördern, was auch gelang, und zum andern die Kinderquote zu erhöhen, was leider nicht so gut klappte.

Und auch hier gab es die üblichen Nebenwirkungen, von Hyperaktivität bis Angst und Aggressivität. Zudem litt der

Gesundheitszustand der Kinder, sie waren öfter krank, hatten mehr Infekte. Auch die Eltern klagten vermehrt über gesundheitliche Probleme und zunehmenden Stress, auch in den Beziehungen zu den Kindern, aber auch paarintern, stärkere Feindseligkeit und schlechtere Kommunikation. Womöglich waren die Kinder vorher »besser dran«, meinte eine wissenschaftliche Begleiterin im Rückblick.

Es gibt allerdings auch Trost für Krippenfans. Zum einen sind die Auswirkungen insgesamt nicht gar so dramatisch. So sind nach den Studien nur 1,3 bis 3,6 Prozent der Unterschiede im geistigen und sprachlichen Bereich mit den unterschiedlichen Betreuungskulturen zu erklären.

Und: Manchmal scheinen die Kinder in der Kita demnach sogar ein bisschen im Vorteil. Denn dort, so schrieb im Magazin *Gehirn & Geist* die Mutter eines Krippenkindes, käme es »zu etwas mehr sprachlichen und kognitiven Fähigkeiten der Kinder bis zum Jugendalter«, im Vergleich zu »nicht fremdbetreuten Kindern«. Immerhin. Auch wenn das nur für Glückskinder von den 2 Prozent Qualitäts-Kitas gilt. Die Stresshormone müssen sie dann halt in Kauf nehmen – immerhin hätten sie ja auch ihr Gutes, seien schließlich ein Zeichen, »dass der Krippenbesuch in jedem Fall anregend ist«. Wenn die Kinder dann anstrengender, verhaltensauffälliger werden, sind daran ja womöglich nicht die Krippen schuld, sondern die Eltern, meint *Geo:* »Möglicherweise hatten sich Eltern anstrengender Kinder schlicht häufiger für eine Krippe entschieden als die ausgeglichener Babys.«

Und schließlich sei es vielleicht gar nicht schlecht, wenn die Kinder in der Krippe gelernt haben, sich durchzusetzen. Die Freunde früher Fremdbetreuung nehmen das als Erfolg früher Kräftigung. In der heutigen Zeit kann so eine gewisse aggressive Note gar nicht schaden im Daseinskampf. So meinen offenbar manche Pädagogen laut *Geo,* in der Kita könnten »Kinder früh lernen, sich durchzusetzen und ihre Interessen zielstrebig zu verfolgen«. Das könne vielleicht »auf Erwachsene aufsässig wirken«. Ist aber in Wahrheit natürlich eine ideale Vorbereitung für die Ego-Gesellschaft.

Die *Geo*-Autorin ihrerseits hat sich allerdings dann doch gegen die frühe Kita für ihren Sohn entschieden aufgrund ihrer Recherchen, bei denen sie auch auf den Kinderarzt Rainer Böhm stieß, den Leiter des Sozialpädiatrischen Zentrums in Bielefeld-Bethel, der frühe Fremdbetreuung sogar »unethisch« findet.

Böhm ist einer der prominentesten Kritiker auf diesem Gebiet, und die Geschichte mit den Stresshormonen ist für ihn ein Alarmzeichen, wie er in einem Beitrag für die *Frankfurter Allgemeine Zeitung* schrieb: »Säuglinge und Kleinkinder können Stressbelastungen noch nicht in Worte fassen. Jetzt haben die neuen Techniken zur Messung von Stress ein weiteres Fenster zur Seele des Kleinkinds geöffnet. Derzeit fällt es vielen noch schwer, das Bild anzunehmen, das diese neuen, objektiven Messdaten zu erkennen geben. Aber es führt kein Weg um die Einsicht herum, dass die Mehrheit ganztagsbetreuter Krippenkinder, selbst wenn sie in schönen Räumen mit anregendem Spielzeug von engagierten Erziehern oder Erzieherinnen betreut wird, den Tag in ängstlicher Anspannung verbringt, dass sich dies bei einem Teil der Kinder in anhaltenden Verhaltensauffälligkeiten niederschlägt und dass mit dieser Form der Betreuung Risiken für die langfristige seelische und körperliche Gesundheit einhergehen. Die Gesellschaft muss sich also der Tatsache stellen, dass sich emotionale Misshandlung nicht nur unter familiären oder institutionellen Deprivationsbedingungen, sondern – unbeabsichtigt – häufig auch im kognitiv stimulierenden Umfeld einer Krippe ereignet.«

Der »chronische Stress« dort ist, so Böhm, verbunden mit

einem erhöhten Risiko für körperliche Krankheiten, wie Herz- und Kreislaufleiden, Fettsucht, ja sogar Krebs.

An solche Spätfolgen denkt bisher kaum jemand von uns Eltern, wenn wir die Kleinen in die Kita bringen. Und noch weniger an jenen anderen Stress, der durch die Nahrung ausgelöst wird, durch eine Nährstoff-Schieflage, die im Körper Alarm auslöst. Eltern kaufen einfach das, was es im Supermarkt gibt oder im Drogeriemarkt, und vertrauen darauf, dass es schon okay sein wird für die Kinder. Aber offenbar gibt es da heute vieles, was nicht den evolutionär vorgeprägten Bedürfnissen des Kindes entspricht. Deshalb lösen die Warnmelder im Organismus Alarm aus und fahren das Stressprogramm an. Zu diesen Stoffen, die heute im Übermaß das Kind überfluten, gehört zum Beispiel der Zucker. Weil es in der Natur puren Zucker nicht gibt, reagiert der Kinderkörper auf so eine Überdosis ebenfalls mit Stress. Mit all den bekannten Folgen, vor allem fürs Gehirn.

»Zucker kann das Gehirn genauso zerstören wie extremer Stress oder Missbrauch«, behauptete eine australische Forschergruppe um Jayanthi Maniam von der University of New South Wales in Sydney Anfang 2016 (Studientitel: *Sugar Consumption Produces Effects Similar to Early Life Stress Exposure on Hippocampal Markers of Neurogenesis and Stress Response*).

Eigentlich gilt Zucker ja als stresslindernd, wie viele wissen, die gern Schokolade knabbern, wenn sie unter Druck stehen. Andererseits könne gerade das Süße »ähnliche Effekte wie der *Early Life Stress*« auslösen, und zwar in der gleichen Hirnregion, dem Hippocampus, der fürs Erinnern zuständig ist.

Wenn zum Zucker dann noch Koffein kommt, reagiert der Körper ebenfalls mit seinen bewährten Stressprogrammen, was ja auch positiv sein kann, zum Beispiel wenn's irgendwo brennt, die Feuerwehr ausrücken muss und die Feuerwehrleute Energydrinks wie *Red Bull* trinken: Die machen wacher, konzentrierter, belastbarer. Deshalb seien sie ein einfacher und kostengünstiger Weg, »um die mentale Leistungsfähigkeit aufrechtzuerhalten«, wie britische Wissenschaftler von der Universität Lancaster feststellten, 2012 in der Zeitschrift *Psychopharmacology*.

Ein Lob der Stresshormone – bei der Feuerwehr in akuten Belastungssituationen.

Wenn das Leben aber zu einem permanenten Feuerwehralarm und der Stresshormonpegel dauerhaft erhöht wird, ist das nicht mehr ganz so erfreulich.

Da kann es offenbar sogar dazu kommen, dass ganze Hirnregionen dauerhaft stillgelegt werden, vor allem wenn Energydrinks in Verbindung mit Alkohol auf einen Teenager einwirken, wie bei Wodka-*Red Bull*. Da kann es sogar zum Zelltod im Hippocampus kommen, wie spanische Wissenschaftler 2016 in der Zeitschrift *Oxidative Medicine and Cellular Longevity* nachgewiesen haben. Genau die Zone, die auch beim *Early Life Stress* besonders gefährdet ist.

Bei vielen anderen Elementen der Fast-Food-Kultur ist es ganz ähnlich: beim Süßstoff Aspartam etwa und bei vielen Sachen, die abends auf dem Sofa zur Entspannung konsumiert werden. Tief drinnen aber geht der Stress dann gerade so weiter. Das glaubt jedenfalls der kanadische Stressforscher Shanker. Er befürchtet, dass auch »exzessiver Konsum von Kartoffelchips und Softdrinks die Stressbelastung erhöht«. Zu viel Salz zum Beispiel löse im Hirn Alarm aus – und es müssten alle Schleusen geöffnet werden, damit es ausgespült wird.

»Ernährung beeinflusst Stresshormonspiegel bei Kindern«, meldete deshalb auch die Universität Gießen im Mai 2016. Wenn Kinder Softdrinks kriegen, industrielle Fertigjoghurts, Fruchtzwerge, kann das bei ihnen auf lange Sicht nicht nur zu

Dauerstress führen, sondern auch noch zu weiteren Reaktionen im Körper, zu schwachen Knochen etwa und Bluthochdruck. So haben die Forscher aus Gießen und Bonn das natürlich nicht formuliert. Sie nannten das eine »mineralstoffarme Ernährung« und eine »erhöhte Säurebelastung«, die »den Stresshormonlevel beeinflussen« kann.

Bei ihrer Studie, in der renommierten Fachzeitschrift *Kidney International* veröffentlicht, hatten 200 gesunde Kinder mitgemacht. Sie mussten jeweils über 24 Stunden Urin sammeln. Ergebnis: Je mehr Säure die Kinder im Körper hatten, desto mehr Cortisol schwamm auch in ihrem Körper und breitete sich aus, etwa in »Zielgeweben wie der Niere oder den Knochenzellen«, so der Bonner Professor Thomas Remer, der die Studie gemeinsam mit dem Gießener Professor Stefan Wudy geleitet hatte. Das kann sogar zu einer »verringerten Knochenstabilität« führen und zu »höheren Blutdruckwerten bei Kindern«. Je mehr Stresshormone, desto »fragiler«, also bruchgefährdeter, war der Unterarmknochen.

Besser ist natürlich auch hier: echtes Essen. Dann ist der Körper angemessen mit allem versorgt, was er braucht, und muss nicht gleich in Panik geraten, weil etwas fehlt. Echtes Obst und Gemüse, meinen die Professoren Wudy und Remer, weil das diejenigen Lebensmittel sind, die »aufgrund ihres Kalium- und Magnesiumgehaltes« die Säurebelastung »neutralisieren« und so das Stresshormon bremsen. Eine obst- und gemüsereiche Kost könne somit den Cortisolspiegel deutlich senken und die Folgen der Stressnahrung damit ausgleichen: Äpfel, Orangen, Kartoffeln oder Spinat sind dadurch sogar möglicherweise »gut für die Knochengesundheit«, so die Cortisolforscher Wudy und Remer.

Natürlich ist auch ein entspanntes Binnenklima in der Familie gut für den Stresspegel. Gut für die Eltern, gut für die Kinder. Und der Trend geht jetzt offenbar in diese Richtung.

Mehr und mehr wollen sich Familien nun, statt allwöchentlich zur Stressreduktion in den Achtsamkeitskurs zu rennen, auf das entspannte familiäre Binnenleben konzentrieren. Jedenfalls in der Zeit, in der es fürs Kind darauf ankommt. Schon gibt es Blogs für die neuen »Selbstbetreuer«, die ihre Kids kitafrei – und manche sogar kindergartenlos – erziehen. Das stößt mitunter bei Freunden auf Kritik, berichtete Shirley, Mama von Rosa, vier, und Karlo, sechs, früher in der Werbebranche tätig, in der Zeitschrift *Nido:* »Viele berufstätige Eltern sind ja gestresst. Wir aber haben keinen Zeitdruck. Kein schlechtes Gewissen, weil das Kind beim Abgeben weint. Keinen Orga-Wahnsinn, wenn es krank wird … Das provoziert anscheinend.«

Wahrscheinlich deshalb klang es auch ein bisschen trotzig, was die Zeitschrift *Eltern* im April 2017 fett auf dem Titel brachte: »Ich bleibe erst mal bei meinem Kind. Was ist falsch daran?« Und gab selbst die Antwort: »Nichts. Im Gegenteil. Dieser Job ist mehr als ein Job, weil existenziell wichtig. Nicht nur für die Kinder, sondern für die ganze Gesellschaft.«

Stimmt natürlich. Frühe Stressreduktion in der Familie ist natürlich auch für die Gesellschaft gut – wenn die ganzen Spätfolgen vom *Early Life Stress* ausbleiben und das Leben ganz entspannt beginnt.

Das schützt den Hippocampus und stützt die Knochen, weil es die Stresshormone im gesundheitsförderlichen grünen Bereich hält. Die mütterliche Liebe soll die entsprechenden Gehirnareale sogar noch vergrößern. Und damit für mehr emotionale Stabilität sorgen – und womöglich für eine bessere Gesundheit später im Leben.

»Mütterliche Unterstützung im frühen Leben bewirkt größeren Hippocampus im Schulalter«, so der Titel einer

2012 veröffentlichten Untersuchung von Joan L. Luby und anderen von der Washington University in St. Louis im US-Staat Missouri. »Die Verbindung zwischen früher mütterlicher Unterstützung und einem größeren Volumen das Hippocampus«, schreiben die Autoren, »war hoch signifikant.« Der Hippocampus ist unter anderem für die Speicherung von Gedächtnisinhalten zuständig. Also: Mehr Liebe stärkt auch den Intellekt.

Was eher keine Lösung ist: Die Lücken infolge mangelnder Liebe oder fehlender Nährstoffe mit Mitteln aus dem Drogeriemarkt stopfen zu wollen. Natürlich gibt es dort Mineralstoffe. Und Vitamine. Und vieles mehr, um die Defizite aus der Fast-Food-Ernährung auszugleichen.

Klingt extrem gesund, und viele Eltern vertrauen darauf. Für sich selbst und für ihre Kinder. Viele Produkte enthalten auch Vitamine, weil es so gesund klingt. *Fruchtzwerge*. Cornflakes. Rama Margarine. Sogar Bonbons, etwa die berühmten *Nimm2* (Slogan: »Vitamine und Naschen«).

Also, wieder ein super Erfolg, rein geschäftlich betrachtet.

Und fürs Kind?

Eher nicht.

Warum Extra-Vitamine den Kindern mehr schaden als nutzen

Kapitel 11, in dem Eltern ihren Kindern Gesundes geben möchten – und der Schuss leider nach hinten losgeht

Vitamine fürs eigene Kind? Niemals, sagt einer, der sich auskennt / Wotan, der Vitamingott: auf einem Auge leider blind / Toll: Kalzium und Vitamin im Fruchtzwerg – aber Vorsicht: zu viel davon lässt das Kind verkalken / Höchste Risikostufe – in der Säuglingsmilch von Hipp und Aptamil / Warum echte Äpfel besser sind fürs Kind und seine Selbstheilungskräfte

Für viele Eltern ist es so etwas wie ein Zauberpulver mit magischen Kräften. Darum kaufen sie das. Für ihre Kinder. Sie glauben an die wundersamen Wirkungen.

Und dann ist es doch wie verhext.

Dieser Professor ist berühmt geworden, weil er herausgefunden hat, wie man mit einfachsten Mitteln die Gesundheitsvorteile von stundenlangem, mühevollem Sport weitgehend zunichtemachen kann.

Wie das geht?

Einfach Vitamine einnehmen. Genau: das, was eigentlich so irre gesund sein soll, vor allem für Kinder. Die Leute von Kellogg's kippen sie in die *Cornflakes*, Nestlé in den *Nesquik*, Milupa in die *Kindermilch*. Und in die Fläschchenmilch sowieso. Manche Kinder kriegen sie sogar pur, in den Vitaminbärchen aus dem Drogeriemarkt. Vitamine allüberall.

Das moderne Kind kommt gar nicht dran vorbei. Es wird mit Vitaminen geradezu bombardiert.

Und das soll nicht gesund sein, Herr Professor?
Prof. Ristow: »Also, es gibt zumindest keinen Hinweis darauf, dass Kinder von Vitaminen profitieren würden. Wissenschaftlich betrachtet gibt es weder eine Unterversorgung, wenn Kinder diese nicht zusätzlich zuführen, noch gibt es irgendeinen gesundheitlichen Zusatznutzen, wenn Kinder sie zuführen.«

Professor Michael Ristow, der aus Lübeck stammt, lehrt mittlerweile an der Eidgenössischen Technischen Hochschule (ETH) in Zürich. Es ist ein moderner Institutskomplex außerhalb der Stadt, viel Grün in der Umgebung, Glastüren am Eingang, die sich auf einen Code hin öffnen.

Der Professor kommt heraus, gibt den Code ein. Weißes Hemd, markante Brille mit silbernem Stahlrahmen, fester Händedruck. Hinter den Glastüren helle Gänge, das Surren von Laborgeräten, ein schweizerisches »Grüezi« von einer blonden Mitarbeiterin. Englische Sprachfetzen auf dem Gang. Auch die Aufschriften an den Türen sind englisch. *Institute of Food, Nutrition and Health.* Institut für Lebensmittel, Ernährung und Gesundheit. Die ETH in Zürich zählt zu den angesehensten Forschungsinstitutionen der Welt. Ristow arbeitet auch mit Kollegen von der berühmten amerikanischen Harvard-Universität zusammen. Also: First Class Wissenschaft. Renommierter geht's nicht.

In seinem Professorenzimmer: eine Zimmerpflanze und eine wandgroße weiße Tafel, auf der er mit schwarzem Filzstift Formeln und Grafiken eingetragen hat, Grundlage für künftige Veröffentlichungen. Er spricht leise, formuliert präzise, versucht, die Vorgänge im Körper möglichst exakt zu beschreiben.

Mit seiner Vitaminstudie hatte Ristow weltweit Furore gemacht. Die Erkenntnisse erschienen in den *Proceedings of the National Academy of Sciences.* Sogar die *New York Times* hatte berichtet: »Vitamine sollen den Nutzen von Sport schmälern«.

Die Versuchspersonen mussten vier Wochen lang über eine Stunde täglich ein genau definiertes Sportprogramm absolvieren. Die Hälfte von ihnen bekam noch Vitamin C und Vitamin E.

Und dann kam der Schock: Mit den Vitaminen waren die positiven Effekte des Sports praktisch wie weggehext. Durch die Zaubermittel, an die die Eltern doch so fest glauben und die in der Werbung weiter gepriesen werden. Professor Ristow glaubt, auf der Basis dieser Untersuchungen, dass »bei Kindern ähnlich negative Wirkungen zu erwarten sind«.

Die Vitamine sind das prominenteste Beispiel für jene vermeintlich gesunden Stoffe, mit denen die Kinder überschüttet werden – mit zweifelhaftem Nutzen. Es gibt auch noch Mineralstoffe. Kalzium für die Knochen. Und Omega-3-Fettsäuren! Und Eisen, fürs Gehirn! Plus: ein paar Bakterien! Fürs Immunsystem!

Bei uns Eltern wird da ein Reflex ausgelöst: Wir schützen unser Kind und seine Gesundheit. Eltern sind ja prima Opfer, eine »sehr empfindliche Zielgruppe«, wie die Werbeleute sagen, und sie nutzen das natürlich aus.

Klar: Das Kind braucht Nahrung, das Kind braucht Nährstoffe. Vitamine. Mineralstoffe. Kalzium zum Beispiel, für die Knochen. Zu wenig Kalk lässt die Knochen zerbröseln. Aber: zu viel lässt das Herz verkalken.

Jetzt, da die Kinder flächendeckend mit solchen Stoffen zugeschüttet werden, mehren sich die Meldungen über Risiken und Nebenwirkungen. Bisher glaubten wir ja, sie seien irgendwie gesund fürs Kind und würden schon nicht schaden. Jetzt stellt sich heraus: Es sind wirklich hochwirksame Stoffe. Sie beeinflussen tatsächlich das Geschehen im Körper. Aber nicht sofort und unmittelbar. Eher unmerklich. Völlig unkontrolliert. Und nicht unbedingt positiv.

Jetzt wachsen die Zweifel, ob es unbedingt so sinnvoll ist, bestimmte Substanzen, die eine ganz wichtige Rolle spielen im Konzert der Stoffe im Körper, einzeln und in hoher Dosis zu verabreichen. In der Musik kommt ja auch keiner auf die Idee, nun plötzlich, weil Pauken und Trompeten in einem Konzert eine prägnante Rolle spielen, das halbe Orchester damit auszurüsten. Trööööt. Trommel-Trommel. Bumm-Bumm.

Oder wenn jetzt Sprachwissenschaftler feststellen, dass das A ein gaaanz wichtiger Buchstaaaaabe ist und deshaaalb Aaautoren plötzlich aaaaaaaaaaaaalle aaaaaaaaaaaanfaaaaaaaangen, diesen Buchstaaaaaaaaaaaaaaaaaaaaaaaaaaaben bevorzugt einzusetzen.

Also: Die Überdosis führt zu Verwirrung und Konfusion. Der Körper aber liebt Ordnung. Und Kakofonie im Körper, also Missklänge und Disharmonie, das heißt: Krankheit.

Sogar die Versicherungen sind eher skeptisch angesichts der zweifelhaften Gesundheitsprodukte. Ebenso die zuständigen Behörden. Sie haben aber keinen Millionenetat für Werbespots im Fernsehen und Anzeigen in Elternzeitschriften. Und keinen Außendienst, der Ärzte und Krankenhäuser abklappert. Sie sind zwar der Staat. Nur Macht haben sie keine.

Und so läuft die Werbung weiter, die Eltern kaufen die vermeintlich gesunden Produkte, die in Wahrheit eigentlich ein völlig unterschätztes Risiko darstellen.

Pech fürs Kind.

Lange Zeit hat das niemand bemerkt. Dass es Vitamine gibt, war ja ohnehin lange nicht bekannt. Sie waren einfach im Essen enthalten. Irgendwann konnten sie herausgelöst werden. Und mittlerweile separat hergestellt. Aus Chemikalien. Oder sogar von Bakterien. Aus Rohstoffen aller Art, selbst aus Abfällen (siehe Hans-Ulrich Grimm: Vom Verzehr wird abgeraten). Eine super Geschäftsidee.

Dabei war es anfangs gar nicht so einfach. Der Chemiekonzern Hoffmann-La Roche, der spätere Vitamin-Koloss im schweizerischen Basel, hatte erst mal überhaupt kein Interesse an einer Vitaminproduktion, wie der aus der Schweiz stammende Historiker Beat Bächi gezeigt hat (»Vitamin C für alle!«). So reagierte Roche höchst reserviert, als einmal ein Mann namens Tadeus Reichstein (der es später zum Nobelpreisträger bringen sollte) mit seinem Freund Gottlieb Lüscher im Basler Hauptquartier vorsprach und Patente für sein neu entdecktes Herstellungsverfahren für künstliches Vitamin C anbot. Da reagierte der Konzern eher barsch. Das sei unnütz. Denn »Erwachsenen dürfte in der Norm genügend Vitamin C mit frischem Gemüse, Obst und dergleichen zukommen«. Das war im Mai 1933.

Bald schon entdeckte die Schweizer Konzernführung das Profitpotenzial des Vitamingeschäfts. Und gerade die Tatsache, dass niemand künstliche Vitamine braucht, begriff die Marketingabteilung als Herausforderung, so ein internes Papier aus dem Hause Roche: »Der harmlose Mensch, insbesondere die Hausfrau, verlangt nicht danach. Weder Zunge noch Auge wird durch Vitamingehalt zum Kauf gereizt.« Das kann man aber ändern. Mittels »Propaganda« müsse man »überhaupt erst ein Bedürfnis schaffen«.

Und wie? Mit einer »Aufklärungscampagne zur Einhämmerung des Begriffes ›Vitamin-C-Defizit‹ bei Ärzten«. Man brauche Mediziner, um »dem äußerlich gesunden Patienten eine neue Krankheit anzudichten«.

Roches Marketingleute kamen auf eine neue medizinische

Kategorie, die heute noch zur Verkaufsförderung dient: die »Unterversorgung« mit Vitaminen. Eine geniale Strategie. Es gehe darum, »das dem Konsumenten mundgerecht zu machen, woran der Konzern ein Interesse hat«. So steht es in erfrischender Offenheit in internen Berichten und Briefen. Mit etwas »Hokuspokus« sollte im Volk die Furcht vor dem »Gespenst der C-Vitaminose« erzeugt werden.

Und siehe: Es hat gewirkt.

Mittlerweile hat sich das Geschäftsmodell weltweit durchgesetzt. Gerade bei Eltern. Sie geben viel Geld aus – in der Hoffnung, ihren Kindern damit etwas Gutes zu tun. Fürs Baby herrscht sogar Vitaminpflicht ab seinem ersten Tag auf dieser schönen Welt: mit Vitamin K, dem Blutgerinnungsvitamin. Und dann: Vitamin D. Von beiden haben die Kinder angeblich zu wenig. Und auch die Muttermilch enthält nicht viel.

Das sollte ja schon mal Warnung genug sein. Das wird seine Gründe haben. Wenn Babys mehr Vitamine bräuchten, hätte Mutter Natur da sicher mehr reingetan. Könnte man denken. Aber: Apotheker und Mediziner meinen, da liege ein schweres Versäumnis der Natur vor, und da müsse man dringend gegensteuern. Also: mit Pulver und Pillen.

Bei Babynahrung, jedenfalls bei getreidehaltigen Produkten, sind Vitamine Pflicht. Beim Babysaft sind Mindestwerte für Vitamine vorgeschrieben, 25 Milligramm Vitamin C pro 100 Gramm bei Gemüse- und Fruchtsäften sowie Fruchtnektaren für Kinder.

Praktisch alles, was Kinder kriegen, enthält irgendwelche vermeintlich gesunden Zusätze, vom Milchpulver fürs Fläschchen über die Kindermilch aus dem Tetra Pak bis zu den Cornflakes und der Rama-Margarine für die glückliche Familie. Manche Kinder kriegen die Extras sogar pur, mit ein paar chemischen Zusatzstoffen geformt zu Vitaminbärchen, erhältlich im Drogeriemarkt. Oder aus der Apotheke die superteuren blauen Pakete, etwa Orthomol *junior Omega plus,* 30 Tagesportionen für knapp 40 Euro. Laut Werbung: »Brain-Power für helle Köpfe«. Im Lichte der neuen Erkenntnisse eher: Problemstoffe fürs Kind.

Trotzdem werden sie als dringend nötige Heilsbringer verkauft. Denn im Hintergrund wirken mächtige Fürsprecher, die etwa an den Einstellungen für die Normwerte drehen. Bei Vitamin D etwa wurden sie sogar noch hochgeschraubt, durch die Deutsche Gesellschaft für Ernährung (DGE), die auch die deutsche Bundesregierung berät, von fünf auf jetzt 20 Mikrogramm pro Tag, bei Kindern unter einem Jahr zehn Mikrogramm, was »durch Gabe einer Vitamin-D-Tablette« erreicht wird.

Bei Kindern gilt als offizieller Grund: Vorbeugung gegen die sogenannte Rachitis. Die Knochenschwächekrankheit. Die »Englische Krankheit«. Sie grassierte im 19. Jahrhundert vor allem in Britannien, als die Rauchschwaden der Fabriken über den Städten hingen, als die Kinder in Bergwerken schuften mussten – und deshalb nie an die Sonne kamen, die sonst natürlicherweise für Vitamin-D-Bildung sorgt. Heute gilt die Krankheit bei uns als ausgestorben, sie dient eigentlich nur noch als Schreckgespenst, das ab und zu durch die Medien geistern muss, als Marketinginstrument für die Vitaminindustrie.

So beklagen die Vitaminhersteller und ihre Professoren-Freunde aus der Unterstützerszene, schön nach dem Marketing-Lehrbuch, die »Unterversorgung«, den »Vitamin-D-Mangel«. Immer wieder wortgleich: In Deutschland herrsche ein Vitamin-D-Mangel epidemieartigen Ausmaßes. Und in der Schweiz, was herrscht dort? »Alarmierender Vitamin-D-Mangel«. Zeitungen und das Internet sind voll davon. Der österreichische *Standard* ist auch schon ganz besorgt: »Den Österreichern fehlt es an Vitamin D, das kann schwerwiegende Folgen haben.« Und was sollen sie machen? »Die meisten Menschen sollten Vitamin-D-Präparate einnehmen«, sagt der *Standard*, der mit einem Mann namens Michael Holick gesprochen und dessen Ansichten einfach übernommen hat.

Der ist, wie in dieser Szene üblich, ein Mann mit einer ganzen Schar von Sponsoren aus dem einschlägigen Milieu: Merck, Procter & Gamble, Amgen, Novartis, Quest Diagnostics. Außerdem ist er Direktor der Klinik für Knochenerkrankungen sowie des Forschungszentrums für Heliotherapie, Licht- und Hautforschung in Boston.

So ist es eigentlich immer. Es gibt da die Professoren, die laut Alarm schlagen und mit der Vitaminindustrie eng verbunden sind. Die Politik gesellt sich gern dazu, die EU gibt ein paar Millionen Forschungsgelder, so gewinnt der Mangel sozusagen amtlichen Charakter, und die Mahnungen, mehr Vitamine zu schlucken, ebenfalls.

Am 24. März 2017 etwa fand in der EU-Hauptstadt Brüssel ein »Symposion« statt. Ganz amtlich, bei der EU-Kommission, Generaldirektion Forschung und Innovation. Thema: Vitamin-D-Aufnahme bei Kindern und Jugendlichen, auch schwangeren Frauen.

Ein Musterbeispiel für so ein Projekt. Verantwortlich: Ein EU-Netzwerk mit dem Projektkürzel FP7-613977-ODIN. Der ausführliche Titel: »Nahrungsbasierte Lösungen für optimale Vitamin-D-Versorgung und Gesundheit über das ganze Leben«.

Beteiligt sind Mitarbeiter aus insgesamt 30 Institutionen aus 18 Ländern in Europa, darunter das deutsche Robert Koch-Institut, die oberste staatliche Stelle zur Seuchenbekämpfung in Deutschland, ebenso wie die Universität Freiburg und die Medizinische Universität im österreichischen

Graz. Als Partner dabei ist auch DSM aus Holland, der weltgrößte Vitaminkonzern. Der *Fruchtzwerg*-Konzern Danone, der Molkereigigant Friesland Campina. Und viele andere mehr. Das ist in der Europäischen Union so üblich: Die interessierte Wirtschaft sitzt mit im Boot.

Das Projektkürzel »Odin« ist sehr schön gewählt: Odin, auch Wotan genannt, gilt als Gott der Dichtung und der Magie, er trage deutlich dämonisch-schamanische Züge, wie ausgewiesene Mythologen sagen, ist zudem auf einem Auge blind, weil er es sich selbst ausgerissen hat in der Hoffnung auf Erkenntnis, auf einen Schluck aus der Urquelle der Weisheit.

Sehr vielsagend und symbolkräftig also, dass sich die Vitamin-D-Apostel so einen Gott als Galionsfigur ausgesucht haben. Und irgendwie passt es ja auch zu den Vitamin-Gurus: viel Magie, ein Schuss Schamanismus und erkenntnismäßig mit halber Sehkraft unterwegs.

Vermutlich ebenfalls aus Symbolgründen heißt der Chef des Projekts Cashman, Vorname: Kevin. Und Cash gab es, wie üblich, üppig: sechs Millionen Euro aus der EU-Kasse.

Mister Cashman ist Ire und Professor für Lebensmittel und Gesundheit im schönen Städtchen Cork; an der dortigen Universität gibt es sogar ein eigenes Zentrum für Vitamin-D- und Ernährungsforschung.

Cashman setzt sich natürlich auch im Odin-Konsortium sehr für sein Lieblingsvitamin ein. Im Jahr 2016 etwa zeichnet er verantwortlich für einen Artikel mit dem Titel »Vitamin-D-Mangel in Europa: pandemisch?«. Eine Pandemie ist eine länderübergreifende Epidemie. Also: ganz schlimm.

Ein Wunder, dass die Europäer noch nicht ausgestorben sind. Jahrtausende haben sie überstanden, selbst die bitteren, Vitamin-D-armen Winter. Sogar die Isländer, bei denen es im Winter nie hell wird. Auch sie sind in Cashmans Runde, vertreten durch die dortige Herzgesellschaft *Hjartavernd*.

Und sogar die Pilzfirma Monaghans Mushrooms aus Cashmans irischer Heimat, obwohl in Pilzen gar kein Vitamin D enthalten ist, wie die Firma freimütig auf den Odin-Internetseiten einräumt. Aber immerhin enthalten sie ein Hormon namens Ergosterol, deshalb muss man die Pilze nur ein bisschen mit UV-Licht anstrahlen – schon entsteht Vitamin D in den Pilzen, und dann müssten die Kinder nur noch die bestrahlten irischen Vitaminpilze essen …

Daran ist sehr schön zu erkennen, wie dank Vitamin-D-Euphorie noch aus den abstrusesten Ideen ein EU-unterstütztes Geschäft werden kann.

Denn natürlich könnten die Kinder auch direkt in die Sonne gehen, dann produziert ihr Körper ganz von alleine Vitamin D, dass es nur so eine Freude ist. Schon dreimal 15 Minuten pro Woche reichen in der Regel aus, um so viel Vitamin zu prozieren, wie der Organismus braucht. Wenn der ganze Körper besonnt wird, gibt es eine wahre Vitamin-D-Flut: Die Haut gibt dann in den nächsten 24 Stunden 250 bis 500 Mikrogramm ins Blut ab – aber ohne jedes Risiko einer Überdosierung.

So regelt der Körper die Versorgung eigentlich ganz elegant selbst.

Aber das wäre natürlich kein Geschäft für Monaghans Mushrooms oder die anderen aus Cashmans Konsortium. Und dafür haben sie sich schließlich zusammengetan, die Vitaminfirmen, die Professoren aus ihrem Dunstkreis und auch die staatlichen Stellen in Europa.

So herrscht zwischen Wirtschaft und Wissenschaft, zwischen privaten Geschäften und staatlichen Unterstützern ein überraschender Gleichklang. Und das nicht nur in EU-Europa, sondern in der ganzen UNO-Weltgemeinschaft.

Als zum Beispiel die Weltregierung in Sachen Babynahrung 2015 im deutschen Bad Soden tagte, der zuständige

Ausschuss des Codex Alimentarius, der für die Vereinten Nationen die weltweiten Standards setzt (siehe Kapitel 6), da fand auch ein »wissenschaftliches Symposium« ganz in der Nähe statt, im mondänen Schlosshotel von Kronberg im Taunus. Es ging um die großen Zivilisationsleiden von Alzheimer bis zur Zuckerkrankheit und um Vitamine und Omega-3-Fette.

Eingeladen wurden die Codex-Delegierten aus aller Welt ganz offiziell von der deutschen Bundesregierung, von der Weltgesundheitsorganisation (WHO) und der Welternährungsorganisation (FAO).

Veranstalter aber war ein Lobbyverband der Vitaminindustrie namens »CRN« *(Council for Responsible Nutrition)*, dessen Mitglieder Firmen sind wie BASF und Bayer, auch der holländische Vitamin-Weltmarktführer DSM ist dabei, die US-Konzerne Pfizer, Procter & Gamble und Herbalife.

Es sprachen Vertreter der einschlägigen Lieferfirmen, vor allem aber Professoren wie Hans Konrad Biesalski. Der Direktor des Instituts für Biologische Chemie und Ernährungswissenschaft der Universität Hohenheim in Stuttgart zählt zu den gefragtesten deutschen Ernährungsmedizinern, und auch zu den geschäftstüchtigsten. Mit der Vitaminindustrie ist er seit Langem im Geschäft, er hat sich diverse »Konsensusgespräche« bezahlen lassen, die sich mit Vitaminen beschäftigt hatten (siehe Hans-Ulrich Grimm: Die Ernährungslüge).

Biesalski ist auch in jenem neuen Geschäftsfeld aktiv, das die Branche unter dem Schlagwort »versteckter Hunger« eröffnet hat *(Hidden Hunger)*. Der »versteckte Hunger« ist jene Form von Unterernährung, namentlich in den armen Ländern dieser Welt, die zum Beispiel mit Vitaminpillen zu stillen ist. Aber ganz schlimm natürlich in den ersten 1000 Tagen. Wieder ein super Geschäftsfeld, das Biesalski da beackert, offenbar ganz im Sinne seiner Sponsoren, etwa der Lobbyvereinigung »Gesellschaft für angewandte Vitaminforschung«, aber auch Herstellern wie BASF, DSM, Pfizer, Food-Multis wie Nestlé, Südzucker und dem seinerseits von Firmen wie Coca-Cola, Pepsi und Unilever unterstützten »Micronutrient Forum«.

Eine gewisse Nähe zur Wirtschaft ist an Biesalskis Hochschule ganz normal. Der Vitaminforscher Peter Weber beispielsweise ist ebenfalls an der Universität Hohenheim aktiv, als »außerplanmäßiger Professor« an Biesalskis Institut, und wird praktischerweise gleich vom Vitamin-Weltmarktführer DSM bezahlt, bei dem er parallel tätig ist. Auch seine Mailadresse läuft weiter über den Vitaminkonzern. Überall auf der Welt hat der Konzern solche Quasi-Marionettenprofessoren in den Hochschulen platziert, 25 sollen es insgesamt sein nach Recherchen der Wochenzeitung *Die Zeit*.

Solche Verbindungen sind natürlich extrem wichtig, wenn es darum geht, den Vitaminbedarf festzulegen, etwa bei Kindern. Erst dann kann ja ein Vitaminmangel festgestellt werden, können Mindestvitamingehalte gesetzlich vorgeschrieben werden, erst dann kann also das Geschäft richtig Fahrt aufnehmen, dauerhaft und in großem Maßstab.

Wer legt also fest, wie viel Vitamine unsere Kinder brauchen?

Die staatlichen Gesundheitswächter? Nein. Sie spielen keine tragende Rolle, wenn es um den Bedarf geht oder die Frage, was eine Überdosis ist, wie viel Vitamine zu viel sind. Die staatlichen Gesundheitswächter wundern sich oft, dass sie ganz schnell wieder draußen sind, wenn es in Europa um solche Festlegungen geht, die dann in allen Mitgliedsländern gelten sollen.

Da sind ganz andere dran. Zum Beispiel ein Forschungskonsortium, das Eurreca heißt (ausführlich: *EURopean micronutrient RECommendations Aligned*) und bei dem es um europäische Empfehlungen zu Mikronährstoffen, also Vitaminen und Mineralstoffen, geht. *Aligned* bedeutet so viel wie: abgestimmt, angepasst oder: auf Linie gebracht.

Koordiniert wurde das Ganze vom Lobby-Netzwerk der Industrie, dem International Life Sciences Institute (Ilsi), das getragen wird von Vitaminproduzenten wie BASF, Merck und DSM, aber auch Food-Konzernen wie Danone, Unilever und Nestlé, Soft-Drink-Giganten wie Coca-Cola, Pepsi und Red Bull, auch McDonald's. Das Ilsi. DIE ORGANISATION der Konzerne. Da laufen die Fäden zusammen. Nicht unbedingt demokratisch, aber egal. Wie viel Vitamine unsere Kinder brauchen, das legen also diejenigen fest, die die Vitamine verkaufen wollen. Sie brauchen allerdings noch willige Helfer. Die stehen natürlich bereit.

DER EXPERTE in Sachen Kinderernährung zum Beispiel: Professor Berthold Koletzko von der Ludwig-Maximilians-Universität München (siehe Kapitel 6). 300 000 Euro bekam er damals für seine Mitwirkung beim Eurreca-Vitaminprojekt. Er hat dann auch seinerseits einen Workshop abgehalten, im schönen Schloss Tutzing am Starnberger See, da ging es um den Vitaminbedarf von schwangeren und stillenden Frauen sowie ihren Kindern. Folsäure, Vitamin D, Eisen.

Der Projektname ist wieder sehr treffend. Heureka bedeutet bekanntlich: »Ich habe es gefunden!« Es ging da ursprünglich um den Goldgehalt einer Königskrone, den der antike Mathematiker Archimedes aus Sizilien bestimmen sollte. Und auch die Bestimmung des Vitaminbedarfs heute ist natürlich Gold wert – für die, die gern Vitamine verkaufen möchten.

Die Begeisterung für diese Produkte teilen allerdings nicht alle Mediziner. Professoren, die der Vitaminindustrie geschäftlich nicht so verbunden sind, warnen sogar vor Risiken bei unkontrollierter Verabreichung. Beim Vitamin D etwa. Die Hormonkundler der Deutschen Gesellschaft für

Endokrinologie (ebenfalls abgekürzt als DGE) zum Beispiel sehen gar keinen Mangel bei Kindern. Vieles sei da überraschenderweise weithin ungeklärt: »Die Mechanismen von Vitamin D sind noch nicht vollständig erforscht«, sagt der Bochumer Professor Helmut Schatz, Vorstandsmitglied der Gesellschaft.

Die Beweislage sei »ungenügend«, so eine Forschergruppe des Epidemiologen Professor Nicholas Harvey von der Universität Southampton, publiziert im Jahr 2014, nach der Durchsicht von 76 Studien: »Die Beweislage ist derzeit nicht ausreichend, um zum Beispiel klinische Empfehlungen zur Vitamin-D-Supplementation in der Schwangerschaft zu unterstützen.« Diese Studie wurde allerdings auch vom staatlichen britischen National Institute for Health finanziert, und wenn solche Einrichtungen mit der Überprüfung befasst sind, dann klingt es in der Regel nicht ganz so euphorisch, sondern eher skeptisch.

Auch das deutsche Bundesinstitut für Risikobewertung (BfR) musste schon auf zahlreiche »Wissenslücken« aufmerksam machen.

Wissenslücken? Es ist doch überall vom dramatischen »Mangel« die Rede. Allen Kindern wird das Vitamin flächendeckend verabreicht, ohne dass die Verantwortlichen wirklich Bescheid wissen? Genauso ist es.

In Wahrheit fehlen offenbar die elementarsten Kenntnisse. Zum Beispiel darüber, wie viel Vitamin D der Körper selbst speichern kann und wie lange. Also: Vielleicht gibt die Mama dem Kind bei der Geburt einen vollen Speicher mit. Sonst wären ja die Isländer, mit ihren langen, dunklen Wintern, schon längst ausgestorben. Auch dazu fehlten offenbar die Kenntnisse, etwa durch »vergleichende Untersuchungen« zur Vitamin-D-Versorgung in Europa unter Berücksichtigung von Sonnenschein und Nahrung. Alles Fehlanzeige. Dabei wäre das natürlich das Mindeste, bevor irgendwelche Empfehlungen erlassen werden, meint das BfR: »Die Entwicklung von Methoden, um den Speicher im Körper zu bewerten, ist notwendig, um den Bedarf an Vitamin D in Abwesenheit von Sonnenlicht, vor allem in den Wintermonaten, in allen Altersgruppen besser bewerten zu können.« (Siehe Hans-Ulrich Grimm: Vom Verzehr wird abgeraten.)

Doch trotz dieser »Wissenslücken« werden, seit Jahren und bislang weithin unumstritten, schon Babys mit Vitamin-D-Präparaten versorgt. Trotz der Risiken und Nebenwirkungen, vor denen beispielsweise Phillip Stelzer von der Berliner Charité warnt: »Vitamin-D-Präparate sind sehr kritisch zu betrachten, weil es auch zu einer Überdosierung von Vitamin D kommen kann. Man denkt immer: Na ja, das ist ein Vitamin, das kann nicht schädlich sein.« Ein Irrtum. Es kann sehr wohl schaden: »Das kann dann zu so Problemen kommen wie Nierensteinen, auch Herzrhythmusstörungen. Also muss man da sehr vorsichtig sein, man kann durchaus auch zu viel davon nehmen.«

Und das gilt offenbar ganz besonders für Schwangere und Kinder. All die »verstärkten« (im Branchenjargon: *fortified*) Gesundheitsprodukte können bei ihnen »tatsächlich zu kurz- oder langfristigen gesundheitlichen Problemen führen«, sagte die Biologin Renée Sharp, Forschungsdirektorin der Environmental Working Group (EWG), einer US-amerikanischen Non-Profit-Vereinigung in Washington, D. C.

Sie hatte mitgearbeitet an jenem Bericht ihrer Organisation, der 2014 unter dem Titel »Wie viel ist zu viel?« erschienen ist. Der Untertitel lautet: »Ein Übermaß an Vitaminen und Mineralstoffen in der Nahrung kann die Gesundheit von Kindern beeinträchtigen.« Die Hersteller wollen natürlich so viel wie möglich verkaufen – aber das sei oft »mehr als das, was die Menschen brauchen, und vor allem mehr, als es gut wäre für kleine Kinder«.

Die möglichen Folgen: Leberschäden, Knochenbrüche, Skelettanomalien, Schäden der Haut, brüchige Nägel und Haarausfall. Im Zentrum dabei: Vitamin A, Zink und Niacin (Vitamin B3).

Aber auch bei Vitamin D sind die Auswirkungen mitunter dramatisch. So wie bei den beiden Jungs, die mit ihren Eltern im Allgäu leben. Dass etwas nicht stimmt, war bei ihnen aufgefallen, weil sie nichts mehr zu sich nehmen wollten. Das war schon kurz nach der Geburt. Die Buben wurden immer schwächer, vor allem der kleinere der Zwillinge fiel immer mehr zurück.

Die Mutter zeigt die Trinkprotokolle, die sie auf ärztliches Anraten führen musste. Handschriftlich hat sie akkurat notiert, wie viel die Jungen gegessen und getrunken haben. »Wir waren alle paar Wochen beim Kinderarzt. Der fand das eigentlich nicht besorgniserregend. Er hat einen Ultraschall im Bauch gemacht. Und nichts gesehen. Dann haben wir gesagt, das reicht jetzt. Jetzt gehen wir ins Krankenhaus.« (Siehe Hans-Ulrich Grimm: Vom Verzehr wird abgeraten.)

Weihnachten haben die Kinder dann im Krankenhaus verbracht. Silvester auch. Der Kalziumgehalt im Blut war zu hoch. »Vier Komma null«, sagt der Vater. »Normal sind eins bis zwei.« Sie wissen auch, was passieren kann, wenn zu viel Kalzium im Blut ist: »Wenn die Adern verstopfen, kann es zum Herzstillstand kommen«, sagt die Mutter. »Ich hab da noch gar nicht an Vitamin D gedacht. Ich wusste auch nicht, dass Vitamin D mit Kalzium zusammenhängt.«

Die Ärzte im Krankenhaus haben schließlich Professor Martin Konrad in Münster informiert. Der fand heraus: Es lag an den Vitamin-D-Pillen, die die Eltern ihren Buben gaben, so wie es allgemein empfohlen wird.

Doch die beiden haben die Pillen nicht vertragen. Der Grund: Mutationen im Gen CYP24A1. Die Zwillinge haben einen »Gendefekt«. »Sie können das Vitamin nicht abbauen«, sagt Konrad. Wie ist es, wenn der Körper selbst Vitamin D produziert, wenn sie in die Sonne gehen? »Sie können an die Sonne gehen. Da passiert nichts.« Und mit Milch? Dem natürlichen Vitamin D in den Nahrungsmitteln? »Da ist ja nicht so viel drin. Die Wirkungen des Gendefekts haben wir nur in Verbindung mit zugesetztem Vitamin D.«

So schlimm wie die Zwillinge trifft es aber nur wenige Kinder: etwa eines von 50 000. Das sind dennoch zu viele, meint Professor Konrad, der Vitamin-D-Forscher aus Münster. Denn es sei ja eine Vorbeugungsmaßnahme, und die sollte gesund erhalten und niemanden krank machen. »Von einer solchen Prophylaxe verlangen wir, dass sie Krankheiten verhindert ohne ein Risiko. Denn die Kinder waren ja gesund, bevor die Vorsorge kam.« Gleichwohl ist er weiter für die Vorsorge mit Vitamin D: »Das ist auf jeden Fall sinnvoll. Man müsste aber vielleicht über die Dosis reden.«

Das gerät leicht in Vergessenheit beim Vorsorgen und Optimieren: Es sollte eigentlich keine Opfer fordern. Wenn die Gesundheitsvorsorge krank macht, dann läuft etwas falsch.

Und das kann auch ganz ohne Gendefekt vorkommen. Ganz einfach durch Orthomol aus der Apotheke. Das berichtet jedenfalls Sabine B., die ihre viereinhalb Monate alte Tochter stillt. Jetzt war sie beim Arzt, berichtet sie im Internet: »Gestern hat der Arzt ein Blutbild von mir gemacht. Es wurde eine geringgradige Hyperkalzämie festgestellt. Im Internet kann ich über etwaige Zusammenhänge bezüglich des Stillens nichts finden. Ich nehme täglich ›Orthomol Natal‹, wo 400 mg Calcium enthalten sind. Muss ich mir Sorgen machen?«

»Orthomol Natal« ist für um die 50 Euro in der Apotheke oder im Internet erhältlich, das blaue Paket wird verkauft als »Nahrungsergänzungsmittel für Frauen mit Kinderwunsch, während der Schwangerschaft und in der Stillzeit«. Es enthält eine Fülle von modischen Zusätzen, darunter die unvermeidliche Folsäure, dazu eine halbe Tagesration Kalzium, plus Vitamin D, und zwar so viel, wie für einen ganzen Tag empfohlen wird. Haut also ganz schön rein, kalkmäßig betrachtet.

Die »Hyperkalzämie«, also Verkalkung, könnte damit zusammenhängen.

Meint jedenfalls das BfR: »Überdosierungen von Vitamin D in der Schwangerschaft müssen verhindert werden«, da eine »lang andauernde Hyperkalzämie« zu Schäden beim Kind führen kann, zu körperlicher und geistiger Behinderung, Herzfehlern (»supravalvuläre Aortenstenose«) und Augenschäden (»Retinopathie«).

Auch Vitamin A kann dem Kind schaden. Der Harvard-Professor Kenneth J. Rothman hatte im renommierten *New England Journal of Medicine* sogar über schwere Fehlbildungen bei Neugeborenen berichtet. Zudem könne es die Knochen schwächen. Das BfR stuft Vitamin A in der »höchsten Risikokategorie« ein. Vitamin A solle deshalb »außer in Margarine und Mischfetterzeugnissen nicht zur Anreicherung von Lebensmitteln verwendet werden«.

Das war schon im Jahr 2004. Zu erkennbaren Konsequenzen haben die Warnungen der deutschen Risiko-Wächter nicht geführt. Sie scheinen irgendwie überhört worden zu sein.

Und so findet sich das Vitamin aus der »höchsten Risikokategorie« praktisch flächendeckend im Drogeriemarkt, in der Ecke für Babys und Kleinkinder: zum Beispiel in der *Anfangsmilch PRE von Geburt an* von Humana, der Hipp *Pre Bio*

Combiotik Anfangsmilch, in Nestlé *BEBA Comfort Spezial-Nahrung,* auch in Milupas *Milumil Anfangsmilch Pre* und sogar in der luxuriösen Premium-Kunstmilch aus dem Plastik-Kanister, Marke Aptamil *Profutura 1.* Und nach einem Jahr geht es hochrisikomäßig weiter, in der umstrittenen Milupa *Milupino Kinder-Milch Ab 1 Jahr,* auch in der Hipp *Kindermilch Combiotik 2+,* in der Alete *Mahlzeit zum Trinken Schokolade.* Aber auch im Humana *Milchbrei 5-Korn mit Keks.*

Merkwürdig, dass offenbar niemand dafür sorgt, dass die Warnungen der staatlichen Gesundheitswächter beachtet werden. Die Regierung zum Beispiel. Merkwürdig auch, dass die Babynahrungskonzerne sich so gar nicht um das scheren, was die zuständige Behörde für die Lebensmittelsicherheit sagt.

Und so kriegt das Kind, wenn seine Eltern zu den Kunden solcher Firmen gehören, den lieben langen Tag dieses Problemvitamin A, schon morgens zum Frühstück und sogar noch zur guten Nacht: In der Alete *Abendmahlzeit zum Trinken Mehrkorn-Getreide,* im Humana *Milchbrei Gute Nacht mit Vollkorn & Banane* und auch im Hipp *Bio-Milchbrei Gute Nacht Grieß Banane ab 6. Monat.* Sogar die »Ovo«, das Schweizer Label mit dem klassischen Gesundheits-Image – vitaminisiert bis jenseits der roten Linie, im normalen Getränkepulver, aber auch beim Ovomaltine *crisp müsli Knusper Müsligenuss.* Ebenso das Streichfett für die Glücksfamilie aus dem Fernsehspot: die Rama Margarine. Überall das Vitamin aus der höchsten Risikostufe.

Es gibt natürlich auch keinen Warnhinweis, fett vorne drauf: »VORSICHT! ENTHÄLT HOCHRISIKO-VITAMINE!«

Etwa auf dem blauen Paket mit der Vitaminbombe. Orthomol *junior C plus® Mandarine/Orange Kautabletten.* Denn auch da ist es drin.

Dabei wäre genau das angebracht. Weil die meisten Eltern nicht wissen, dass solche Vitamine Risiken und Nebenwirkungen aller Art haben können. Solche Warnhinweise fordert deshalb der Leiter des deutschen Instituts für Qualität und Wirtschaftlichkeit im Gesundheitswesen, Jürgen Windeler: »Ich wäre für ein Zulassungsverfahren oder zumindest für ausdrückliche Warnhinweise, damit Patienten wissen, auf was sie sich bei Vitaminpillen einlassen.« Denn: »Das Schadenspotenzial bei langfristiger Einnahme kann man nicht mehr ignorieren.«

Und es gibt ja nicht nur Vitamine.

Es gibt auch Kalzium. Also: Kalk. Der ist zwar gut im Knochen, aber schlecht im Herzen. Weil Kalzium aber ein gutes Image hat, wird es unter anderem Danones *Fruchtzwergen* zugesetzt, und man kann das Element auch als »Extra« im Drogeriemarkt kaufen: *Das gesunde Plus Calcium 1000 + D3.*

Harmlos hingegen ist auch Kalzium nicht. Es kann zwar tatsächlich das Risiko für Knochenbrüche senken und auch das Darmkrebsrisiko um bis zu 15 Prozent reduzieren. Allerdings kann künstlich der Nahrung zugesetztes Kalzium auch zu Herzinfarkten führen.

Selbst die in Fisch, Leinöl, Milch und Käse unzweifelhaft gesunden Omega-3-Fette verändern ihren Charakter offenbar, wenn sie als Pillen eingenommen werden. Sie können in hohen Dosen die Blutgerinnung beeinflussen und zu spontanen Blutungen führen, warnt das BfR. Und sie können die Immunabwehr beeinträchtigen.

Und so geht es quer durch das ABC der vermeintlich gesunden Zutaten. Bis zu Z wie Zink. Das Metall ist wichtig für Haut und Haare, für die Wundheilung, und es soll Kinder vor Infekten schützen. Deshalb gibt es in Drogeriemärkten und Apotheken ganze Regalreihen voll mit Zinkzeug fürs

Kind. *Zink plus C*. Oder Orthomol *junior C plus* (mit »Zink als Beitrag zu einer normalen Funktion des Immunsystems«), es kostet um die 35 Euro für 30 Tabletten. Aber aufgepasst: Womöglich gibt es nicht die versprochene »Immunpower für Kids« (Orthomol-Werbespruch), sondern gerade das Gegenteil. Denn, so warnt wieder das BfR: »Zink kann die Kupferaufnahme verschlechtern, Veränderungen bei roten und weißen Blutkörperchen hervorrufen, die Immunfunktion verschlechtern.«

Und was ist mit den kleinen, lebenden Bakterien in den sogenannten Probiotika? Sie müssen nicht schlimm sein, auch normaler Joghurt enthält solche Kleinstlebewesen. Aber: Ist das auch gut für ein kleines Baby, das erst ein paar Monate auf der Welt ist? Wie bei Hipp *Combiotik* zum Beispiel? Eher nicht, finden zum Beispiel Kinderärzte, und das fanden auch die Behörden in manchen Ländern, was dann für eine gewisse Unruhe im Hipp Elternforum sorgte. Bei »rupi08«, deren Tochter, vier Monate alt, »aktuell die Hipp *Combiotik PRE HA Milch*« bekommt. Doch jetzt sei sie »ziemlich beunruhigt«. Sie hatte gelesen, dass in Großbritannien und Norwegen »diese Produkte sogar vom Markt genommen« worden seien.

In der Tat hatten die Behörden in diesen beiden Ländern die Produkte verboten: Sie vermissten Nachweise für die Unbedenklichkeit, denn immerhin enthielten sie 10 000-mal so viele der Keime vom Typ *Lactobacillus fermentum* CECT 5716 wie die natürliche Muttermilch.

Das ist in der Regel einfach ein Sachzwang der industriellen Produktion. Die Produkte sollen schließlich monatelang, oft sogar über Jahre im Drogeriemarkt halten. Und damit am Schluss auch noch was drin ist, muss halt am Anfang mehr rein. Mit den Bedürfnissen des Babys hat das natürlich rein gar nichts zu tun.

Auch die Ernährungskommission der Deutschen Gesellschaft für Kinder- und Jugendmedizin (DGKJ) hatte in einer gemeinsamen Stellungnahme mit den Kollegen aus Österreich und der Schweiz die »zunehmende Praxis in Europa« kritisiert, Babynahrung »generell mit solchen Zusätzen anzureichern«, ohne den möglichen »gesundheitlichen Nutzen für Säuglinge belegen zu können«. Schließlich könne für manche Säuglinge probiotische Anfangsnahrung problematisch sein.

Zumindest »immungeschwächte Säuglinge« hätten ein »erhöhtes Risiko für negative gesundheitliche Effekte« durch solche Produkte, befürchtet auch das BfR. Die verbreiteten »Werbeaussagen« seien nach Lage der Dinge »nicht gerechtfertigt«. Deshalb sollten solche Produkte nur mit einem »Marktüberwachungsprogramm« verkauft werden, zur »Erfassung« von »unerwünschten Effekten«.

Ein Überwachungsprogramm? Für Hipp *Combiotik?* Gibt es das denn? Die Firma Hipp schweigt zu dieser Frage lieber. Dass aber die keimhaltige Milch »sicher« sei, das hätten zwei Studien spanischer Wissenschaftler ergeben. Die anfangs erhofften gesundheitlichen Vorteile indessen hatten sich allerdings nicht nachweisen lassen. Das war wohl eher wieder so eine Werbemasche.

Mit den bakterienverstärkten Hipp-Produkten ist immerhin nach einer gewissen Zeit Schluss. Aber die anderen Produkte mit dem vermeintlichen Gesundheits-Plus bekommen die Kinder ja oft jahrelang. Und so wächst die Gefahr von Risiken und Nebenwirkungen, vor denen mittlerweile nicht nur Versicherungen warnen, sondern sogar die amerikanischen Krebsforscher, etwa bei der Jahrestagung ihrer Vereinigung (American Association for Cancer Research, AACR) im Jahr 2015: »Wir haben herausgefunden, dass die Einnahme von zusätzlichen Vitaminen und Mineralien mehr schadet als nützt«, sagte Professor Tim Byers vom Krebszentrum der Universität Colorado. »In der Tat haben einige Menschen, die Vitamine nehmen, tatsächlich mehr Krebs bekommen.«

Krebs für unser Kind? Die ultimative Horrorvorstellung. Das allerdings ist nun nicht gerade das, was wir Eltern uns wünschen, und tatsächlich geht es nicht um solche Sofortwirkungen, wenn wir beim Drogeriemarkt an der Kasse eine Packung Vitamin-Bärchen kaufen, sondern eher um eine Erhöhung des Risikos später, wenn das Kind groß ist. Aber auch das erwarten wir Eltern nicht von solchen Gesundheits-Extras.

Aber je mehr davon aufs Kind treffen, desto größer die Gefahren. Auch für Allergien. Die sind gehäuft aufgetreten bei Kindern, die Multivitamintabletten bekommen haben und das Fläschchen mit der künstlichen Ersatzmilch, die ja auch mit vielen Vitaminen aufgerüstet wird. Das jedenfalls haben US-Kinderärzte in einer Studie mit 8000 Kindern nachgewiesen. Je früher die Multivitamine kamen, desto mehr Allergien traten auf. Erklärt wird das dadurch, dass die künstlichen Vitamine die Aktivität der Immunzellen beeinflussen könnten.

Eigentlich ist es ja klar: Wenn Vitamine so wichtig sind, dann können sie natürlich die Körperfunktionen erheblich beeinflussen. Bisher haben die meisten Eltern wohl gedacht: Vitamine sind ganz wichtig für unser Kind, aber wenn sie nicht gebraucht werden, dann werden sie einfach wieder ausgeschieden. Mit dem Pipi.

So einfach ist es leider nicht. Die Vitamine haben tatsächlich bedeutende Aufgaben. Und wenn da plötzlich zu viele im Spiel sind, kommt einiges durcheinander. Beispielsweise durch zu viel Niacin (Vitamin B3). Es ist wichtig für den Stoffwechsel im Körper, unter anderem für die Herstellung von Fettsäuren. Aber: Es kann im Übermaß Hautausschläge hervorrufen, Übelkeit und Erbrechen, es kann sogar der Leber schaden. Und auch das ist oft dabei, wenn ein Hersteller seine Produkte routinemäßig durchvitaminisiert: In der *Milupino Kindermilch,* in Hipp *Hypoallergene Anfangsnahrung HA Combiotik,* in der Alete *Anfangsmilch 1 von Geburt an* (»für kleine Entdecker«). In diversen Produkten von Kellogg's, wie den *Choco Krispies,* in den normalen *Corn Flakes,* in den *Froot Loops,* den *Frosties* etc. In den Nestlé *Nesquik Buchstaben* Frühstückszerealien, im normalen *Nesquik,* in *Kaba Vanille* und *Kaba Fit Erdbeer,* in der Schweizer *Ovomaltine.*

Die nötige Zufuhrmenge wird somit heute bei Kindern »weit überschritten«, so das BfR. Und diese Vitamine spielen offenbar sogar eine Rolle, wenn Kinder zu dick werden. Das fanden Mediziner japanischer und chinesischer Institute heraus; ihre Studie erschien 2014 im Fachjournal *World Journal of Diabetes.* Denn Vitamin B fördere die Zunahme von Körperfett. Zu der B-Gruppe gehören neben Niacin auch die Vitamine B1 (Thiamin), B2 (Riboflavin), B5 (Pantothensäure) und B6 (Pyridoxin).

Sogar das vermeintlich harmlose Vitamin C kann schon ab 300 Milligramm täglich das Herz schädigen, im Übermaß auch Durchfall und Magen-Darm-Beschwerden verursachen, Harnsteine und Nierensteine fördern. Es kann sogar das Erbgut schädigen und zu Krebs führen.

Es ist eine lange Liste möglicher Risiken und Nebenwirkungen: von Nervenschäden durch Vitamin B6 bis zur Verkürzung der Lebenszeit insgesamt durch diverse Vitamine, etwa durch Vitamin D und E (siehe Hans-Ulrich Grimm: Vom Verzehr wird abgeraten).

Sogar die amtlichen Gesundheitswächter vom BfR raten deshalb gesunden Menschen, die keinen erhöhten Bedarf haben, klar davon ab, Vitaminpräparate zu schlucken. »Die ursprüngliche Annahme, dass die antioxidative Wirkung der

Vitamine vor Krebs schütze, hat sich als haltlos herausgestellt«, erklärt Diana Rubin, Leiterin der Abteilung Ernährungsrisiken beim BfR.

Die »antioxidative Wirkung« – das war eines der Argumente der Vitaminkonzerne. Der Einsatz gegen die sogenannten »freien Radikale« (für Chemie-Freaks: Teile von Molekülen mit einem ungebundenen Elektron). Das klingt natürlich ganz schön böse, »freie Radikale«, wie eine Rebellenarmee. Aber jetzt stellt sich heraus: Die sind gar nicht so böse, meint etwa Professor Ristow, sie könnten zum Beispiel beim Sport »den Muskelaufbau fördern«.

Sie helfen also dem Körper.

Prof. Ristow: »Diese Mengen haben positive Wirkungen, weil sie körpereigene Abwehrmechanismen aktivieren. Und die sind sehr lange aktiv und können negative Einflüsse abwehren. Das ist ähnlich wie bei einer Impfung, die das Immunsystem aktiviert.«

Gleichsam eine Art körpereigener Brandschutz.

Prof. Ristow: »Ja, beim Sport zum Beispiel. Wenn Sie joggen, entsteht gewissermaßen ein kleines Feuer, das ist der oxidative Stress, hauptsächlich in der Beinmuskulatur. Und die Muskelzellen, die diesem geringen oxidativen Stress ausgesetzt sind, fangen an, Signalstoffe freizusetzen, die im Blut zirkulieren. Gleichzeitig fangen sie aber an, in der Zelle das Löschsystem zu aktivieren, und dieses Löschsystem ist dann in der Lage, innerhalb relativ kurzer Zeit dieses Feuerchen, diesen geringfügigen oxidativen Stress, wieder zu unterdrücken. Und diese Aktivierung des Löschsystems bleibt wesentlich länger bestehen als der Brand, der vorher da war. Das heißt, die Sprinkleranlage läuft wesentlich länger, sodass Sie für einen recht ausgedehnten Zeitraum geschützt sind vor vergleichbaren Ereignissen.«

Und die antioxidativen Vitamine machen diesen Effekt zunichte, weil sie gleichsam den Brandschutz behindern.

Prof. Ristow: »Die Vitamine löschen das Feuer so früh, dass das körpereigene Abwehrsystem da gar nicht mehr mitkommt, nicht aktiviert wird und so die Abwehrkraft geschwächt wird. Dann haben Krankheitserreger Giftstoffe, Bakterien, Viren und andere Dinge leichtes Spiel.«

Schlecht fürs Kind, wenn die vermeintlichen Gesundheitsstoffe die bordeigenen Schutzsysteme lahmlegen.

Beim Eisen beispielsweise. Nicht nur der Mensch braucht Eisen, sondern auch mancher Krankheitserreger, Kleinstlebewesen, die sogenannten Mikroorganismen. Wenn nun so ein Erreger in der Nähe ist, regelt der Körper einfach den Pegel runter, und zack, ist der Angreifer ausgehungert. Der Körper hat dafür sogar ein besonderes Verfahren, über das sogenannte Depoteisen, das in einem Proteinkomplex namens Ferritin eingelagert wird. Besonders blöd ist es natürlich, wenn das Kind zu diesem Zeitpunkt Eisentabletten bekommt oder Rotbäckchen, den Saft, den Generationen von Kindern schlucken mussten (»Das Original seit 1952«). Auch die Traditionsfirma wirbt mit dem Metallgehalt im Saft, hat sich den Werbespruch sogar höchstrichterlich absegnen lassen vom Bundesgerichtshof: »Lernstark. Mit Eisen zur Unterstützung der Konzentrationsfähigkeit«.

Fragt sich nur, wie viel Eisen so ein Kind braucht. Viele Eltern geben es ihren Kindern ja, weil Experten vor Eisenmangel warnen. Der könne zu Blutarmut (Anämie) führen und schon im Babyalter »die Intelligenzentwicklung stören«, warnte bereits die Deutsche Gesellschaft für Ernährung (DGE).

Andererseits ist es so: Die Muttermilch enthält eher wenig Eisen. Und sie fördert gerade die Intelligenz. Auch tritt laut

Weltgesundheitsorganisation (WHO) Eisenmangel in den Industrieländern kaum auf, ebenso wenig Blutarmut (Anämie) – jedenfalls nicht bei Kindern, die in den ersten sechs bis acht Monaten ihres Lebens gestillt werden.

Der Grund, so die WHO: Sie haben ein Eisenlager, das lange reicht. »Der Eisenvorrat in der Leber gesunder Kinder, die von gut ernährten Müttern voll ausgetragen wurden, ist sogar groß genug, um ihren Bedarf für den größten Teil des ersten Lebensjahres zu decken.«

Als häufigste Ursache für Eisenmangel gelten hierzulande Blutungen. Und klar: Nach der Geburt und dem damit einhergehenden Blutverlust haben natürlich viele Frauen erhöhten Eisenbedarf. Ärzte empfehlen ihnen dann Eisentabletten, wobei selbstverständlich auch eisenhaltige Lebensmittel helfen können, den Verlust auszugleichen. Blutwurst mit Roten Beten und Kartoffeln, weil das darin enthaltene Vitamin C die Eisenaufnahme erleichtert. Manche Frauen mögen das sogar, zumal in solchen Situationen – weil der Körper offenbar spürt, dass er das brauchen kann.

Bei Kindern aber droht eher die Überversorgung.

Auch das BfR bewertet die Eisen-Manie deshalb eher kritisch, etwa bei den sogenannten Frühstückszerealien, die mit Eisen angereichert werden. Oder den speziellen Eisenpräparaten aus Drogeriemärkten und Apotheken. Das BfR rät auch davon ab, weil die erhöhte Eisenzufuhr »mit einem erhöhten Risiko für die Entstehung von Herz- und Krebserkrankungen« einhergehen könne.

Bei Vitaminen ist es ganz ähnlich. Auch da kann der Körper seine Versorgung eigentlich ganz gut selbst regeln. Zwar haben Kranke oft niedrige Pegel, bei Vitamin D zum Beispiel. Aber dafür hat der Körper offenbar seine Gründe. Denn wenn man diesen Menschen Vitamin D verabreicht, bessert sich die Lage keineswegs. Das ergab eine Studie von Professor Philippe Autier vom International Prevention Research Institute in Lyon, die 2013 im Magazin *The Lancet* erschienen ist. »Niedrige Vitamin-D-Spiegel sind wahrscheinlich eine Folge und nicht der Grund für diverse akute und chronische Erkrankungen«, folgerte die *Pharmazeutische Zeitung Online:* Wahrscheinlich reduziert der Körper die Level, packt das Vitamin in die Reservoirs. Bei Vitamin D könnte es mit Entzündungen zusammenhängen.

Die Hamburger Hormonexpertin Ingrid Mühlhauser sieht angesichts solcher Erkenntnisse keinen Grund, im Körper »herumzupfuschen«.

Offenbar sind Vitamine und andere Nährstoffe doch wichtiger, als den Geschäftemachern lieb sein kann. Es sind nicht nur ein paar Substanzen, mit denen man viel Geld verdienen kann. Sie spielen offenbar ganz bedeutende Rollen an zentralen Schaltstellen im Getriebe – wo erheblicher Schaden angerichtet werden kann, wenn man eine Extraportion dazwischenwirft. Da will sich der Körper nicht dazwischenfunken lassen. Er hat seine eigenen Regeln. Offenbar ist der Körper klüger als die Geschäftemacher mit ihren Wunderdrogen und Zaubermitteln.

Und wie hält es dann der Professor, der entdeckt hat, wie die Vitamine, die sogenannten Antioxidanzien, dem Körper dazwischenfunken? Frage an Professor Ristow.

Geben Sie Ihren Kindern denn so etwas?

Prof. Ristow: »Ich habe keine Kinder, aber hätte ich welche, würde ich ihnen sicher keine Antioxidanzien geben.«

Aber Äpfel würden Sie ihnen geben?

Prof. Ristow: »Äpfel, aber insbesondere auch Beerenobst mit seinen dunkelblauen und dunkelroten Farben und natürlich Gemüse, all das ist zweifelsohne gesund. Das liegt aber nicht an den Antioxidanzien darin, sondern daran, dass dort viele sogenannte sekundäre Pflanzenstoffe enthalten sind, von denen wir wissen, dass sie gesundheitsfördernd sind. Das Vitamin C, das in Obst und Gemüse enthalten ist, ist sicher nicht schädlich, aber es ist auch nicht die Ursache, warum Obst und Gemüse gesund sind. Ich habe das mal überspitzt so formuliert: Obst und Gemüse sind nicht wegen der Antioxidanzien gesund, sondern trotz der Antioxidanzien.«

Was der Körper braucht? Das weiß er selbst am besten. Und nur er selbst. Wichtig ist also fürs Kind, dass es echte Lebensmittel kriegt. Geschmacklich unmanipuliert. »Es gibt keinen Ersatz für gute, nahrhafte Lebensmittel«, sagt auch Tim Byers vom Krebszentrum der Universität Colorado.

Der Körper kann sich also offenbar selbst ganz gut versorgen. Und zwar schon überraschend früh. Wenn man ihn nur lässt.

Was aber, wenn das Kind später mal groß ist? Wenn es seine Beine nicht mehr unter den Tisch der Eltern streckt? Da muss das Kind selbst dafür sorgen, dass sein Körper kriegt, was er braucht.

Und auch das ist eigentlich ganz einfach.

Essen nach Lust und Laune

Kapitel 12, in dem Kinder die Sache selbst in die Hand nehmen

Kampf bis aufs Gemüsemesser: die Starköchin als Anführerin einer Befreiungsbewegung / Abenteuer Küche: Petersilie und Paprika weisen den Weg aus der Unmündigkeit / Die ganz persönliche Ernährung, passend für die eigene Gen-Kombination / Warum Bio-Kinder gesünder sind / Streit bei Tisch macht stark: Familien-Essen schützt vor Cybermobbing

Das Mädchen hat ein Messer in der Hand, der Junge einen Holzlöffel. Lilith schnippelt hingebungsvoll Petersilie, Nuno rührt im Edelstahl-Wok. ICH KANN KOCHEN prangt groß auf ihren Schürzen, auf den Kochmützen sind die Namen der Kinder zu lesen – und ein Autogramm der Fernsehköchin Sarah Wiener. Die steht daneben und wirft lässig ein paar Büschel von dem Küchenkraut in den Wok.

Es ist ihre Aktion: Kinder lernen kochen. Was man kocht, ob aufwendig oder schlicht, sagt sie, »das ist eigentlich wurscht«. Wichtig ist, dass sie es selbst machen. Überall in Deutschland hat sie solche Initiativen gestartet. Das Ziel: Die Kinder sollen die Macht wiedergewinnen über ihren eigenen Körper: »Kinder, die kochen lernen, können ihrem eigenen Geschmack vertrauen.«

Es geht also um Autonomie und Selbstbestimmung. Sarah Wiener ist sozusagen die Anführerin einer Befreiungsbewegung, und Kochlöffel und Gemüsemesser sind ihre Waffen im Kampf um den Ausweg aus der Unmündigkeit unserer Kinder. Nicht nur Sarah Wiener ist unterwegs an der Aufklärungsfront. Kinderkochkurse boomen. Auch Bio-Bauern veranstalten Kochtage für Kindergärten und Schulen. Im Advent gibt's Backkurse für Vater und Kind. Sogar der Abenteuer-Vermittler Jochen Schweizer, der sonst Fallschirmsprünge und Wildwasserfahrten anbietet (»Du bist, was du erlebst«), hat sie im Programm. Ganz einfach im Internet zu buchen.

Abenteuer Küche. Sogar Ikea schult kleine Kochrebellen. Das Motto: »Dir schmeckt nicht alles, was Mama kocht? Dann mach es doch einfach selbst!«

Genau! Darauf kommt es an: dass die Kinder das bekommen, was sie brauchen. Wir erziehen sie ja auch sonst zur Selbstständigkeit und zur Eigenständigkeit, sie sollen selbstbewusste Persönlichkeiten werden. Und die Basis für alles ist natürlich, dass sie sich selbst ernähren können, ihren Körper selbst versorgen und nicht abhängig bleiben von anderen.

Vor allem kleine Kinder essen »so gut wie alles«, sagt Sarah Wiener, »von der Kalbszunge bis zum gedämpften Fisch«. So war das ja auch beim kleinen Abraham und seinen Freunden bei dem Experiment von Clara Davis aus den 1920er-Jahren: Kinder wählten instinktiv das, was richtig für sie ist, aus dem, was ihnen serviert wurde. Warum? Weil ihnen ihr Körper signalisiert, was sie brauchen. Ein faszinierender Mechanismus. Aber was ist, wenn das Kind groß ist? Und da niemand mehr sitzt und die ganzen Schälchen präpariert, präsentiert und dann das serviert, worauf der kleine Herr – oder die kleine Dame – mit dem Finger zeigt. Nur die wenigsten haben ja einen Koch zu Hause oder genug Geld, um jeden Tag den Lieferservice kommen zu lassen.

Bleibt also nur: selber machen. Mit Kochlöffel und Gemüsemesser.

Selber machen! Das, was die Kinder ohnehin ständig wollen. *Do it yourself* ist ja auch im Trend, ebenso wie das saubere, ehrliche Essen. *Clean*. Frei von Chemie. Und das Angebot dafür wird auch immer besser. Überall öffnen Märkte, neue Restaurants, mit rustikalen Bänken, aber mit hohem Anspruch: echtes Essen. »Unter den in den Achtziger- und Neunzigerjahren Geborenen wird häufiger und länger gekocht als in allen Generationen zuvor«, schwärmt der Berliner Food-Aktivist und Metzgereiladeninhaber Hendrik Haase.

Höchste Zeit, dass endlich auch die Kinder in den Genuss von ehrlichem Essen kommen. Jetzt, sofort, und natürlich auch später, wenn sie groß sind.

Individuell statt industriell. Schluss mit Fremdbestimmung und Gleichmacherei. Es geht ja um unsere Kinder. Und das, was sie essen, soll sich nach ihren eigenen Interessen richten, nicht nach fremden. Die ganzen Zutaten, auch die Art der Herstellung – roh, gekocht, gebraten, gegrillt –, das soll von der persönlichen Vorliebe abhängen und nicht von industriellen Sachzwängen, wie etwa der Haltbarkeit. Erst recht die Zutaten: Nur das, was gut ist, und gut schmeckt, und natürlich – keine Chemie. Kein Kind braucht Zutaten aus dem Labor.

Wie das geht? Mit kochen, natürlich.

Der erste Vorteil: Es ist deutlich billiger. Das fängt schon bei dem Gläschen an: Selbst gemachter Kartoffel- oder auch Karottenbrei kostet 20 Cent – die gleiche Menge aus dem Gläschen von Hipp ist fünfmal so teuer. Ganz ähnlich beim Reis, da ist der selbst gemachte auch viel billiger als die strukturlose *Milchreis*-Schmiere aus dem Quetschbeutel von Alete. Oder noch schlimmer: Die Matschepampe, die bei Alete *Spätzle mit Gemüse und Käse-Sauce* heißt – fast zehnmal so teuer wie die selbst gemachten Spätzle. Die kosten gerade mal zehn Cent, die Kinder lieben sie pur oder mit selbst gemachter Sauce (original aus Knochen, macht sechs Cent pro Löffel).

Der Weg aus der Unmündigkeit: Das fängt ja schon damit an, dass sich das Kind nicht Matschepampe von Alete vorsetzen lässt und glauben muss, das seien Spätzle. Die »Textur« nennen das die Wissenschaftler. Das bedeutet, dass Essen auch etwas mit Form zu tun hat, mit fühlbaren Unterschieden, da gibt es Hartes und Weiches, Knuspriges und Zartes, da kann gekaut und gelutscht werden, all das, was auch wichtig ist, damit die Kinder ihre Wahrnehmung trainieren und sogar ihre Sprechwerkzeuge, die sie brauchen für eine klare Aussprache (siehe Kapitel 7).

Es geht um die Selbstbestimmung über die eigene Ernährung. Über den eigenen Körper. Der soll kriegen, was er braucht. Ganz nach den individuellen Bedürfnissen, der persönlichen Gen-Ausstattung. Jeder Mensch ist ja anders, schon jedes Kind isst anders, wie die Versuche von Clara Davis mit dem kleinen Abraham und den anderen Kindern gezeigt haben. Alles ist ja höchst individuell. Und deshalb braucht auch jedes Kind, wie jeder Mensch, etwas anderes.

»Intuitives Essen« nennen es manche. Tatsächlich funktioniert es ja ganz zwanglos. Der Körper kann das sehr gut regeln. Er hat dafür seine Programme, die die Evolution entwickelt hat.

Und wie schafft der Körper das, das »intuitive Essen«?

Ganz einfach: über den Geschmack. Der Geschmack ist nicht nur so ein Genuss-Ding. Im Gegenteil: Der Genuss ist sozusagen der Kompass, der zeigt, was gut ist und richtig. Der Geschmack weist den Weg, er sorgt dafür, dass der Körper kriegt, was er braucht.

Damit das funktionieren kann, müssen die Mechanismen im Körper ungehindert funktionieren können, die Programme so ablaufen, wie sie die Evolution entwickelt hat. Am wichtigsten ist da zunächst: dass sie von Schadsoftware freigehalten werden. Dass die Abläufe nicht gestört werden. Das Kind soll kriegen, was es braucht, jetzt, wenn es wächst, und später auch.

So ein Körper besteht ja nach Schätzungen von Wissenschaftlern aus zwei Millionen verschiedenen Substanzen. Aus diesen muss der Körper des Kindes erst mal aufgebaut und später, wenn das Kind groß ist, immer wieder restauriert werden. Und zwar komplett runderneuert. Also: Alle sieben bis acht Jahre wird der Körper vollkommen neu hergestellt, mit Ausnahme der Hirnzellen, sonst müssten wir auch das Alphabet alle sieben Jahre neu lernen. Und diese zwei Millionen Substanzen, aus denen Augen, Knochen, Kniescheiben, Ohrmuscheln hergestellt werden, muss das Kind erst mal finden und sich dann einverleiben.

Welche Substanzen das genau sind, weiß kein Mensch, und das Kind erst recht nicht. Aber der Körper. Faszinierenderweise weiß ja sogar der kleine Körper des Kindes, was er braucht, um zu wachsen. So wie das beim kleinen Abraham war und den anderen damals bei Clara Davis. Und genauso ist das später auch. Natürlich findet der Körper diese zwei Millionen verschiedenen Substanzen. Wenn seine Programme richtig funktionieren. Wenn seine Tankuhr richtig arbeitet, die Messsysteme intakt sind. Der Körper muss auch seine Ordner korrekt angelegt haben, in denen vermerkt ist, welche Nährstoffe in welchen Lebensmitteln enthalten sind und wie sie schmecken.

Dass Erdbeeren zum Beispiel Vitamin C enthalten, Kalium, Mangan. In der Kindheit muss der Ordner mit der Aufschrift »Erdbeeren« angelegt werden, in dem Inhaltsstoffe und Geschmack verzeichnet sind. Wenn der Körper dann bestimmte Nährstoffe braucht, scannt er alle Ordner durch und weiß, was er essen muss – und entwickelt dann gezielt Lust auf diesen Geschmack.

Wichtig ist, dass wirklich Erdbeeren kommen und nicht nur das »Aroma« aus der Geschmacksfabrik, das dem Kind vorgaukelt, es bekäme Erdbeeren (siehe *Fruchtzwerge* oder der sogenannte Fruchtjoghurt, Kapitel 3).

Also: Alles, was den Körper des Kindes täuscht, muss weg. Alle Mittel der Geschmacksmanipulation. Oberste Regel: Wenn Aroma draufsteht, ist immer etwas faul. Aber auch die anderen Mittel zur Geschmacksmanipulation: Geschmacksverstärker, Hefeextrakt. Weg damit. Wer sein Kind zu einem selbstbestimmten Leben führen will, muss es zuerst von den Geschmacksbetrügern befreien. Erst dann können die Programme im Körper korrekt funktionieren.

Dazu gehört natürlich auch und in erster Linie: die Befreiung von der Sucht nach Süßem. Denn die Sucht ist das Gegenteil von Freiheit und Selbstbestimmung.

Es ist natürlich leichter, wenn sich das Kind erst gar nicht daran gewöhnt. Kein Kind kommt mit einer angeborenen Gier nach Süßem auf die Welt. Das ist ein Ammenmärchen; schließlich gibt es in der Natur keine Süßigkeiten, also braucht das Kind auch keine. Das Kind, wenn es die penetrante Süße der Industrieprodukte nicht kennt oder vergessen hat, findet Müsli ohne Zucker voll okay. Hin und wieder ein Stück Torte, schön und gut. Marmorkuchen: klar. Weihnachtsplätzchen: ja. Aber bitte keine pausenlose Bombardierung mit Süßem, weder mit Zucker noch mit Süßstoffen und all den Ersatz-Süßmitteln. Unser Kind soll frei entscheiden können. Der Körper des Kindes muss selbst in die Spur kommen.

Am besten fürs Kind wäre, es würde sie gar nicht geben, die ganze »giftige Umgebung«, wie das der US-amerikanische Neurologe und Zuckerkritiker Robert Lustig nennt. Das nähme den Druck von uns Eltern und unseren Kindern. Wenn wenigstens der Werbedruck nachließe, damit die Kinder nicht ständig bombardiert werden mit der Reklame für *Milch-Schnitte*, *Happy Hippo* und den *Goldbären* von Haribo.

Noch besser wäre es, wenn das Essen überhaupt *clean* wäre, befreit von den Substanzen, die zur Fehlprogrammierung des kindlichen Körpers beitragen. Ohne diese Geschmacksbetrügereien wäre die Welt für Kinder schon ein kleines bisschen besser. Und ohne Farbstoffe, die natürlich reines Blendwerk sind.

Das dachten sich offenbar die Mediziner von der Internationalen Vereinigung Ärztinnen und Ärzte für Umweltschutz *(International Society of Doctors for the Environment, ISDE)*, Sie forderten: »Lebensmittel und Getränke für Kinder sollen keine künstlichen Farb- und Aromastoffe enthalten.« Sehr vernünftig. Denn so etwas braucht kein Kind. (Es braucht auch keine »natürlichen« Aromen, die kaum weniger chemisch sind als die künstlichen; siehe Hans-Ulrich Grimm: Die Suppe lügt.)

Deswegen müssten sie eigentlich komplett eliminiert werden, aus der Nahrungskette verschwinden, sagt auch ein Professor namens Vyvyan Howard von der Universität Belfast, der Präsident der Vereinigung von 30 000 Medizinern ist und ein international renommierter Toxikologe: »Diese Chemikalien haben keinen Nährwert. Es gibt Anzeichen dafür, dass Aromastoffe früh im Leben die Geschmacksempfindung und Präferenzen lebenslang beeinflussen können. Es gibt also toxikologische und physiologische Argumente für die Beseitigung aller Zusatzstoffe in Lebensmitteln für Kinder.« Die sollten also, »aus rein vorsorglichen Überlegungen«, schon mal »verboten werden«.

Eigentlich dürfte es sie ja sowieso nicht geben, wegen Verbrauchertäuschung nach dem deutschen Lebensmittel- und Futtermittelgesetzbuch (LFGB). Gemäß Paragraf 11 ist es

»verboten«, »nachgemachte Lebensmittel« »in den Verkehr zu bringen« oder solche, die den »Anschein einer besseren als der tatsächlichen Beschaffenheit« erwecken sollen. Das ist wie bei der Geldfälscherei. Nur: Wenn ein Geldfälscher auf seinen falschen Fuffziger hinten in Millimeterschrift draufdruckt: »Falschgeld«, kommt er trotzdem ins Gefängnis. Wenn ein Essensfälscher aber aufs Etikett hinten winzig klein »Aroma« draufschreibt, ist er fein raus. Aber Betrug bleibt Betrug. Zumal bei Kindern: Die können ja gar nicht lesen. Sie sind vollständig darauf angewiesen, dass ihre Eltern wissen, dass es sich um gefälschtes Essen handelt, wenn irgendwo »Aroma« draufsteht. Der Organismus des Kindes wird um Nährwert betrogen, der in echten Erdbeeren steckt, im »Aroma« aber nicht.

Also: Alle »Fruchtjoghurts«, auf denen »Aroma« steht, sind nichts anderes als »nachgemachte Lebensmittel« und müssten, wenn es mit rechten Dingen zuginge, sofort aus dem Regal verschwinden.

Red Bull könnte die Polizei gleich mitnehmen. Oder die *Monster*-Drinks. Alle Energydrinks also. Das findet jedenfalls die Weltgesundheitsorganisation (WHO), die Verkaufsbeschränkungen für Minderjährige fordert. Zudem strebt sie strengere Regeln für Food-Werbung bei Kindern an und eine Steuer von mindestens 20 Prozent auf Softdrinks. Die Regierungen müssten endlich einsehen, meinte WHO-Generalsekretärin Margaret Chan im Herbst 2016, dass es nicht ein Zeichen von »individueller Willensschwäche« sei, wenn immer mehr Menschen dick und krank werden, sondern ein »Versagen der Politik«, die sich den machtvollen Konzernen nicht ebenso mächtig entgegenstellen möchte.

Im Kampf gegen die Gesundheitsschäden durch Rauchen hatte sich die Politik ja auch irgendwann gegen die Interessen der Tabaklobby gestellt. »Genauso, wie wir steuerliche

Maßnahmen ergreifen, um die Menschen von Alkohol und Nikotin abzuhalten, könnten wir auch bei der Nahrung vorgehen«, sagt Professor Mike Rayner von der Abteilung für Öffentliche Gesundheit *(Public Health)* der Universität Oxford: »Es gibt viele Beweise dafür, dass das helfen könnte.«

Zucker gilt schließlich schon als der neue Tabak. »Es wird immer Softdrinks geben, aber ich glaube, die Ära geht langsam vorbei, in der es akzeptabel ist, dass Kinder den ganzen Tag Softdrinks schlucken«, sagt die New Yorker Ernährungsprofessorin Marion Nestle.

Dazu gehören dann natürlich auch Werbeverbote. Oder Schockfotos, wie auf Zigarettenpackungen. Viele Länder gehen schon in diesem Sinne voran oder jedenfalls in diese Richtung.

Litauen zum Beispiel hat im Jahr 2014 ein Verkaufsverbot von Energydrinks an Minderjährige erlassen. Bei Zuwiderhandlung droht eine Strafe von bis zu 120 Euro. Das Gesetz wurde erlassen, weil einer Umfrage zufolge etwa 10 Prozent der litauischen Schüler mindestens einmal pro Woche ein solches »Aufputschgetränk« trinken, vor allem *Red Bull.* Nach Ansicht der dortigen Behörden könne der hohe Gehalt an Koffein und Taurin zu Hyperaktivität und sogar zu dauerhafter Abhängigkeit führen. Das kleine Land mit nicht einmal drei Millionen Einwohnern setze sich mit dem Gesetz an die Spitze des globalen Fortschritts, so ein Sprecher des Gesundheitsministeriums. »Das ist ein revolutionärer Fortschritt in der Welt, kein anderes Land hat eine derartige Maßnahme beschlossen.«

Und der Erfolg stellte sich prompt ein: ein »dramatischer Verkaufsrückgang« in den Geschäften, wie die Marktforscher von Euromonitor International feststellten, um 8 Prozent.

Das Verbot in Litauen erging auch vor dem Hintergrund weltweit wachsender Kritik an den Energydrinks. Es wurde auch daran erinnert, dass Marktführer Red Bull in den USA eine Millionenstrafe wegen falscher Versprechen in der Werbung akzeptiert hatte, weil das Getränk entgegen der Werbeaussage keine Flügel verleihe, was bei den Klägern zu einer großen emotionalen Enttäuschung geführt habe.

Als Musterbeispiel gilt auch Mexiko. Das Land, das sogar mehr noch als die USA mit Übergewicht, Fettleibigkeit und den Begleiterkrankungen zu kämpfen hat, hat eine Zuckersteuer eingeführt – mit Erfolg. Mexiko ist mit einem Pro-Kopf-Verbrauch von 163 Litern weltweiter Spitzenreiter beim Konsum von Softdrinks. Ein Drittel aller unter 18-Jährigen ist übergewichtig, bei den Erwachsenen sind es sogar 70 Prozent.

Im Juli 2014 ist ein neues Gesetz in Kraft getreten, das Werbespots für Softdrinks verbietet, werktags zwischen 14.30 und 19.30 Uhr und an Wochenenden ganztags von 7.30 und 19.30 Uhr. Da darf weder im Fernsehen noch in Kinos für *Coca-Cola, Fanta* & Co. geworben werden. Ein Jahr zuvor wurde die Steuer für kalorienreiche Lebensmittel um 8 Prozent angehoben und für Softdrinks eine Sondersteuer von einem Peso (rund fünf Cent) pro Liter eingeführt, was zu einer Preiserhöhung von etwa 10 Prozent geführt hat.

Die Maßnahme hat den Softdrink-Konsum gebremst, ergab eine im Jahr 2016 im Fachblatt *British Medical Journal* veröffentlichte Studie mexikanischer und US-amerikanischer Forscher. Nach Einführung der Steuer fiel der Verbrauch der besteuerten Getränke um 6 Prozent, unmittelbar nach der Einführung der Steuer sogar um 12 Prozent. Zugleich stieg der Verbrauch von steuerfreien Getränken wie Wasser.

Und in der US-Stadt Philadelphia sank der Konsum von süßen Softdrinks gleich mal um 40 Prozent, als Anfang 2017 eine solche Steuer eingeführt wurde – ganz souverän, auf lokaler Ebene.

Auch in Großbritannien, Frankreich, Finnland und Ungarn wollen die Regierungen ähnliche Wege gehen.

In Europa gibt es bis jetzt nur eine freiwillige Selbstbeschränkung der Hersteller. Der sogenannte EU-*Pledge*. Das bedeutet so viel wie: Gelöbnis. Das lautet: »Wir werden unsere Werbung für Kinder ändern.« Das ist jetzt nicht so viel, aber umso feierlicher wurde das Gelübde abgelegt, von Firmen wie Burger King, Coca-Cola, Danone, Ferrero, Kellogg's, Mars, McDonald's, Nestlé, Pepsi und Unilever. In der Schweiz gibt es zudem den *Swiss Pledge*. In Wahrheit ist das natürlich eher lachhaft, so eine »Selbstbeschränkung«. Die Verbraucherorganisation Foodwatch nennt den *Pledge* ein »Feigenblatt« für Kinder-Werber: In Wahrheit seien die Regeln »so ausgestaltet, dass es keine ernsthafte Beschränkung gibt«. Es existierten so viele »Schlupflöcher«, dass die Unternehmen selbst für Frühstücksflocken, die zu einem Drittel aus Zucker bestehen, weiter uneingeschränkt werben dürften.

Viele, ja sogar die meisten Verbraucher, vor allem die Eltern, hätten nichts dagegen, wenn der Staat sich mehr einmischen würde. Das kam 2016 bei einer Studie der Heinrich-Heine-Universität Düsseldorf heraus, die sogar von der Ernährungsindustrie in Auftrag gegeben wurde. Die Medien wundern sich immer darüber, nennen das »Bevormundung« der Verbraucher und staunen, dass die mündigen Verbraucher es gar nicht so schlimm finden, wenn sie besser aufgeklärt und weniger mit Werbung belästigt werden.

So fände eine Zweidrittelmehrheit der Befragten eine sogenannte Lebensmittelampel gut. Ebenso viele, genau 68,8 Prozent der Befragten, würden sich auch durch Verzehrempfehlungen auf der Verpackung nicht bevormundet fühlen. Sogar gegen Schockbilder, wie auf Zigaretten, hätten die Befragten mehrheitlich nichts einzuwenden. Etwa die Hälfte der Befragten fände einen staatlich festgelegten Höchstwert für Salz in Lebensmitteln gut. Ein Drittel aller Bürger wären für eine Zuckersteuer, um dem Verzehr von Süßzeug entgegenzuwirken. Und 74 Prozent, das ergab eine Umfrage der Verbraucherorganisation Foodwatch, fänden Werbebeschränkungen bei Kinderlebensmitteln richtig.

»Beim Essen lassen sich die Deutschen gerne bevormunden«, staunte *Der Spiegel.* Und es klang fast ein wenig mitleidig: »Aus Sicht der Lebensmittelwirtschaft hätte die Studie kaum schlechter ausfallen können. In ihrem Kampf gegen immer mehr staatliche Regelungen steht die Branche offenbar auf verlorenem Posten.«

So ganz allein ist die Food-Industrie indessen nicht. Die Politik in Deutschland steht stets eng an ihrer Seite, weigert sich zum Beispiel strikt, irgendwelche Maßnahmen zu ergreifen. Eine Zuckersteuer etwa. Bei einer Tagung des Food-Lobbyverbands BLL (Bund für Lebensmittelrecht und Lebensmittelkunde) im Oktober 2016 formierte sich gar eine Allparteienkoalition zur »Ablehnung einer Zuckersteuer«, freute sich die *Lebensmittelzeitung:* »Alle Diskutanten« aus den diversen Parteien waren sich da »einig«.

Und auch die Medien sind eher dagegen, nehmen den Zucker mitunter gern in Schutz: »Medizinisch gesehen ist die Verteufelung des Zuckers Unsinn«, behauptet, streng kontrafaktisch, die *Süddeutsche Zeitung.*

Von Werbeverboten halten sie natürlich auch nicht viel, die sogenannten Qualitätsmedien.

»Ein Süßigkeitenwerbeverbot wird Deutschlands Kindern nicht helfen«, verkündet der Berliner *Tagesspiegel:* »Es macht sie nicht dünner, es macht sie dümmer.« Das ist natürlich eine supergute Qualitäts-Formulierung. Nicht dünner, sondern dümmer. Aber was soll das bedeuten?

Kinder werden dümmer, wenn sie nicht mehr mit Werbung belästigt werden? Das ist natürlich dummes Zeug. Die Wahrheit: Für viele Medien wie den *Tagesspiegel* wäre es blöd, wenn plötzlich die Millionen fehlten von Anzeigenpartnern wie Ferrero, Coca-Cola, Red Bull, Haribo und anderen Süßzeug-Konzernen sowie den Supermarktketten, die da allwöchentlich ganzseitig werben. Für die Medien ist es natürlich besser, sie dürfen Millionen kassieren und die Leute und ihre Kinder mit Reklame für ungesundes Zeug zuballern und dann den Leuten höhnisch zurufen, selber schuld, wenn ihr das alles kauft, wofür wir werben!

Und so findet also der *Tagesspiegel:* »Verhaltensänderungen erreicht man nicht, indem man ein paar Spots verbietet.«

Wie dann? Tja, meint das Qualitätsblatt, es »hilft nichts: Wenn sich Kinder gesünder ernähren sollen, muss man es ihnen beibringen. Dass Mineralwasser und frisches Gemüse dennoch besser für sie sind, müssen sie lernen.« Und wer soll es ihnen beibringen?

Die Medien wie der *Tagesspiegel* schon mal nicht. Sie wollen ja die Kinder weiter mit Süßzeug-Werbung bombardieren. Wer soll dann dagegen ankämpfen? Klar, alle anderen: »Eltern und Lehrer sollen es ihnen beibringen. Sie müssen die Vorbilder sein. Lebensstile und Ernährungsgewohnheiten werden zu Hause, vielleicht auch in der Schule gebildet – und nicht beim Anschauen eines Werbespots.« Also: »Eltern müssen zu Hause selber kochen, anstatt ständig überzuckerte und überfettete Packungen warm zu machen.«

Auch die Krankenkassen sind seltsamerweise gegen staatliche Maßnahmen, etwa Steuern auf Süßzeug. »Menschen wissen, was (un)gesunde Ernährung ist. Verbote oder Steuern ändern nichts«, twitterte Anfang 2017 die Technikerkasse, die mit knapp zehn Millionen Versicherten größte Krankenkasse. Um die Gesundheitskompetenz der Bevölkerung zu fördern, müsse man positive Anreize setzen.

Von denen, die vom Ungesunden profitieren, ist also keine große Unterstützung zu erwarten. So bleibt den Eltern gar nichts anderes übrig, als selbst die Konsequenzen zu ziehen. Gefahr erkannt, Gefahr gebannt. Professor Vyvyan Howard von der Universität Belfast kündigte jedenfalls schon mal familieninterne Konsequenzen an: »Meine eigene zwei Jahre alte Tochter Hannah bekommt ganz sicher keine Produkte, die Zusatzstoffe enthalten!«

Das ist der Weg zur Selbstbestimmung, zum Beispiel für die Kinder, die zur Zappeligkeit neigen, die Hyperaktiven. Sie nehmen die Verantwortung für ihr Wohlbefinden sozusagen selbst in die Hand, sagt die Freiburger Ernährungswissenschaftlerin Christina Clement, die für »Anders essen« plädiert in solchen Fällen (siehe Kapitel 8). Viele haben ja bisher Tabletten wie *Ritalin* genommen und waren somit abhängig und fremdbestimmt in einem ganz zentralen Feld, bei ihrer Stimmung, ihrem Verhalten, auch den anderen gegenüber.

Jetzt gewinnen sie auch ein Stück Souveränität zurück, sagt Ernährungsexpertin Clement: »Damit habe ich es auch als Kind in der Hand. Ich kann sagen, wenn ich das esse, dann weiß ich genau, dass es mir hinterher nicht guttut. Aber ich kann abwägen, wenn ich morgen eine Klausur schreibe und ich möchte mich konzentrieren können, also dann lasse ich den Käse weg, dann kann ich mich konzentrieren. Und wenn die Klausur rum ist, kann ich ihn wieder essen, dann ist es ja in Ordnung, dann bewertet mich ja keiner. Man ist einfach ein bisschen mündiger, weil man es praktisch ein Stück weit selbst in der Hand hat. Und die Kinder beobachten sich sehr gut. Das ist wirklich so.«

Das Kind wird mündiger. Und der Körper wird stärker, souveräner. Auch die Abwehrkräfte werden gestärkt, das

Immunsystem kann besser gegen Angreifer vorgehen. Der Körper des Kindes kann selbst reagieren, selbst kämpfen, wenn er bedroht wird, von Krankheitserregern, von den Bakterien und Viren, die im Kindergarten rumschwirren und in der Schule. Wenn es besser genährt wird, ist das Immunsystem offenbar besser auf Zack.

Kinder von den sogenannten Waldorfschulen jedenfalls sind auffallend gesünder als ihre sonstigen Altersgenossen. Das kam bei einer Studie heraus über die Gesundheit von Absolventen dieser Einrichtungen (Titel: *The Effect of Attending Steiner Schools during Childhood on Health in Adulthood*), veröffentlicht im September 2013 auf der Open-Access-Plattform *Plos One*. Waldorfschulen gehören zu den Einrichtungen, die auf Rudolf Steiner zurückgehen, den Begründer der sogenannten Anthroposophie, wie auch der Demeter-Verband, der bei den Bio-Verbänden als Qualitätsspitze gilt.

Ergebnis der Studie: Die ehemaligen Waldorfschüler litten seltener an Arthrose und Gelenkschmerzen, an Magen-Darm-Beschwerden sowie an Schlaf- und Gleichgewichtsstörungen und auch weniger an Allergien – und sogar Erkältungen. Folgerichtig waren sie auch nicht so oft im Krankenhaus. Und schlanker waren sie auch noch. Vielleicht auch, darauf deuten die Daten ebenfalls hin, haben sie seltener Bluthochdruck, Rücken- und Kopfschmerzen.

Das könnte vielleicht daran liegen, dass Waldorfschüler oft zu den Bessergestellten gehören, weil ihre Eltern schlicht mehr Geld haben und in einer besseren Gegend wohnen. Womöglich leben sie auch sonst gesünder, treiben mehr Sport. Womöglich sind es am Ende sogar die seltsamen Gymnastikübungen, deretwegen sie oft verspottet werden (»Eurhythmie«), die gesundheitsfördernd wirken.

Aber: Dies alles spielte keine Rolle. Unterschiede wurden unabhängig von solchen Faktoren festgestellt, versichern die

Steiner-Forscher. Vielleicht hängt es wirklich vor allem mit der Qualität der Nahrung zusammen. Die scheint bei den Demeter-Jüngern tatsächlich höher zu sein. So bereiten mehr als drei Viertel der Waldorfschulen ihre Mahlzeiten vor Ort frisch zu. Sie verarbeiten weniger Fleisch und natürlich mehr Bioprodukte.

Frisch ist natürlich schon mal besser fürs Immunsystem. Frei von all den Chemikalien, die das Mittagessen aus der Catering-Fabrik haltbarer machen und billiger – aber die Abwehrkämpfer drunten im Darm nachweislich schwächen. Frisch ist auch besser, weil das Kind so mehr Vitamine kriegt und mehr Leben, die überaus wichtigen und nützlichen Mikroben, die das Immunsystem so dringend braucht für seine Manöver und die Zielsicherheit im Abwehrkampf.

Tatsächlich ergaben auch andere Studien, dass das Immunsystem der Kinder aus anthroposophischen Familien besser ist: Sie haben generell weniger Probleme mit Heuschnupfen, Neurodermitis oder Asthma.

Und womöglich hat das auch damit zu tun, dass sie mehr Bio-Lebensmittel essen. Ist Bio doch besser? Sogar: gesünder?

Die Medien behaupten ja immer wieder: »Bio ist nicht besser.« Und beziehen sich auf Wissenschaftler. Oder auch auf die angesehene Stiftung Warentest. Die hatte in der Tat immer wieder »Qualitätsmängel« bei Bioprodukten beklagt. Bei genauem Hinsehen ging es dabei aber immer um ganz spezielle Bioprodukte: Tütensuppen, Pulverpürees und all andere sogenannte »hochverarbeitete Lebensmittel«. Also: Bio-Fast-Food. Fabrik-Bio. Da haben »Biohersteller bisher die größten Probleme«, klagte die Stiftung Warentest. Weil: Da geht's leider nicht ohne die Künste der Chemiker.

Anders sieht es aus, wenn die Naturkost noch eher natürlich ist: »Bio scheitert oft bei Fertiggerichten, punktet aber bei naturnaher Produktion«, bilanzieren die Warentester: »Kommt es auf naturnahe Produktion an, setzt Bioware meist Qualitätsstandards.« Fazit: »Frisch vom Feld: Bio ist meist top.« Da meint auch die Stiftung Warentest: »Das ist ein klarer gesundheitlicher Vorteil.« Bio ist gesund – bis zum Fabriktor, schrieb auch das Wissenschaftsmagazin *New Scientist* (siehe Hans-Ulrich Grimm: Vom Verzehr wird abgeraten).

Sobald Bio-Früchte industriell bearbeitet werden, schwindet natürlich der Vorteil. Auch bei Bio-Milch – wenn sie ultrahocherhitzt wird, und deshalb ist Bio-H-Milch nicht weniger tot als die normale H-Milch. Oder die sogenannte ESL-Milch. ESL bedeutet: *Extended Shelf Life,* also: verlängerte Haltbarkeit im Regal. Die Milch hält ein paar Wochen statt nur ein paar Tage – weil alles Leben aus ihr entfernt worden ist. Also: all die Mikroben, die wichtig wären fürs Immunsystem. So eine Milch erhöht mithin die Anfälligkeit für Allergien und Krankheiten – auch in der Bio-Version, etwa von der Firma Schwarzwaldmilch, bundesweit bekannt als Sponsor des Fußballclubs SC Freiburg. Die haben klammheimlich ihrer »Bio«-»Frischmilch« alles Leben ausgehaucht. Und der einzige Hinweis darauf ist fast nur mit der Lupe zu lesen: »Länger haltbar« steht da, winzig klein.

Eigentlich müsste in fetten Lettern vorne draufstehen: »SCHLECHTER FÜRS IMMUNSYSTEM: Ihre ESL-Schwarzwaldmilch«.

Also: Das ist purer Bio-Bluff.

Dabei ist echte, frische Bio-Milch natürlich viel besser. Bio-Milch enthält mehr gesunde Fettsäuren, jedenfalls wenn die Kühe artgerecht gehalten werden und auf der Wiese grasen dürfen. Mehr Omega-3-Fette, die gut sind fürs Herz, für die Sehkraft, aber vor allem für die Psyche, fürs Wohlbefinden. Sie enthält auch mehr sogenannte CLA-Fette, die sogar schlank machen sollen, weil sie Fettzellen killen können (siehe Hans-Ulrich Grimm: Die Kalorienlüge). Und je näher sie noch an dem Ursprungsprodukt der Kuh ist, desto besser ist die Milch für die Immunstärke.

Zudem enthält Bio-Milch weniger von den neu entdeckten Altersbeschleunigern, den sogenannten Advanced Glycation End Products, die dafür sorgen können, dass manche Krankheiten früher auftreten können (AGEs, siehe Kapitel 3). Wissenschaftler von der Technischen Universität Dresden haben 2016 nachgewiesen, dass die Milch von Öko-Tieren weniger von diesen Problemstoffen enthält, weil diese öfter Gras fressen dürfen. Das Kraftfutter ihrer konventionellen Kolleginnen hingegen enthält mehr davon, weil es industriell produziert und offenbar erhitzt wird.

Wenn die Naturkost also konsequent naturnah bleibt, dann kann sie in der Tat gesundheitliche Vorzüge haben. Bio-Früchte enthalten mehr von sogenannten sekundären Pflanzenstoffen, dazu gehören Antioxidanzien wie etwa die Polyphenole, die in richtiger Dosierung vor Krebs schützen sollen, aber auch vor Herz-Kreislauf-Erkrankungen, und die darüber hinaus das Gehirn auf Trab halten sollen. Sie enthalten mehr von sogenannten Flavonoiden und Betacarotinen.

Die Bio-Früchte enthalten natürlich auch weniger Gifte, Pestizide, die als Hormonstörer *(Endocrine Disruptors)* wirken und viele Körperfunktionen stören. So haben Bio-Esser nach einer dänischen Studie um 43,1 Prozent höhere Spermienkonzentrationen – und sie sind folgerichtig fruchtbarer. Kinder, die Bio essen, sind sechsmal weniger mit hochgiftigen Organophosphaten belastet, fanden US-Forscher der Universität von Washington in Seattle heraus. Und damit sind sie womöglich weniger gefährdet in Sachen ADHS.

Und für die Figur ist Bio wohl auch besser; so eine ausführliche Zwischenbilanz, die Anfang 2017 in der Zeitschrift *Food & Nutrition Research* erschienen ist. Jedenfalls deuten einige Untersuchungen darauf hin, dass es da »positive

Zusammenhänge« gebe, dass Ökos jedenfalls seltener übergewichtig seien. Womöglich liegt es schon an der Muttermilch – die ist, wenn Mama auf dem Öko-Trip ist, natürlich auch bio, enthält etwa mehr von den gesunden CLA-Fetten, die von Vorteil sein sollen für die schlanke Linie.

Am wichtigsten aber ist wohl: Bio enthält offenbar mehr von einem Stoff, der als allgemeine Abwehrwaffe wirkt. Salicylsäure. Das ist der Wirkstoff aus dem *Aspirin*, der gesund hält, weil er Krankheiten abzuwehren hilft. Diesen Stoff betrachten manche Forscher als eine Art Universalheilmittel der Natur, das leider aufgrund moderner industrieller Landwirtschaftsmethoden aus der Nahrung weitgehend verschwunden – in Bio-Nahrung aber vorhanden ist.

Er wirkt unter anderem Arterienverhärtung und Darmkrebs entgegen, wird sogar als Therapeutikum gegen neurodegenerative Erkrankungen angesehen. Er soll das Alzheimerrisiko um mehr als 10 Prozent reduzieren, das Risiko für Herzanfälle und Schlaganfall um mindestens ein Drittel. Gegen Rheuma soll er auch helfen und sogar verschiedenen Krebsarten vorbeugen.

Der britische Gesundheitsexperte Gareth Morgan vom National Public Health Service in Wales meint: Aufgrund unserer Veränderungen in der Nahrungsproduktion und veränderten Essgewohnheiten »scheinen wir jetzt einen Mangel an Salicylaten zu haben. Jeder ist immer Faktoren ausgesetzt, die sein Risiko für Krankheiten erhöhen oder verringern. Salicylate könnten helfen, die schädlichen Effekte von Faktoren zu begrenzen, die das Krankheitsrisiko erhöhen.«

Das ist natürlich vor allem bei Kindern wichtig, deren Abwehrsystem früh im Leben trainiert und programmiert werden soll. Das wäre ein Weg, sich wieder selbst zu schützen. Die Körper der Kinder zu kräftigen, stark zu machen gegen Attacken von Krankheitserregern. Die Abwehrkräfte stärken.

Es kommt aber nicht nur auf die Qualität der einzelnen Nahrungsmittel an. Es kommt auch auf die ganze Esskultur an, wenn es darum geht, dass das Kind groß und stark wird, und intelligent dazu.

Das fängt schon früh am Morgen an. Das Frühstück ist ohnehin kaum zu überschätzen als IQ-Förderer. Klar, es gibt viele, vor allem Frauen, die es problemlos ohne Frühstück durchs Leben geschafft haben. Für Kinder aber und für ihre Intelligenzentwicklung, vor allem ihre Schulkarriere, spielt das Frühstück offenbar tatsächlich eine zentrale Rolle.

Es steigert messbar die Leistungen, fanden Gesundheitswissenschaftler um Hannah Littlecott von der Universität im britischen Cardiff heraus bei ihrer Studie mit 5000 Schülern im Alter von neun bis elf Jahren. Kinder, die zu Hause frühstücken, hatten doppelt so hohe Chancen auf überdurchschnittliche Noten wie ihre Klassenkameraden, die nicht frühstückten, berichteten die Forscher im Journal *Public Health Nutrition*.

Das Frühstück zu Hause hält sogar das Herz der Kinder gesund. Dies zeigte eine Studie im *European Journal of Clinical Nutrition*, basierend auf Daten von Kindern aus acht europäischen Ländern im Rahmen des EU-Projekts IDEFICS. Ergebnis: Die Kinder, die täglich zu Hause frühstücken, haben bessere Blutwerte und weniger Risiko-Marker für Herzprobleme.

Klar ist, und das zeigen ebenfalls Studien: Wenn das Frühstück aus Süßigkeiten und gezuckerten Snacks besteht, ist es mit den Leistungen nicht so weit her. Gezuckertes Industrie-Müsli oder ein Brötchen mit Nutella jagen den Hirn-Treibstoff Glukose rasant in die Höhe – lassen ihn aber genauso schnell absacken. Für Konzentrationsfähigkeit und Lernkraft ist das natürlich eine Katastrophe.

Ganz anders ist es beim echten Müsli mit Haferflocken,

die ja neuerdings als Superfood gelten. Der Hafer soll Gedächtnis und Denkvermögen verbessern, das Wohlbefinden steigern, Ängste bremsen und nervöser Erschöpfung vorbeugen. Also: allerbeste Voraussetzungen, um gut durch den Schultag zu kommen.

Das haben jetzt sogar Wissenschaftler, von der Tufts University bei Boston, mit dem sogenannten *Oatmeal,* jenem Haferbrei, der jetzt in *Clean-Eating*-Kreisen so schick ist: einfach Haferflocken nehmen, mit Wasser auflösen, ein bisschen Obst dazu … Man könnte es auch einfach Müsli nennen. Das Ur-Müsli aus der Schweiz jedenfalls geht ja ganz ähnlich.

Das Leinöl kann das Müsli (oder das *Oatmeal*) dann noch mal verbessern. Es enthält bekanntlich so viele Omega-3-Fettsäuren wie sonst kein anderes Lebensmittel. Eine ideale Grundlage also fürs Lernen und auch fürs Wohlbefinden. Kein Wunder, dass in vielen Weltgegenden Leinöl sozusagen als geheimes Stärkungsmittel für Schulkinder gilt – sogar in China, in der Inneren Mongolei hat das die Großmutter empfohlen, für den Reis allerdings, Müsli kannten Großmütter dort früher noch nicht.

Dank Globalisierung verbreiten sich die guten Gewohnheiten heute rund um den Erdball. Ganz neu im Trend ist: Suppe zum Frühstück. Die Knochenbrühe, die in New York ganz hip ist, oder die klassische Hühnersuppe, ganz billig und schnell gekocht auf Vorrat aus sogenannten Karkassen, natürlich Bio, mit ein bisschen Ingwer und Knoblauch (siehe Hans-Ulrich Grimm: Vom Verzehr wird abgeraten).

Überraschend wichtig ist ganz generell das gemeinsame Essen zu Hause. Vor allem das Abendessen. Das scheint sogar stärkende Wirkung auf die Psyche der Kinder zu haben, steigert die Souveränität, die Selbstbehauptungskräfte. Kinder, die das gemeinsame Abendessen gar nicht kennen, sind dicker und auch häufiger verhaltensauffällig, berichten kanadische Wissenschaftler, die das Essverhalten von mehr als 26 000 Minderjährigen erkundet haben. Sie ziehen sich eher zurück, sind ängstlicher und aggressiver. Ihre Altersgenossen hingegen, die mindestens dreimal die Woche im Kreise der Familie essen, haben sogar einen größeren Wortschatz.

Das liegt vermutlich an den vertrauten Streitereien bei Tisch und an der gleichzeitigen familiären Intimität, meint Professor Manfred Spitzer, Ärztlicher Direktor der Psychiatrischen Universitätsklinik Ulm: »Man sitzt beisammen, die Nahrungsaufnahme sorgt für lustvolle Stimmung und gedämpfte Aggressivität.« Kurz: weil alle miteinander reden. »Wenn es das gemeinsame Abendessen in der Familie nicht schon gäbe«, sagt Spitzer, »man würde es rasch erfinden.«

Eine Studie hatte sogar ergeben, dass das *Family Dinner*, das Abendessen in der Familie, vor Mobbing in den sozialen Netzwerken schützen kann, dem sogenannten *Cybermobbing*, so die Studie, die im November 2014 in der Zeitschrift *JAMA Pediatries* erschienen ist.

Sogar bei psychischen Problemen und Drogenmissbrauch, meint der Ulmer Professor Spitzer, gebe es einen »Dosiseffekt des gemeinsamen Familienabendessens«. Je öfter gemeinsam zu Abend gegessen wird, desto weniger Drogen konsumiert das Kind.

Dabei gehe es nicht einfach um das Essen, sondern »darum, dass der junge Mensch über sich und seine Probleme sprechen kann, dass ihm jemand zuhört«. Es geht um das elterliche Nachfragen und Kümmern, also »ganz allgemein um die soziale Unterstützung«.

Das senkt den Stress, das Kind neigt dadurch auch weniger zu Übergewicht, wie US-Wissenschaftler ebenfalls herausgefunden haben.

Jenseits der gedämpften Aggressivität gibt es ja noch die

latente Heiterkeit. Kinder lachen ja sowieso gern, 400-mal am Tag, wie Statistiker gezählt haben wollen. Und das Lachen verbessert nicht nur den Gemütszustand, es stärkt das Immunsystem, weil es im Körper die sogenannten T-Zellen aktiviert, die das Immunsystem stärken.

Also, es geschieht da sehr viel, wenn Menschen zum Essen beisammensitzen, und das trägt wohl auch einiges zum positiven Effekt dieser kulturellen Errungenschaft bei. »Möglicherweise wurde der Aspekt der Esskultur und des entspannten Genusses der Nahrungsaufnahme zu Unrecht nicht ausreichend wissenschaftlich beachtet«, schrieb der Berliner Professor Andreas Michalsen, Chefarzt der Abteilung Naturheilkunde im Immanuel Krankenhaus Berlin, im *Bundesgesundheitsblatt*.

Das gehört natürlich alles zusammen: die Stimmung, das Miteinander, das echte, evolutionär bewährte Essen, passend fürs Mikroklima draußen und die persönliche Gen-Ausstattung drinnen.

Und da muss das Kind hineinwachsen. Damit es Wurzeln schlagen kann in dieser Kultur. Damit sein Organismus ordentlich programmiert wird fürs richtige Essen, damit die *Software* richtig voreingestellt wird. Und natürlich die *Hardware* komplett ist. Und wenn es dann später mal flügge wird, muss es rechtzeitig lernen, das alles selbst herzustellen. Und das macht den Kindern natürlich großen Spaß, sie kriegen eine Schürze umgebunden, die Kleinen dürfen auf der Arbeitsplatte sitzen, wenn sie größer sind, auf einem Stuhl danebenstehen. Und los geht's: Mehl, Eier und Milch rühren für den Pfannkuchen, und dann Achtung, wenn er in der Luft gewendet wird. Da passiert ja auch ordentlich was. Es kocht und brodelt, es riecht und es ist schmodderig. Und die Spannung steigt. Mit Feuer und Flamme ist es heiß und gefährlich, mit dem Kuchenteig kann man ganz schön rumschmieren, selbst aus dem Teig Figuren kneten und dann sehen, was im Backofen passiert.

Schon das Einkaufen macht Spaß. Beim Metzger gibt es Wurstscheiben, der generationsübergreifende Trick zum Anfixen. Auf dem Wochenmarkt gibt es Erdbeeren zum Naschen geschenkt oder Trauben, und für die kleine Kundin noch ein Kompliment dazu für den schicken pinken Hut. Also: Nicht nur das echte Essen macht Spaß. Auch das ganze Drumherum macht auch Kinder glücklich, mehr noch als der Spielplatz. Sogar das ist wissenschaftlich nachgewiesen worden, im Jahre 2016 von Forschern aus Oxford.

Und dazu schmeckt es – und verschafft so ganz zwanglos und genussbasiert dem kleinen Körper die nötigen Nährstoffe. So kann das Kind lernen, seinen Instinkten zu folgen. Intuitiv essen, ohne den Geschmacksbetrügern zu folgen. So kann die Weisheit des Körpers sich entfalten, von der die Pionierin Clara Davis gesprochen hatte.

Das Kind findet so den Weg zu seiner ganz persönlichen Ernährung, passend zum Genprofil drinnen und den Umständen draußen, in seiner Umgebung. So ist es dann gut vorbereitet auf das Leben später. Das hoffen wir jedenfalls. Der Kompass ist ausgerichtet, die Störer sind eliminiert und damit die Voraussetzungen geschaffen, die Grundlagen gelegt für das, was am wichtigsten ist, wenn es um die gesunde Ernährung geht:

Essen nach Lust und Laune, fröhlich und ungestört.

Literatur

Bücher

Badinter E: Der Konflikt. Die Frau und die Mutter. Dtv 2012.

Brost M, Wefing H: Geht alles gar nicht. Warum wir Kinder, Liebe und Karriere nicht vereinbaren können. Rowohlt 2015.

Carlos G: Mein Kind will nicht essen. Ein Löffelchen für Mama … La-Leche-Liga Deutschland 2002.

Chatoor I: Fütterstörungen bei Säuglingen und Kleinkindern. Diagnose und Behandlungsmöglichkeiten. Klett-Cotta 2012.

Dohmen B: Baby-Ernährung. Stillen, Fläschchen, Breie. Richtig und gesund ernährt von 0 bis 2 Jahre. Trias 2010.

Grimm H-U, Ubbenhorst B: Leinöl macht glücklich. Das blaue Ernährungswunder. Knaur 2012.

Grimm H-U: Chemie im Essen. Lebensmittel-Zusatzstoffe; wie sie wirken, warum sie schaden. Knaur 2013.

Grimm H-U: Die Ernährungslüge. Wie uns die Lebensmittelindustrie um den Verstand bringt. Knaur 2011.

Grimm H-U: Die Kalorienlüge. Wie uns die Nahrungsindustrie dick macht. Knaur 2015.

Grimm H-U: Die Suppe lügt. Die schöne neue Welt des Essens. Knaur 2015.

Grimm H-U: Garantiert gesundheitsgefährdend. Wie uns die Zucker-Mafia krank macht. Knaur 2013.

Grimm H-U: Tödliche Hamburger. Wie die Globalisierung der Nahrung unsere Gesundheit bedroht. Hirzel 2010.

Grimm H-U: Vom Verzehr wird abgeraten. Wie uns die Industrie mit Gesundheitsnahrung krank macht. Knaur 2012.

Prescott SL: Origins: early-life solutions to the modern health crisis. UWA Publishing 2015.

Rapley G, Murkett T: Baby-led Weaning – Das Grundlagenbuch. Der stressfreie Beikostweg. Kösel 2013.

Schmidt N: artgerecht – Das andere Baby-Buch. Natürliche Bedürfnisse stillen. Gesunde Entwicklung fördern. Naturnah erziehen. Kösel 2015.

Shanker S: Das überreizte Kind. Wie Eltern ihr Kind besser verstehen und zu

innerer Balance führen. Mit der weltweit bewährten Methode der Selbstregulierung. Mosaik 2016.
Wilson B: First Bite. How We Learn to Eat. New York: Harper Collins 2015.

Aufsätze

Adebamowo CA, Spiegelman D et al.: High school dietary dairy intake and teenage acne. J Am Acad Dermatol. 2005 Feb;52(2):207–14.

Alm JS, Swartz J, Lilja G, Scheynius A, Pershagen G: Atopy in children of families with an anthroposophic lifestyle. Lancet. 1999 May 1;353(9163):1485–8.

Alsunni AA: Energy Drink Consumption: Beneficial and Adverse Health Effects. Int J Health Sci (Qassim). 2015 Oct;9(4):468–74.

Araújo JR, Martel F, Keating E: Exposure to non-nutritive sweeteners during pregnancy and lactation: Impact in programming of metabolic diseases in the progeny later in life. Reprod Toxicol. 2014 Nov;49:196–201.

Asghar ZA, Thompson A et al.: Maternal fructose drives placental uric acid production leading to adverse fetal outcomes. Sci Rep. 2016 Apr 29; 6:25091.

Assy N, Nasser G et al.: Soft drink consumption linked with fatty liver in the absence of traditional risk factors. Can J Gastroenterol. 2008 Oct;22(10):811–6.

Averdijk M et al.: The relationship between quantity, type, and timing of external childcare and child problem behaviour in Switzerland. Published online: 19 Sep 2011.

Azad MB, Sharma AK et al.: Association Between Artificially Sweetened Beverage Consumption During Pregnancy and Infant Body Mass Index. JAMA Pediatr. 2016 Jul 1;170(7):662–70.

Banaschewski T, Coghill D et al.: [Long-acting medications for the treatment of hyperkinetic disorders – a systematic review and European treatment guideline. Part 1: overview and recommendations]. Z Kinder Jugendpsychiatr Psychother. 2008 Mar;36(2):81–94; quiz 94–5.

Barbour ME, Lussi A: Erosion in relation to nutrition and the environment. Monogr Oral Sci. 2014;25:143–54.

Barcelos RC, Vey LT et al.: Influence of trans fat on skin damage in first-generation rats exposed to UV radiation. Photochem Photobiol. 2015 Mar–Apr;91(2):424–30.

Bartizal KF, Salkowski C, Balish E: The influence of a gastrointestinal microflora on natural killer cell activity. J Reticuloendothel Soc. 1983 May;33(5):381–90.

Bath KG, Manzano-Nieves G, Goodwill H: Early life stress accelerates behavioral and neural maturation of the hippocampus in male mice. Horm Behav. 2016 Jun;82:64–71.

Bayol SA, Simbi BH, Bertrand JA, Stickland NC: Offspring from mothers fed a ›junk food‹ diet in pregnancy and lactation exhibit exacerbated adiposity that is more pronounced in females. J Physiol. 2008 Jul 1;586(13): 3219–30.

Bayol SA, Simbi BH, Fowkes RC, Stickland NC: A maternal »junk food« diet in pregnancy and lactation promotes nonalcoholic Fatty liver disease in rat offspring. Endocrinology. 2010 Apr;151(4):1451–61.

Beauchamp GK, Mennella JA: Early flavor learning and its impact on later feeding behavior. J Pediatr Gastroenterol Nutr. 2009 Mar;48 Suppl 1:S25–30.

Beauchamp GK, Mennella JA: Flavor perception in human infants: development and functional significance. Digestion. 2011;83 Suppl 1:1–6.

Becker GE, Remmington T: Early additional food and fluids for healthy breastfed full-term infants. Cochrane Database Syst Rev. 2014 Nov 25;(11):CD006462.

Berger PK, Hohman EE, Marini ME, Savage JS, Birch LL: Girls' picky eating in childhood is associated with normal weight status from ages 5 to 15 y. Am J Clin Nutr. 2016 Dec;104(6):1577–1582.

Bergroth E, Roponen M et al.: Enhanced T helper 1 and 2 cytokine responses at birth associate with lower risk of middle ear infections in infancy. Pediatr Allergy Immunol. 2017 Feb;28(1):53–59.

Birch LL, Doub AE: Learning to eat: birth to age 2 y. Am J Clin Nutr. 2014 Mar;99(3):723S–8S.

Bjelakovic G, Nikolova D, Gluud C: Antioxidant supplements and mortality. Curr Opin Clin Nutr Metab Care. 2014 Jan;17(1):40–4.

Botto LD, Krikov S et al.: Lower rate of selected congenital heart defects with better maternal diet quality: a population-based study. Arch Dis Child Fetal Neonatal Ed. 2016 Jan;101(1):F43–9.

Bouchard MF, Bellinger DC, Wright RO, Weisskopf MG: Attention-deficit/ hyperactivity disorder and urinary metabolites of organophosphate pesticides. Pediatrics. 2010 Jun;125(6):e1270–7.

Breda JJ, Whiting SH et al.: Energy drink consumption in europe: a review of the risks, adverse health effects, and policy options to respond. Front Public Health. 2014 Oct 14;2:134.

Bunyavanich S, Rifas-Shiman SL et al.: Prenatal, perinatal, and childhood vitamin D exposure and their association with childhood allergic rhinitis and allergic sensitization. J Allergy Clin Immunol. 2016 Apr;137(4): 1063–70.e1–2.

Carmichael SL, Yang W: Reduced risks of neural tube defects and orofacial clefts with higher diet quality. Arch Pediatr Adolesc Med. 2012 Feb;166(2):121–6.

Carwile JL, Willett WC et al.: Sugar-sweetened beverage consumption and age at menarche in a prospective study of US girls. Hum Reprod. 2015 Mar;30(3):675–83.

Caton SJ, Blundell P: Learning to eat vegetables in early life: the role of timing, age and individual eating traits. PLoS One. 2014 May 30;9(5):e97609.

Cheungpasitporn W, Thongprayoon C et al.: Sugar and artificially sweetened soda consumption linked to hypertension: a systematic review and meta-analysis. Clin Exp Hypertens. 2015;37(7):587–93.

Choi AL, Sun G, Zhang Y, Grandjean P: Developmental fluoride neurotoxicity: a systematic review and meta-analysis. Environ Health Perspect. 2012 Oct;120(10):1362–8.

Choudhary AK, Lee YY: Neurophysiological symptoms and aspartame: What is the connection? Nutr Neurosci. 2017 Feb 15:1–11.

Choudhary AK, Sheela Devi R: Longer period of oral administration of aspartame on cytokine response in Wistar albino rats. Endocrinol Nutr. 2015 Mar;62(3):114–22.

Christian P, Stewart CP: Maternal micronutrient deficiency, fetal development, and the risk of chronic disease. J Nutr. 2010 Mar;140(3):437–45.

Chun S, Choi Y et al.: Sugar-sweetened carbonated beverage consumption and coronary artery calcification in asymptomatic men and women. Am Heart J. 2016 Jul;177:17–24.

Cibulskis CC, Armbrecht ES: Association of metabolic acidosis with bovine milk-based human milk fortifiers. J Perinatol. 2015 Feb;35(2):115–9.

Cirillo T, Latini G et al.: Exposure to di-2-ethylhexyl phthalate, di-n-butyl phthalate and bisphenol A through infant formulas. J Agric Food Chem. 2015 Apr 1;63(12):3303–10.

Clayton ZE, Vickers MH, Bernal A, Yap C, Sloboda DM: Early Life Exposure to Fructose Alters Maternal, Fetal and Neonatal Hepatic Gene Expression and Leads to Sex-Dependent Changes in Lipid Metabolism in Rat Offspring. PLoS One. 2015 Nov 12;10(11):e0141962.

Clouard C, Gerrits WJ, Kemp B, Val-Laillet D, Bolhuis JE: Perinatal Exposure to a Diet High in Saturated Fat, Refined Sugar and Cholesterol Affects Behaviour, Growth, and Feed Intake in Weaned Piglets. PLoS One. 2016 May 18;11(5):e0154698.

Colchero MA, Popkin BM, Rivera JA, Ng SW: Beverage purchases from stores in Mexico under the excise tax on sugar sweetened beverages: observational study. BMJ. 2016 Jan 6;352:h6704.

Collison KS, Makhoul NJ: Gender dimorphism in aspartame-induced impairment of spatial cognition and insulin sensitivity. PLoS One. 2012;7(4):e31570.

Correa-Burrows P, Burrows R: Nutritional quality of diet and academic performance in Chilean students. Bull World Health Organ. 2016 Mar 1;94(3):185–92.

Coulthard H, Harris G, Emmett P: Long-term consequences of early fruit and vegetable feeding practices in the United Kingdom. Public Health Nutr. 2010 Dec;13(12):2044–51.

Coulthard H, Thakker D: Enjoyment of tactile play is associated with lower food neophobia in preschool children. J Acad Nutr Diet. 2015 Jul;115(7):1134–40.

Crichton GE, Elias MF, Davey A, Alkerwi A, Dore GA: Higher Cognitive Performance Is Prospectively Associated with Healthy Dietary Choices: The Maine Syracuse Longitudinal Study. J Prev Alzheimers Dis. 2015 Mar;2(1):24–32.

Crichton GE, Elias MF, Torres RV: Sugar-sweetened soft drinks are associated with poorer cognitive function in individuals with type 2 diabetes: the Maine-Syracuse Longitudinal Study. Br J Nutr. 2016 Apr;115(8): 1397–405.

Cuenca-García M, Ruiz JR et al.: Association between chocolate consumption and fatness in European adolescents. Nutrition. 2014 Feb;30(2): 236–9.

Dalsgaard S, Østergaard SD, Leckman JF, Mortensen PB, Pedersen MG: Mortality in children, adolescents, and adults with attention deficit hyperactivity disorder: a nationwide cohort study. Lancet. 2015 May 30;385(9983):2190–6.

Darmawikarta D, Chen Y, Lebovic G, Birken CS, Parkin PC, Maguire JL: Total Duration of Breastfeeding, Vitamin D Supplementation, and Serum Levels of 25-Hydroxyvitamin D. Am J Public Health. 2016 Apr;106(4):714–9.

Davis CM: A practical application of some lessons of the self-selection of diet study to the feeding of children in hospitals. Am J Dis Child. 1933;46(4):743–750.

Davis CM: Results of the self-selection of diets by young children. Can Med Assoc J. 1939 Sep;41(3):257–61.

Dawodu A, Davidson B et al.: Sun exposure and vitamin D supplementation in relation to vitamin D status of breastfeeding mothers and infants in the global exploration of human milk study. Nutrients. 2015 Feb 5;7(2):1081–93.

De Lauzon-Guillain B, Jones L: The influence of early feeding practices on fruit and vegetable intake among preschool children in 4 European birth cohorts. Am J Clin Nutr. 2013 Sep;98(3):804–12.

De-Regil LM, Palacios C, Lombardo LK, Peña-Rosas JP: Vitamin D supplementation for women during pregnancy. Cochrane Database Syst Rev. 2016 Jan 14;(1):CD008873.

De-Regil LM, Peña-Rosas JP, Fernández-Gaxiola AC, Rayco-Solon P: Effects and safety of periconceptional oral folate supplementation for preventing birth defects. Cochrane Database Syst Rev. 2015 Dec 14;(12):CD007950.

DeChristopher LR, Uribarri J, Tucker KL: Intake of high fructose corn syrup sweetened soft drinks is associated with prevalent chronic bronchitis in U.S. Adults, ages 20–55 y. Nutr J. 2015 Oct 16;14:107.

DeChristopher LR, Uribarri J, Tucker KL: Intake of high-fructose corn syrup sweetened soft drinks, fruit drinks and apple juice is associated with prevalent arthritis in US adults, aged 20–30 years. Nutr Diabetes. 2016 Mar 7;6:e199.

DeChristopher LR, Uribarri J, Tucker KL: Intakes of apple juice, fruit drinks and soda are associated with prevalent asthma in US children aged 2–9 years. Public Health Nutr. 2016 Jan;19(1):123–30.

Delange F: Iodine deficiency as a cause of brain damage. Postgrad Med J. 2001 Apr;77(906):217–20.

Demmelmair H, Koletzko B: Importance of fatty acids in the perinatal period. World Rev Nutr Diet. 2015;112:31–47.

Deoni SC, Dean DC 3rd et al.: Breastfeeding and early white matter development: A cross-sectional study. Neuroimage. 2013 Nov 15;82:77–86.

Donohue KM, Miller RL et al.: Prenatal and postnatal bisphenol A exposure and asthma development among inner-city children. J Allergy Clin Immunol. 2013 Mar;131(3):736–42.

Dovey TM, Staples PA, Gibson EL, Halford JC: Food neophobia and ›picky/fussy‹ eating in children: a review. Appetite. 2008 Mar–May;50 (2–3):181–93.

Drury R, Rehm A, Johal S, Nadler R: Vitamin D supplementation: we must not fail our children! Medicine (Baltimore). 2015 May;94(18):e817.

Duyff RL, Birch LL et al.: Candy consumption patterns, effects on health, and behavioral strategies to promote moderation: summary report of a roundtable discussion. Adv Nutr. 2015 Jan 15;6(1):139S–46S.

El Darouti MA, Zeid OA et al.: Salty and spicy food; are they involved in the pathogenesis of acne vulgaris? A case controlled study. J Cosmet Dermatol. 2016 Jun;15(2):145–9.

Emmett PM: Dietary Patterns during Complementary Feeding and Later Outcomes. Nestle Nutr Inst Workshop Ser. 2016;85:145–54.

Enax L, Weber B: Food packaging cues influence taste perception and increase effort provision for a recommended snack product in children. Front Psychol. 2015 Jul 2;6:882.

Englund-Ögge L, Brantsæter AL: Association between intake of artificially sweetened and sugar-sweetened beverages and preterm delivery: a large prospective cohort study. Am J Clin Nutr. 2012 Sep;96(3):552–9.

Environmental working group: How much is too much? Excessive vitamins and minerals in food can harm kids health. June 2014. Online Publikation: http://static.ewg.org/reports/2014/children_at_risk/pdf/too_much_of_a_good_thing.pdf, Stand: 14.04.2017.

Esche J, Shi L, Sánchez-Guijo A, Hartmann MF, Wudy SA, Remer T: Higher diet-dependent renal acid load associates with higher glucocorticoid secretion and potentially bioactive free glucocorticoids in healthy children. Kidney Int. 2016 Aug;90(2):325–33.

Faith MS, Carnell S, Kral TV: Genetics of food intake self-regulation in childhood: literature review and research opportunities. Hum Hered. 2013;75(2–4):80–9.

Ferreira NL, Claro RM, Lopes AC: Consumption of sugar-rich food products among Brazilian students : National School Health Survey (PeNSE 2012). Cad Saude Publica. 2015 Dec;31(12):2493–504.

Finistrella V, Manco M, Ferrara A, Rustico C, Presaghi F, Morino G: Cross-sectional exploration of maternal reports of food neophobia and pickiness in preschooler-mother dyads. J Am Coll Nutr. 2012 Jun;31(3): 152–9.

Flanigan C, Sheikh A, Nwaru BI: Prenatal maternal psychosocial stress and risk of asthma and allergy in their offspring: protocol for a systematic review and meta-analysis. NPJ Prim Care Respir Med. 2016 May 19; 26:16021.

Foodwatch: Foodwatch-Studie Vitamine und Naschen? Wie die Lebensmittelindustrie Verbraucher mit Vitaminzusätzen in die Irre führt. Online Publikation: https://www.foodwatch.org/fileadmin/Themen/Health_Claims/Dokumente/2016-03-30_Report_Vitaminwerbung.pdf, Stand: 14.04.2017.

Foterek K, Buyken AE, Bolzenius K, Hilbig A, Nöthlings U, Alexy U: Commercial complementary food consumption is prospectively associated with added sugar intake in childhood. Br J Nutr. 2016 Jun;115(11): 2067–74.

Foterek K, Hilbig A, Alexy U: Associations between commercial complementary food consumption and fruit and vegetable intake in children. Results of the DONALD study. Appetite. 2015 Feb;85:84–90.

Fujimura KE, Lynch SV: Microbiota in allergy and asthma and the emerging relationship with the gut microbiome. Cell Host Microbe. 2015 May 13;17(5):592–602.

Ganss C, Schlechtriemen M, Klimek J: Dental erosions in subjects living on a raw food diet. Caries Res. 1999;33(1):74–80.

García AL, Raza S, Parrett A, Wright CM: Nutritional content of infant commercial weaning foods in the UK. Arch Dis Child. 2013 Oct;98(10):793–7.

Georgieff MK: Nutrition and the developing brain: nutrient priorities and measurement. Am J Clin Nutr. 2007 Feb;85(2):614S–620S.

Ghuman JK: Restricted elimination diet for ADHD: the INCA study. Lancet. 2011 Feb 5;377(9764):446–8.

Gittelsohn J, Wolever TM, Harris SB, Harris-Giraldo R, Hanley AJ, Zinman B: Specific patterns of food consumption and preparation are associated with diabetes and obesity in a Native Canadian community. J Nutr. 1998 Mar;128(3):541–7.

Greenwood DC, Threapleton DE et al.: Association between sugar-sweetened and artificially sweetened soft drinks and type 2 diabetes: systematic review and dose-response meta-analysis of prospective studies. Br J Nutr. 2014 Sep 14;112(5):725–34.

Grieger JA, Clifton VL, Tuck AR, Wooldridge AL, Robertson SA, Gatford KL: In utero Programming of Allergic Susceptibility. Int Arch Allergy Immunol. 2016;169(2):80–92.

Grieger JA, Clifton VL: A review of the impact of dietary intakes in human pregnancy on infant birthweight. Nutrients. 2014 Dec 29;7(1):153–78.

Grimshaw KE, Bryant T et al.: Incidence and risk factors for food hypersensitivity in UK infants: results from a birth cohort study. Clin Transl Allergy. 2016 Jan 26;6:1.

Grimshaw KE, Maskell J: Diet and food allergy development during infancy: birth cohort study findings using prospective food diary data. J Allergy Clin Immunol. 2014 Feb;133(2):511–9.

Grote V, Schiess SA et al.: The introduction of solid food and growth in the first 2 y of life in formula-fed children: analysis of data from a European cohort study. Am J Clin Nutr. 2011 Dec;94(6 Suppl):1785S–1793S.

Haghgou HR, Haghgoo R, Asdollah FM: Comparison of the microhardness of primary and permanent teeth after immersion in two types of carbonated beverages. J Int Soc Prev Community Dent. 2016 Jul-Aug;6(4):344–8.

Hanson JL, Nacewicz BM et al.: Behavioral problems after early life stress:

contributions of the hippocampus and amygdala. Biol Psychiatry. 2015 Feb 15;77(4):314–23.

Harrison LC, Honeyman MC: Cow's milk and type 1 diabetes: the real debate is about mucosal immune function. Diabetes. 1999 Aug;48(8): 1501–7.

Harvey NC, Holroyd C et al.: Vitamin D supplementation in pregnancy: a systematic review. Health Technol Assess. 2014 Jul;18(45):1–190.

Hasselkvist A, Johansson A, Johansson AK: A 4 year prospective longitudinal study of progression of dental erosion associated to lifestyle in 13–14 year-old Swedish adolescents. J Dent. 2016 Apr;47:55–62.

Hasselkvist A, Johansson A, Johansson AK: Dental erosion and soft drink consumption in Swedish children and adolescents and the development of a simplified erosion partial recording system. Swed Dent J. 2010;34(4): 187–95.

Heindel JJ, vom Saal FS: Role of nutrition and environmental endocrine disrupting chemicals during the perinatal period on the aetiology of obesity. Mol Cell Endocrinol. 2009 May 25;304(1–2):90–6.

Hilbig A et al.: Beikost in Form von Breimahlzeiten oder Fingerfood. Monatsschr Kinderheilkd 2014;162:616–622.

Hillesund ER, Øverby NC et al.: Associations of adherence to the New Nordic Diet with risk of preeclampsia and preterm delivery in the Norwegian Mother and Child Cohort Study (MoBa). Eur J Epidemiol. 2014 Oct;29(10):753–65.

Horan MK, McGowan CA, Gibney ER, Byrne J, Donnelly JM, McAuliffe FM: Maternal Nutrition and Glycaemic Index during Pregnancy Impacts on Offspring Adiposity at 6 Months of Age – Analysis from the ROLO Randomised Controlled Trial. Nutrients. 2016 Jan 4;8(1). pii: E7.

Hu FB: Resolved: there is sufficient scientific evidence that decreasing sugar-sweetened beverage consumption will reduce the prevalence of obesity and obesity-related diseases. Obes Rev. 2013 Aug;14(8):606–19.

Huang B, Jiang C, Luo J, Cui Y, Qin L, Liu J: Maternal exposure to bisphenol A may increase the risks of Parkinson's disease through down-regulation of fetal IGF-1 expression. Med Hypotheses. 2014 Mar;82(3):245–9.

Hughes SO, Frazier-Wood AC: Satiety and the Self-Regulation of Food Take in Children: a Potential Role for Gene-Environment Interplay. Curr Obes Rep. 2016 Mar;5(1):81–7.

Hugo ER, Brandebourg TD: Bisphenol A at environmentally relevant doses inhibits adiponectin release from human adipose tissue explants and adipocytes. Environ Health Perspect. 2008 Dec;116(12):1642–7.

Hyppönen E, Kenward MG: Infant feeding, early weight gain, and risk of type 1 diabetes. Childhood Diabetes in Finland (DiMe) Study Group. Diabetes Care. 1999 Dec;22(12):1961–5.

Ibrahim NK, Iftikhar R: Energy drinks: Getting wings but at what health cost? Pak J Med Sci. 2014 Nov-Dec;30(6):1415–9.

Imai CM, Gunnarsdottir I, Thorisdottir B, Halldorsson TI, Thorsdottir I: Associations between infant feeding practice prior to six months and body mass index at six years of age. Nutrients. 2014 Apr 17;6(4):1608–17.

Imamura F, O'Connor L et al.: Consumption of sugar sweetened beverages, artificially sweetened beverages, and fruit juice and incidence of type 2 diabetes: systematic review, meta-analysis, and estimation of population attributable fraction. BMJ. 2015 Jul 21;351:h3576.

Jennings S, Prescott SL: Early dietary exposures and feeding practices: role in pathogenesis and prevention of allergic disease? Postgrad Med J. 2010 Feb;86(1012):94–9.

Jiang Y, Pan Y et al.: A Sucrose-Enriched Diet Promotes Tumorigenesis in Mammary Gland in Part through the 12-Lipoxygenase Pathway. Cancer Res. 2016 Jan 1;76(1):24–9.

Jiménez-Cruz A, Gómez-Miranda LM, Bacardí-Gascón M: [Randomized clinical trials of the effect of sugar sweetened beverages consumption on adiposity in youngers than 16 y old; systematic review]. Nutr Hosp. 2013 Nov 1;28(6):1797–801.

Johnson RJ, Gold MS et al.: Attention-deficit/hyperactivity disorder: is it time to reappraise the role of sugar consumption? Postgrad Med. 2011 Sep;123(5):39–49.

Jyothi S, Lissauer S, Welch S, Hackett S: Immune deficiencies in children: an overview. Arch Dis Child Educ Pract Ed. 2013 Oct;98(5):186–96.

Katzmarzyk PT, Barreira TV: Relationship between lifestyle behaviors and obesity in children ages 9–11: Results from a 12-country study. Obesity (Silver Spring). 2015 Aug;23(8):1696–702.

Keating E, Correia-Branco A et al.: Excess perigestational folic acid exposure induces metabolic dysfunction in post-natal life. J Endocrinol. 2015 Mar;224(3):245–59.

Kemp A: Food additives and hyperactivity. BMJ. 2008 May 24; 336(7654):1144.

Keser A, Yüksel A, Ye iltepe-Mutlu G, Bayhan A, Özsu E, Hatun: A new insight into food addiction in childhood obesity. Turk J Pediatr. 2015 May–Jun;57(3):219–24.

Kim Y, Je Y: Prospective association of sugar-sweetened and artificially sweetened beverage intake with risk of hypertension. Arch Cardiovasc Dis. 2016 Apr;109(4):242–53.

Klenovics KS, Boor P et al.: Advanced glycation end products in infant formulas do not contribute to insulin resistance associated with their consumption. PLoS One. 2013;8(1):e53056.

Knight BA, Shields BM et al.: Lower Circulating B12 Is Associated with Higher Obesity and Insulin Resistance during Pregnancy in a Non-Diabetic White British Population. PLoS One. 2015 Aug 19;10(8):e0135268.

Koletzko B et al.: Säuglingsnahrung: Inakzeptable Werbemaßnahmen. Dtsch Arztebl 2011; 108(43): A-2268 / B-1914 / C-1894.

Kregiel D: Health safety of soft drinks: contents, containers, and microorganisms. Biomed Res Int. 2015;2015:128697.

Kucukhuseyin O, Ozgen T et al.: The effects of Advanced Glycation End Products (RAGE)-374T/A and Gly82Ser variants and soluble-RAGE levels to obesity in children. Cell Mol Biol (Noisy-le-grand). 2016 Apr 30;62(5):9–14.

Lafraire J, Rioux C, Giboreau A, Picard D: Food rejections in children: Cognitive and social/environmental factors involved in food neophobia and picky/fussy eating behavior. Appetite. 2016 Jan 1;96:347–57.

Lamb MM, Frederiksen B, Seifert JA, Kroehl M, Rewers M, Norris JM: Sugar intake is associated with progression from islet autoimmunity to type 1 diabetes: the Diabetes Autoimmunity Study in the Young. Diabetologia. 2015 Sep;58(9):2027–34.

Larson N, Story M, Eisenberg ME, Neumark-Sztainer D: Secular Trends in Meal and Snack Patterns among Adolescents from 1999 to 2010. J Acad Nutr Diet. 2016 Feb;116(2):240–50.e2.

Laverty AA, Magee L, Monteiro CA, Saxena S, Millett C: Sugar and artificially sweetened beverage consumption and adiposity changes: National longitudinal study. Int J Behav Nutr Phys Act. 2015 Oct 26;12:137.

Levy SM, Broffitt B, Marshall TA, Eichenberger-Gilmore JM, Warren JJ: Associations between fluorosis of permanent incisors and fluoride intake from infant formula, other dietary sources and dentifrice during early childhood. J Am Dent Assoc. 2010 Oct;141(10):1190–201.

Levy SM, Warren JJ et al.: Patterns of fluoride intake from birth to 36 months. J Public Health Dent. 2001 Spring;61(2):70–7.

Lien L, Lien N, Heyerdahl S, Thoresen M, Bjertness E: Consumption of soft drinks and hyperactivity, mental distress, and conduct problems among adolescents in Oslo, Norway. Am J Public Health. 2006 Oct;96(10):1815–20.

Llena C, Leyda A, Forner L, Garcet S: Association between the number of early carious lesions and diet in children with a high prevalence of caries. Eur J Paediatr Dent. 2015 Mar;16(1):7–12.

Lockett GA, Huoman J, Holloway JW: Does allergy begin in utero? Pediatr Allergy Immunol. 2015 Aug;26(5):394–402.

Lopes MP, Giudici KV, Marchioni DM, Fisberg RM, Martini LA: Relationships between n-3 polyunsaturated fatty acid intake, serum 25 hydroxyvitamin D, food consumption, and nutritional status among adolescents. Nutr Res. 2015 Aug;35(8):681–8.

Maganur P, Satish V, Prabhakar AR, Namineni S: Effect of Soft Drinks and Fresh Fruit Juice on Surface Roughness of Commonly used Restorative Materials. Int J Clin Pediatr Dent. 2015 Jan-Apr;8(1):1–5.

Maleki F, Abdi S, Davodian E, Haghani K, Bakhtiyari S: Exposure of Infants to Aflatoxin M1 from Mother's Breast Milk in Ilam, Western Iran. Osong Public Health Res Perspect. 2015 Oct;6(5):283–7.

Maniam J, Antoniadis CP, Youngson NA, Sinha JK, Morris MJ: Sugar Consumption Produces Effects Similar to Early Life Stress Exposure on Hippocampal Markers of Neurogenesis and Stress Response. Front Mol Neurosci. 2016 Jan 19;8:86.

Martin-Biggers J et al.: Parental Feeding Practices Are Associated with Weight and Eating Styles of Preschoolers.The FASEB Journal. 2015 Apr. vol. 29 no. 1 Supplement 395.1.

Mascola AJ, Bryson SW, Agras WS: Picky eating during childhood: a longitudinal study to age 11 years. Eat Behav. 2010 Dec;11(4):253–7.

Mastrocola R, Collino M, Rogazzo M, Medana C, Nigro D, Boccuzzi G, Aragno M: Advanced glycation end products promote hepatosteatosis by interfering with SCAP-SREBP pathway in fructose-drinking mice. Am J Physiol Gastrointest Liver Physiol. 2013 Sep 15;305(6):G398–407.

Matricardi PM, Rosmini F, Riondino S, Fortini M, Ferrigno L, Rapicetta M, Bonini S: Exposure to foodborne and orofecal microbes versus airborne viruses in relation to atopy and allergic asthma: epidemiological study. BMJ. 2000 Feb 12;320(7232):412–7.

Maurer MH: Phosphate und Verhaltensauffälligkeiten. Dtsch Arztebl Int 2012; 109(27–28): 492.

Mayer EA, Knight R, Mazmanian SK, Cryan JF, Tillisch K: Gut microbes and the brain: paradigm shift in neuroscience. J Neurosci. 2014 Nov 12;34(46):15490–6.

McBride D, Keil T et al.: The EuroPrevall birth cohort study on food allergy: baseline characteristics of 12,000 newborns and their families from nine European countries. Pediatr Allergy Immunol. 2012 May;23(3):230–9.

McFadden A, Mason F: Spotlight on infant formula: coordinated global action needed. Lancet. 2016 Jan 30;387(10017):413–5.

McGough JJ, McCracken JT et al.: A candidate gene analysis of methylphenidate response in attention-deficit/hyperactivity disorder. J Am Acad Child Adolesc Psychiatry. 2009 Dec;48(12):1155–64.

McLoughlin RM, Mills KH: Influence of gastrointestinal commensal bacteria on the immune responses that mediate allergy and asthma. J Allergy Clin Immunol. 2011 May;127(5):1097–107; quiz 1108–9.

Melnik BC, John SM, Carrera-Bastos P, Schmitz G: Milk: a postnatal imprinting system stabilizing FoxP3 expression and regulatory T cell differentiation. Clin Transl Allergy. 2016 May 12;6:18.

Melnik BC: Milk – the promoter of chronic Western diseases. Med Hypotheses. 2009 Jun;72(6):631–9.

Melnik BC: Permanent impairment of insulin resistance from pregnancy to adulthood: the primary basic risk factor of chronic Western diseases. Med Hypotheses. 2009 Nov;73(5):670–81.

Mericq V, Piccardo C et al.: Maternally transmitted and food-derived glycotoxins: a factor preconditioning the young to diabetes? Diabetes Care. 2010 Oct;33(10):2232–7.

Milei J, Otero Losada M: Chronic cola drinking induces metabolic and cardiac alterations in rats. World J Cardiol. 2011 Apr 26;3(4):111–6.

Mok E, Vanstone CA, Gallo S, Li P, Constantin E, Weiler HA: Diet diversity, growth and adiposity in healthy breastfed infants fed homemade complementary foods. Int J Obes (Lond). 2017 Feb 6.

Monetini L, Cavallo MG et al.: Antibodies to bovine beta-casein in diabetes and other autoimmune diseases. Horm Metab Res. 2002 Aug;34(8): 455–9.

Monetini L, Cavallo MG et al.: Bovine beta-casein antibodies in breast- and bottle-fed infants: their relevance in Type 1 diabetes. Diabetes Metab Res Rev. 2001 Jan–Feb;17(1):51–4.

Morgan RE: Does consumption of high-fructose corn syrup beverages cause obesity in children? Pediatr Obes. 2013 Aug;8(4):249–54.

Mosca A, Della Corte C, Sartorelli MR, Ferretti F, Nicita F, Vania A, Nobili V: Beverage consumption and paediatric NAFLD. Eat Weight Disord. 2016 Dec;21(4):581–588.

Mosca A, Nobili V, De Vito R, Crudele A, Scorletti E, Villani A, Alisi A, Byrne CD: Serum uric acid concentrations and fructose consumption are independently associated with NASH in children and adolescents. J Hepatol. 2017 Feb 6. pii: S0168–8278(17)30002–8.

Mosley BS, Cleves MA: Neural tube defects and maternal folate intake among pregnancies conceived after folic acid fortification in the United States. Am J Epidemiol. 2009 Jan 1;169(1):9–17.

Mueller NT, Bakacs E, Combellick J, Grigoryan Z, Dominguez-Bello MG: The infant microbiome development: mom matters. Trends Mol Med. 2015 Feb;21(2):109–17.

Munk K, Gormsen L, Kim WY, Andersen NH: Cardiac Arrest following a Myocardial Infarction in a Child Treated with Methylphenidate. Case Rep Pediatr. 2015;2015:905097.

Murgatroyd C, Patchev AV et al.: Dynamic DNA methylation programs persistent adverse effects of early-life stress. Nat Neurosci. 2009 Dec;12 (12):1559–66.

Neier K, Marchlewicz EH, Dolinoy DC, Padmanabhan V: Assessing Human Health Risk to Endocrine Disrupting Chemicals: a Focus on Prenatal Exposures and Oxidative Stress. Endocr Disruptors (Austin). 2015;3(1).

Neyestani TR, Djalali M: Serum antibodies to the major proteins found in cow's milk of Iranian patients with Type 1 diabetes mellitus. Diabetes Nutr Metab. 2004 Apr;17(2):76–83.

Ng SF, Lin RC, Laybutt DR, Barres R, Owens JA, Morris MJ: Chronic high-fat diet in fathers programs – cell dysfunction in female rat offspring. Nature. 2010 Oct 21;467(7318):963–6.

Nicklaus S, Boggio V, Chabanet C, Issanchou S: A prospective study of food variety seeking in childhood, adolescence and early adult life. Appetite. 2005 Jun;44(3):289–97.

Noble EE, Kanoski SE: Early life exposure to obesogenic diets and learning and memory dysfunction. Curr Opin Behav Sci. 2016 Jun;9:7–14.

Noble KG, Houston SM et al.: Family income, parental education and brain structure in children and adolescents. Nat Neurosci. 2015 May;18(5): 773–8.

Nozhenko Y, Asnani-Kishnani M, Rodríguez AM, Palou A: Milk Leptin Surge and Biological Rhythms of Leptin and Other Regulatory Proteins in Breastmilk. PLoS One. 2015 Dec 17;10(12):e0145376.

Nurmatov U, Devereux G, Sheikh A: Nutrients and foods for the primary prevention of asthma and allergy: systematic review and meta-analysis. J Allergy Clin Immunol. 2011 Mar;127(3):724–33.e1–30.

Nyaradi A, Li J, Hickling S, Foster JK, Jacques A, Ambrosini GL, Oddy WH: A Western dietary pattern is associated with poor academic performance in Australian adolescents. Nutrients. 2015 Apr 17;7(4):2961–82.

O'Keefe SJ, Li JV: Fat, fibre and cancer risk in African Americans and rural Africans. Nat Commun. 2015 Apr 28;6:6342.

O'Neil CE, Nicklas TA, Rampersaud GC, Fulgoni VL 3rd: 100 % orange juice consumption is associated with better diet quality, improved nutrient adequacy, decreased risk for obesity, and improved biomarkers of health in adults: National Health and Nutrition Examination Survey, 2003–2006. Nutr J. 2012 Dec 12;11:107.

Olivier B, Serge AH et al.: Review of the nutritional benefits and risks related to intense sweeteners. Arch Public Health. 2015 Oct 1;73:41.

Osei J, Baumgartner J et al.: Iodine status and associations with feeding practices and psychomotor milestone development in six-month-old South African infants. Matern Child Nutr. 2016 Dec 28.

Osendarp SJ, Broersen B et al.: Complementary Feeding Diets Made of

Local Foods Can Be Optimized, but Additional Interventions Will Be Needed to Meet Iron and Zinc Requirements in 6- to 23-Month-Old Children in Low- and Middle-Income Countries. Food Nutr Bull. 2016 Dec;37(4):544–570.

Palmnäs MS, Cowan TE et al.: Low-dose aspartame consumption differentially affects gut microbiota-host metabolic interactions in the diet-induced obese rat. PLoS One. 2014 Oct 14;9(10):e109841.

Papoutsou S, Briassoulis G et al.: No breakfast at home: association with cardiovascular disease risk factors in childhood. Eur J Clin Nutr. 2014 Jul;68(7):829–34.

Parker SE, Werler MM: Dietary glycemic index and the risk of birth defects. Am J Epidemiol. 2012 Dec 15;176(12):1110–20.

Pelsser LM, Frankena K et al.: Effects of a restricted elimination diet on the behaviour of children with attention-deficit hyperactivity disorder (INCA study): a randomised controlled trial. Lancet. 2011 Feb 5;377(9764):494–503.

Peppa M, He C, Hattori M, McEvoy R, Zheng F, Vlassara H: Fetal or neonatal low-glycotoxin environment prevents autoimmune diabetes in NOD mice. Diabetes. 2003 Jun;52(6):1441–8.

Pereira MA, Gillman MW: Maternal Consumption of Artificially Sweetened Beverages and Infant Weight Gain: Causal or Casual? JAMA Pediatr. 2016 Jul 1;170(7):642–3.

Pereira MA, Kartashov AI: Fast-food habits, weight gain, and insulin resistance (the CARDIA study): 15-year prospective analysis. Lancet. 2005 Jan 1–7;365(9453):36–42.

Pope E, Koren G, Bozzo P: Sugar substitutes during pregnancy. Can Fam Physician. 2014 Nov;60(11):1003–5.

Popkin BM, Hawkes C: Sweetening of the global diet, particularly beverages: patterns, trends, and policy responses. Lancet Diabetes Endocrinol. 2016 Feb;4(2):174–86.

Powell FC, Farrow CV, Meyer C: Food avoidance in children. The influence of maternal feeding practices and behaviours. Appetite. 2011 Dec;57(3):683–92.

Praagman J, Beulens JW et al.: The association between dietary saturated fatty acids and ischemic heart disease depends on the type and source of fatty acid in the European Prospective Investigation into Cancer and Nutrition-Netherlands cohort. Am J Clin Nutr. 2016 Feb;103(2):356–65.

Qi Y, Niu J:. Does Childhood Nutrition Predict Health Outcomes during Adulthood? Evidence from a Population-Based Study in J Biosoc Sci. 2015 Sep;47(5):650–66.

Quigley M, McGuire W: Formula versus donor breast milk for feeding preterm or low birth weight infants. Cochrane Database Syst Rev. 2014 Apr 22;(4):CD002971.

Raghavan R et al.: Maternal plasma folate, vitamin B12 levels and multivit amin supplementation during pregnancy and risk of Autism Spectrum Disorder in the Boston Birth Cohort. The FASEB Journal.2016 Apr. vol. 30 no. 1 Supplement 151.6

Rautiainen S, Wang L: Dairy consumption in association with weight change and risk of becoming overweight or obese in middle-aged and older women: a prospective cohort study. Am J Clin Nutr. 2016 Apr;103(4): 979–88.

Reardon S: Poverty shrinks brains from birth. Nature 2015.17227.

Remer T et al.: Jodmangel im Säuglingsalter – ein Risiko für die kognitive Entwicklung. Dtsch med Wochenschr 2010; 135(31/32): 1551–1556.

Riedler J, Braun-Fahrländer C: Exposure to farming in early life and development of asthma and allergy: a cross-sectional survey. Lancet. 2001 Oct 6;358(9288):1129–33.

Riiser A: The human microbiome, asthma, and allergy. Allergy Asthma Clin Immunol. 2015 Dec 10;11:35.

Ríos-Hernández A, Alda JA et al.: The Mediterranean Diet and ADHD in Children and Adolescents. Pediatrics. 2017 Feb;139(2). pii: e20162027.

Rojas NL, Chan E: Old and new controversies in the alternative treatment of attention-deficit hyperactivity disorder. Ment Retard Dev Disabil Res Rev. 2005;11(2):116–30.

Rubin BS, Paranjpe M, DaFonte T, Schaeberle C, Soto AM, Obin M, Greenberg AS: Perinatal BPA exposure alters body weight and composition in a dose specific and sex specific manner: The addition of peripubertal exposure exacerbates adverse effects in female mice. Reprod Toxicol. 2016 Aug 2. pii: S0890–6238(16)30307-0.

Ruttle PL, Shirtcliff EA, Serbin LA, Fisher DB, Stack DM, Schwartzman AE: Disentangling psychobiological mechanisms underlying internalizing and externalizing behaviors in youth: longitudinal and concurrent associations with cortisol. Horm Behav. 2011 Jan;59(1):123–32.

Saad AF, Dickerson J et al.: High-fructose diet in pregnancy leads to fetal programming of hypertension, insulin resistance, and obesity in adult offspring. Am J Obstet Gynecol. 2016 Sep;215(3):378.e1–6.

Savino F, Liguori SA: Update on breast milk hormones: leptin, ghrelin and adiponectin. Clin Nutr. 2008 Feb;27(1):42–7. Epub 2007 Oct 22.

Schelleman H, Bilker WB et al.: Methylphenidate and risk of serious cardiovascular events in adults. Am J Psychiatry. 2012 Feb;169(2):178–85.

Schnorr SL, Candela M et al.: Gut microbiome of the Hadza hunter-gatherers. Nat Commun. 2014 Apr 15;5:3654.

Sebeková K, Saavedra G et al.: Plasma concentration and urinary excretion of N epsilon-(carboxymethyl)lysine in breast milk- and formula-fed infants. Ann N Y Acad Sci. 2008 Apr;1126:177–80.

Seckl JR, Meaney MJ: Glucocorticoid programming. Ann N Y Acad Sci. 2004 Dec;1032:63–84.

Shah T, Purohit G, Nair SP, Patel B, Rawal Y, Shah RM: Assessment of obesity, overweight and its association with the fast food consumption in medical students. J Clin Diagn Res. 2014 May;8(5):CC05-7.

Shamir R, Shehadeh N: Insulin in human milk and the use of hormones in infant formulas. Nestle Nutr Inst Workshop Ser. 2013;77:57–64.

Shashaj B, Graziani MP et al.: Energy Balance-Related Behaviors, Perinatal, Sociodemographic, and Parental Risk Factors Associated with Obesity in Italian Preschoolers. J Am Coll Nutr. 2016 May-Jun;35(4):362–71.

Shaw GM, Quach T, Nelson V, Carmichael SL, Schaffer DM, Selvin S, Yang W: Neural tube defects associated with maternal periconceptional dietary intake of simple sugars and glycemic index. Am J Clin Nutr. 2003 Nov;78(5):972–8.

Shi L, Sánchez-Guijo A et al.: Higher glucocorticoid secretion in the physiological range is associated with lower bone strength at the proximal radius in healthy children: importance of protein intake adjustment. J Bone Miner Res. 2015 Feb;30(2):240–8.

Singh GM, Micha R et al.: Estimated Global, Regional, and National Disease Burdens Related to Sugar-Sweetened Beverage Consumption in 2010. Circulation. 2015 Aug 25;132(8):639–66.

Singhal A: The role of infant nutrition in the global epidemic of non-communicable disease. Proc Nutr Soc. 2016 May;75(2):162–8.

Skypala I, Vlieg-Boerstra B: Food intolerance and allergy: increased incidence or contemporary inadequate diets? Curr Opin Clin Nutr Metab Care. 2014 Sep;17(5):442–7.

Sloboda DM, Li M, Patel R, Clayton ZE, Yap C, Vickers MH: Early life exposure to fructose and offspring phenotype: implications for long term metabolic homeostasis. J Obes. 2014;2014:203474.

Smith CJ, Ryckman KK: Epigenetic and developmental influences on the risk of obesity, diabetes, and metabolic syndrome. Diabetes Metab Syndr Obes. 2015 Jun 29;8:295–302.

Smith-Spangler C, Brandeau ML: Are organic foods safer or healthier than conventional alternatives?: a systematic review. Ann Intern Med. 2012 Sep 4;157(5):348–66.

Smithers LG, Golley RK, Mittinty MN, Brazionis L, Northstone K, Emmett P, Lynch JW: Dietary patterns at 6, 15 and 24 months of age are associated with IQ at 8 years of age. Eur J Epidemiol. 2012 Jul;27(7):525–35.

Sonuga-Barke EJ, Brandeis D et al.: Nonpharmacological interventions for ADHD: systematic review and meta-analyses of randomized controlled trials of dietary and psychological treatments. Am J Psychiatry. 2013 Mar;170(3):275–89.

Średnicka-Tober D, Barański M et al.: Higher PUFA and n-3 PUFA, conjugated linoleic acid, α-tocopherol and iron, but lower iodine and selenium concentrations in organic milk: a systematic literature review and meta- and redundancy analyses. Br J Nutr. 2016 Mar 28;115(6):1043–60.

Steegenga WT, Mischke M: Maternal exposure to a Western-style diet causes differences in intestinal microbiota composition and gene expression of suckling mouse pups. Mol Nutr Food Res. 2017 Jan;61(1).

Steenweg-de Graaff J, Tiemeier H: Maternal dietary patterns during pregnancy and child internalising and externalising problems. The Generation R Study. Clin Nutr. 2014 Feb;33(1):115–21.

Steliarova-Foucher E, Stiller C, Kaatsch P, Berrino F, Coebergh JW, Lacour B, Parkin M: Geographical patterns and time trends of cancer incidence and survival among children and adolescents in Europe since the 1970s (the ACCISproject): an epidemiological study. Lancet. 2004 Dec 11–17;364(9451):2097–105.

Storebø OJ et al.: Methylphenidate for Attention-Deficit/Hyperactivity Disorder in Children and Adolescents. JAMA. 2016 May 10;315(18): 2009–10.

Storebø OJ, Ramstad E et al.: Methylphenidate for children and adolescents with attention deficit hyperactivity disorder (ADHD). Cochrane Database Syst Rev. 2015 Nov 25;(11):CD009885.

Strauss S: Clara M. Davis and the wisdom of letting children choose their own diets. CMAJ. 2006 Nov 7;175(10):1199.

Suglia SF, Solnick S, Hemenway D: Soft drinks consumption is associated with behavior problems in 5-year-olds. J Pediatr. 2013 Nov;163(5): 1323–8.

Swithers SE: Artificial sweeteners are not the answer to childhood obesity. Appetite. 2015 Oct;93:85–90.

Swithers SE: Not-so-healthy sugar substitutes? Curr Opin Behav Sci. 2016 Jun;9:106–110.

Tan CC, Holub SC: Maternal feeding practices associated with food neophobia. Appetite. 2012 Oct;59(2):483–7.

Taylor CM, Wernimont SM, Northstone K, Emmett PM: Picky/fussy eating in children: Review of definitions, assessment, prevalence and dietary intakes. Appetite. 2015 Dec;95:349–59.

Tillett T: Phthalates and childhood asthma: revealing an association through urinary biomarkers. Environ Health Perspect. 2013 Feb;121(2):a59.

Tollånes MC, Strandberg-Larsen K et al.: Intake of Caffeinated Soft Drinks before and during Pregnancy, but Not Total Caffeine Intake, Is Associated with Increased Cerebral Palsy Risk in the Norwegian Mother and Child Cohort Study. J Nutr. 2016 Sep;146(9):1701–6.

Trasande L, Cronk C: Environment and obesity in the National Children's Study. Environ Health Perspect. 2009 Feb;117(2):159–66.

Trivedi K, Bhaskar V et al.: Erosive potential of commonly used beverages, medicated syrup, and their effects on dental enamel with and without restoration: An in vitro study. J Pharm Bioallied Sci. 2015 Aug;7(Suppl 2):S474–80.

Tryggvadottir EA, Medek H, Birgisdottir BE, Geirsson RT, Gunnarsdottir I: Association between healthy maternal dietary pattern and risk for gestational diabetes mellitus. Eur J Clin Nutr. 2016 Feb;70(2):237–42.

Tsuneyama K, Nishida T et al.: Neonatal monosodium glutamate treatment causes obesity, diabetes, and macrovesicular steatohepatitis with liver nodules in DIAR mice. J Gastroenterol Hepatol. 2014 Sep;29(9):1736–43.

Uribarri J, Cai W: Elevated serum advanced glycation endproducts in obese indicate risk for the metabolic syndrome: a link between healthy and unhealthy obesity? J Clin Endocrinol Metab. 2015 May;100(5):1957–66.

Uribarri J, Woodruff S et al.: Advanced glycation end products in foods and a practical guide to their reduction in the diet. J Am Diet Assoc. 2010 Jun;110(6):911–16.e12.

Vaarala O, Knip M: Cow's milk formula feeding induces primary immunization to insulin in infants at genetic risk for type 1 diabetes. Diabetes. 1999 Jul;48(7):1389–94.

Valentino R, D'Esposito V et al.: Bisphenol A environmental exposure and the detrimental effects on human metabolic health: is it necessary to revise the risk assessment in vulnerable population? J Endocrinol Invest. 2016 Mar;39(3):259–63.

van der Horst K, Deming DM, Lesniauskas R, Carr BT, Reidy KC: Picky eating: Associations with child eating characteristics and food intake. Appetite. 2016 Aug 1;103:286–93.

Van Lieshout RJ, Krzeczkowski JE: Just DO(HaD) It! Testing the clinical potential of the DOHaD hypothesis to prevent mental disorders using experimental study designs. J Dev Orig Health Dis. 2016 Dec;7(6):565–573.

Vandenplas Y, Castrellon PG: Safety of soya-based infant formulas in children. Br J Nutr. 2014 Apr 28;111(8):1340–60.

Varella MH, Moss WJ: Early growth patterns are associated with intelligence quotient scores in children born small-for-gestational age. Early Hum Dev. 2015 Aug;91(8):491–7.

Verstraete S, Vanhorebeek I et al.: Circulating phthalates during critical illness in children are associated with long-term attention deficit: a study of a development and a validation cohort. Intensive Care Med. 2016 Mar;42(3):379–92.

Vickers MH, Clayton ZE, Yap C, Sloboda DM: Maternal fructose intake during pregnancy and lactation alters placental growth and leads to sex-specific changes in fetal and neonatal endocrine function. Endocrinology. 2011 Apr;152(4):1378–87.

Victora CG, Horta BL et al.: Association between breastfeeding and intelligence, educational attainment, and income at 30 years of age: a prospective birth cohort study from Brazil. Lancet Glob Health. 2015 Apr;3(4):e199–205.

Viswanathan M, Treiman KA et al.: Folic Acid Supplementation for the Prevention of Neural Tube Defects: An Updated Evidence Report and Systematic Review for the US Preventive Services Task Force. JAMA. 2017 Jan 10;317(2):190–203.

von Poser Toigo E, Huffell AP et al.: Metabolic and feeding behavior alterations provoked by prenatal exposure to aspartame. Appetite. 2015 Apr;87:168–74.

von Stumm S, Plomin R: Breastfeeding and IQ Growth from Toddlerhood through Adolescence. PLoS One. 2015 Sep 25;10(9):e0138676.

Vrolijk MF, Opperhuizen A et al.: The shifting perception on antioxidants: the case of vitamin E and – carotene. Redox Biol. 2015;4:272–8.

Wang G, Hu FB, Mistry KB et al.: Association Between Maternal Prepregnancy Body Mass Index and Plasma Folate Concentrations With Child Metabolic Health. JAMA Pediatr. 2016 Aug 1;170(8):e160845.

Wang M, Zhong JM et al.: Breakfast Consumption and Its Associations with Health-Related Behaviors among School-Aged Adolescents: A Cross-Sectional Study in Zhejiang Province, China. Int J Environ Res Public Health. 2016 Jul 27;13(8). pii: E761.

Wang QP, Lin YQ et al.: Sucralose Promotes Food Intake through NPY and a Neuronal Fasting Response. Cell Metab. 2016 Jul 12;24(1):75–90.

Wasmuth HE, Kolb H: Cow's milk and immune-mediated diabetes. Proc Nutr Soc. 2000 Nov;59(4):573–9.

Waterland RA, Travisano M, Tahiliani KG, Rached MT, Mirza S: Methyl donor supplementation prevents transgenerational amplification of obesity. Int J Obes (Lond). 2008 Sep;32(9):1373–9.

Wellner A, Huettl C, Henle T: Formation of Maillard reaction products during heat treatment of carrots. J Agric Food Chem. 2011 Jul 27;59(14): 7992–8.

Wijarnpreecha K, Thongprayoon C, Edmonds PJ, Cheungpasitporn W:

Associations of sugar- and artificially sweetened soda with nonalcoholic fatty liver disease: a systematic review and meta-analysis. QJM. 2016 Jul;109(7):461–6.

Wilks DC, Sharp SJ: Objectively measured physical activity and fat mass in children: a bias-adjusted meta-analysis of prospective studies. PLoS One. 2011 Feb 23;6(2):e17205.

Wolstenholme JT, Rissman EF, Connelly JJ: The role of Bisphenol A in shaping the brain, epigenome and behavior. Horm Behav. 2011 Mar;59(3):296–305.

Xue Y, Lee E et al.: Prevalence of picky eating behaviour in Chinese school-age children and associations with anthropometric parameters and intelligence quotient. A cross-sectional study. Appetite. 2015 Aug;91:248–55.

Yazdy MM, Liu S, Mitchell AA, Werler MM: Maternal dietary glycemic intake and the risk of neural tube defects. Am J Epidemiol. 2010 Feb 15;171(4):407–14.

Yuzbashian E, Asghari G, Mirmiran P, Zadeh-Vakili A, Azizi F: Sugar-sweetened beverage consumption and risk of incident chronic kidney disease: Tehran lipid and glucose study. Nephrology (Carlton). 2016 Jul;21(7): 608–16.

Zota AR, Phillips CA, Mitro SD: Recent Fast Food Consumption and Bisphenol A and Phthalates Exposures among the U.S. Population in NHANES, 2003–2010. Environ Health Perspect. 2016 Oct;124(10): 1521–1528.

Zou M, Arentson EJ, Teegarden D, Koser SL, Onyskow L, Donkin SS: Fructose consumption during pregnancy and lactation induces fatty liver and glucose intolerance in rats. Nutr Res. 2012 Aug;32(8):588–98.

Zeitschriften und Zeitungen

Frankfurter Allgemeine Zeitung, Die Tageszeitung, Neue Zürcher Zeitung, Süddeutsche Zeitung, New York Times, Stern, Der Spiegel, Die Welt, Die Zeit, New Scientist

Register